全国卫生职业院校学习笔记系列丛书

内科护理学学习笔记

主　编　杨玉琴　洪春凤

副主编　王　玲　杨慧玲　贺　玲

编　者（按姓氏汉语拼音排序）

陈　婧（江西卫生职业学院）

贺　玲（江西卫生职业学院）

洪春凤（南昌大学上饶医院）

杨慧玲（江西凤凰医院）

杨玉琴（江西医学高等专科学校）

王　玲（江西卫生职业学院）

张新志（河西学院医学院）

U0262435

科学出版社

北京

内 容 简 介

　　本书是以全国卫生职业院校护理教材《内科护理学》为蓝本编写的配套教材。根据中高职护理、助产专业人才培养目标的要求，结合国家护士执业资格考试大纲及历年来高频考点，内容做了适当的增减。全书共有十章，包括绪论、呼吸系统疾病病人的护理、循环系统疾病病人的护理、消化系统疾病病人的护理、泌尿系统疾病病人的护理、血液系统疾病病人的护理、内分泌及代谢疾病病人的护理、风湿性疾病病人的护理、神经系统疾病病人的护理、传染病病人的护理。全书编写体例一致，每章后面均有测试题，题型包括名词解释、填空题、选择题、简答题及案例分析题。

图书在版编目 (CIP) 数据

　　内科护理学学习笔记/杨玉琴，洪春凤主编 . —北京：科学出版社，
2016.3
　　（全国卫生职业院校学习笔记系列丛书）
　　ISBN 978-7-03-047944-0

　　Ⅰ. 内… Ⅱ. ①杨… ②洪… Ⅲ. 内科学 - 护理学 - 高等职业教育 - 教学参考资料　Ⅳ. R473.5

　　中国版本图书馆 CIP 数据核字 (2016) 第 060264 号

责任编辑：张立丽 / 责任校对：张怡君
责任印制：赵　博 / 封面设计：金舵手世纪

科 学 出 版 社 出版
北京东黄城根北街 16 号
邮政编码：100717
http://www.sciencep.com
新科印刷有限公司 印刷
科学出版社发行　各地新华书店经销
*
2016 年 4 月第 一 版　　开本：787×1092　1/16
2016 年 4 月第一次印刷　　印张：17 3/4
字数：421 000
定价：**46.00** 元
（如有印装质量问题，我社负责调换）

前　言

本书是以全国卫生职业院校护理教材《内科护理学》为蓝本编写的配套教材。编写的目的是为了配合教师教学，提高学生学习效率，加深学生对理论课教学内容的理解。内科护理学是护理专业的主干课程之一。全书共十章，包括绪论、呼吸系统疾病病人的护理、循环系统疾病病人的护理、消化系统疾病病人的护理、泌尿系统疾病病人的护理、血液系统疾病病人的护理、内分泌及代谢疾病病人的护理、风湿性疾病病人的护理、神经系统疾病病人的护理、传染病病人的护理。全书编写体例一致，内容详略得当，条理清晰。每章节内容共分两部分。第一部分为"学习内容提炼，涵盖重点考点"，以护士执业资格考试大纲和教学基本要求为指导，重点用"★"标识，以利于学生全面、系统、重点突出地掌握内科护理的基本知识和技能；第二部分为"模拟试题测试，提升应试能力"，共有5种题型，分别是名词解释、填空题、选择题（A₁、A₂、A₃/A₄型题）、简答题、案例分析题，并以选择题为主。每章模拟试题均配有"参考答案"，便于读者测试时参考。

本书在编写过程中参阅了大量文献，同时得到了科学出版社、各位编者及编者所在院校领导的大力支持，谨在此深表谢意。

本书全体编者本着高度认真、负责的态度参与编写，但因编写时间仓促、编写经验及水平有限，书中难免存在诸多欠妥之处，恳请各院校师生和读者批评指正。

编　者

2016 年 1 月

目　　录

第一章　绪论……………………………………………………………（ 1 ）

第二章　呼吸系统疾病病人的护理……………………………………（ 6 ）
　　第一节　概述 ………………………………………………………（ 6 ）
　　第二节　急性上呼吸道感染病人的护理 …………………………（13）
　　第三节　慢性支气管炎、阻塞性肺气肿、慢性肺源性心脏病病人的
　　　　　　护理 ………………………………………………………（15）
　　第四节　支气管哮喘病人的护理 …………………………………（17）
　　第五节　肺炎病人的护理 …………………………………………（19）
　　第六节　支气管扩张症病人的护理 ………………………………（21）
　　第七节　肺结核病人的护理 ………………………………………（23）
　　第八节　原发性支气管肺癌病人的护理 …………………………（25）
　　第九节　慢性呼吸衰竭病人的护理 ………………………………（28）

第三章　循环系统疾病病人的护理……………………………………（46）
　　第一节　概述 ………………………………………………………（46）
　　第二节　心力衰竭病人的护理 ……………………………………（52）
　　第三节　心律失常病人的护理 ……………………………………（56）
　　第四节　原发性高血压病人的护理 ………………………………（61）
　　第五节　冠状动脉粥样硬化性心脏病病人的护理 ………………（64）
　　第六节　风湿性心瓣膜病病人的护理 ……………………………（69）
　　第七节　感染性心内膜炎病人的护理 ……………………………（71）
　　第八节　心肌疾病病人的护理 ……………………………………（73）
　　第九节　心包炎病人的护理 ………………………………………（75）

第四章　消化系统疾病病人的护理……………………………………（95）
　　第一节　概述 ………………………………………………………（95）

第二节　胃炎病人的护理 …………………………………………（100）

第三节　消化性溃疡病人的护理 …………………………………（103）

第四节　肝硬化病人的护理 ………………………………………（105）

第五节　原发性肝癌病人的护理 …………………………………（107）

第六节　肝性脑病病人的护理 ……………………………………（109）

第七节　急性胰腺炎病人的护理 …………………………………（112）

第八节　溃疡性结肠炎病人的护理 ………………………………（114）

第九节　肠结核病人的护理 ………………………………………（116）

第十节　上消化道出血病人的护理 ………………………………（117）

第五章　泌尿系统疾病病人的护理 ………………………………（132）

第一节　概述 ………………………………………………………（132）

第二节　尿路感染病人的护理 ……………………………………（135）

第三节　慢性肾小球肾炎病人的护理 ……………………………（137）

第四节　肾病综合征病人的护理 …………………………………（139）

第五节　慢性肾衰竭病人的护理 …………………………………（141）

第六章　血液系统疾病病人的护理 ………………………………（152）

第一节　概述 ………………………………………………………（152）

第二节　缺铁性贫血病人的护理 …………………………………（155）

第三节　再生障碍性贫血病人的护理 ……………………………（157）

第四节　特发性血小板减少性紫癜病人的护理 …………………（158）

第五节　白血病病人的护理 ………………………………………（160）

第六节　弥散性血管内凝血病人的护理 …………………………（162）

第七章　内分泌及代谢疾病病人的护理 …………………………（171）

第一节　概述 ………………………………………………………（171）

第二节　单纯性甲状腺肿病人的护理 ……………………………（173）

第三节　甲状腺功能亢进症病人的护理 …………………………（174）

第四节　Cushing综合征病人的护理 ……………………………（176）

第五节　糖尿病病人的护理 ………………………………………（177）

第六节　痛风病人的护理 …………………………………………………（180）

第八章　风湿性疾病病人的护理 ………………………………………… （189）

第一节　概述 ……………………………………………………………（189）

第二节　类风湿关节炎病人的护理 ……………………………………（191）

第三节　系统性红斑狼疮病人的护理 …………………………………（193）

第四节　风湿热病人的护理 ……………………………………………（196）

第九章　神经系统疾病病人的护理 ……………………………………… （202）

第一节　概述 ……………………………………………………………（202）

第二节　三叉神经痛病人的护理 ………………………………………（208）

第三节　急性炎症性脱髓鞘性多发性神经病病人的护理 ……………（209）

第四节　脑血管疾病病人的护理 ………………………………………（211）

第五节　帕金森病病人的护理 …………………………………………（214）

第六节　癫痫病人的护理 ………………………………………………（215）

第十章　传染病病人的护理 ……………………………………………… （226）

第一节　概述 ……………………………………………………………（226）

第二节　病毒性肝炎病人的护理 ………………………………………（234）

第三节　艾滋病病人的护理 ……………………………………………（237）

第四节　流行性乙型脑炎病人的护理 …………………………………（239）

第五节　流行性出血热病人的护理 ……………………………………（242）

第六节　狂犬病病人的护理 ……………………………………………（244）

第七节　细菌性痢疾病人的护理 ………………………………………（246）

第八节　流行性脑脊髓膜炎病人的护理 ………………………………（248）

第九节　伤寒病人的护理 ………………………………………………（250）

参考答案…………………………………………………………………… （261）

参考文献…………………………………………………………………… （275）

第一章

绪　论

【学习内容提炼，涵盖重点考点】

★一、内科护理学的定义

内科护理学是研究内科常见疾病病人生物、心理和社会等方面健康问题的发生、发展规律，并运用护理程序对病人实施整体护理，以达到促进康复、增进健康的一门临床护理学科。

★二、内科护士的素质要求

近年来，随着医学科学的发展，新技术、新项目的发展，对现代护士提出了更高的要求，需要护士不断提高自身素质，才能适应人类对健康的需求和护理事业的发展。

1.职业素质　良好的职业道德是每位内科护士应有的素质。要求护士具有高度的责任心、耐心及奉献精神，以人为本，关爱病人。要认真细致地观察病情，及时发现问题，促进病人早日康复。要认真恪守"慎独"精神，为病人健康高度负责，不做任何有损病人健康的事情。

2.专业素质　要求护士不断学习，更新知识；具备敏锐的观察力和综合分析、判断能力及护理教学、护理科研能力；具有丰富的临床经验，掌握娴熟的护理操作技术；能运用护理程序对内科病人实施整体护理。

3.身体、心理素质　随着人口老龄化，老年病人日渐增多，对护理需求非常大，护士需要承担较大的身、心两方面的压力。因此，要求护士要有健康的体魄、健全的心理，有较强的应急与应变能力、沟通能力，适时自我调节，保持积极、乐观的生活态度。

三、内科护理的一般原则

1. 评估及满足病人的需要　护士应随时评估病人的基本需要，以便于帮助病人获得这些需要的满足。

★2. 运用护理程序评估、诊断和处理病人健康问题的反应　护理程序包括：护理评估、护理诊断、制订护理计划、实施护理措施和护理评价5个步骤。

（1）护理评估：是护理程序的第一阶段。护士要收集病人的主观和客观资料。

（2）护理诊断：护士对病人的现存或潜在的健康问题的专业描述。

（3）护理计划：依据病人的健康问题，提出解决问题的措施和预期要达到的目标。

（4）护理措施：根据计划实施。

（5）护理评价：对实施护理计划后，病人的健康问题改善情况作评价。

3. 协助对病人的诊断治疗　检查和治疗前要告知病人检查或治疗的目的、内容及方法等，消除病人的紧张情绪，使其愿意配合。

4. 注意环境护理　病室要整洁、安静、温湿度适宜，空气新鲜。

5. 注意饮食护理　根据病人的病情，给予病人饮食指导，如慢性支气管炎病人应给予高热量、高蛋白、高维生素饮食，慢性心力衰竭病人应给予低盐、低脂、低热量饮食。

6. 观察和预防并发症　护士应警惕病人的病情变化，密切观察和预防并发症的发生，并协助医生做好并发症的处理。

7. 做好心理护理　帮助病人消除紧张、焦虑心理，协助减少癌症病人的恐惧心理。

8. 健康教育　护土应告诉病人疾病的基本知识、饮食、休息、运动、用药和防治等。

四、内科病人的临床分级护理

*（一）特级护理

1.分级依据　病情危重，随时需抢救。例如，急需进行心、肺、脑复苏及复苏后病人，多系统、多器官功能严重衰竭病人、急性心肌梗死、甲亢危象等。

2.护理标准　安置病人进抢救室、监护室或单人病房。专人24小时看护，严密观察病情变化，随时测量生命体征。备齐抢救用物，以备急用。

*（二）一级护理

1.分级依据　病情严重，随时可能发生变化。例如，急性失血、休克、高热、惊厥、昏迷、瘫痪、外伤等。

2.护理标准　需绝对卧床休息，每15～30分钟巡视1次，根据病情需要定时测量生命体征。

（三）二级护理

1.分级依据　病情尚稳定，需卧床休息，生活不能自理。
2.护理标准　每1～2小时巡视1次，按常规给病人测量生命体征。

（四）三级护理

1.分级依据　病情较轻、一般的慢性病或恢复期的病人，生活完全可以自理。
2.护理标准　按常规定期巡视病人，给病人测量生命体征。

【模拟试题测试，提升应试能力】

一、名词解释

内科护理学

二、填空题

护理程序的5个步骤_____、_____、_____、_____、_____、_____。

三、选择题

A₁型题

1.护士应具有生理－心理－社会方面的素质是指（　　）

A.有护理教育与护理科研的基本知识

B. 有观察和分析能力

C. 能用护理程序的工作方法解决病人的健康问题

D. 有必要的护理理论、人文社会科学知识

E. 有健康的体魄、良好的心理素质和良好的人际关系

2. 内科护理学研究的内容是（　　）

A. 内科常见的多发病的护理评估、诊断与计划实施

B. 如何制定护理程序

C. 如何保持和恢复病人健康

D. 研究内科病人生理、心理和社会方面健康问题的发生、发展规律

E. 诊断和处理病人的健康问题

3. 下列属于医护合作性问题的是（　　）

A. 便秘：与长期卧床有关

B. 知识缺乏：与缺乏高血压病自我护理知识有关

C. 有皮肤完整性受损的危险：与长期卧床有关

D. 睡眠型态紊乱：与环境陌生有关

E. 潜在并发症：脑出血

4. 下列关于护理程序的说法，错误的是（　　）

A. 是以系统论为理论框架

B. 其目标是增进或恢复服务对象的健康

C. 是指导护士工作及解决问题的科学方法

D. 是有计划、有决策与反馈功能的过程

E. 是由估计、诊断、计划、实施四个步骤组成

5. 护理程序的初级阶段为（　　）

A. 评估　　　　B. 诊断

C. 计划　　　　D. 实施

E. 评价

6. 护理评估一般在什么时间进行（　　）

A. 入院时

B. 出院时

C. 入院及出院时都要

D. 出院期间

E. 自入院时开始至出院为止

7. 下列资料中属于客观资料的是（　　）

A. 腹痛　　　　B. 咽部充血

C. 头晕　　　　D. 感到恶心

E. 睡眠不好、多梦

8. 下列哪项不是护理诊断（　　）

A. 真性尿失禁　　B. 营养失调

C. 体温过高　　　D. 体液不足

E. 脑出血

9. 内科护理工作内容不包括（　　）

A. 给病人制订睡眠计划

B. 独立对疾病的病因、病理作出诊断

C. 指导病人如何戒烟

D. 举办各项健康教育

E. 配合进行药物治疗

10. 应给予特别护理的病人是（　　）

A. 瘫痪

B. 癌症

C. 肾脏移植术后

D. 高热

E. 胃大部切除术

A₂ 型题

11. 张女士，60岁。出院时带了3种药，

周护士交代病人出院后应注意的饮食和这几种药的使用方法，此时周护士的角色功能是（ ）

A. 直接提供护理 B. 管理

C. 教师 D. 科研

E. 协调

12. 王先生，48岁。发热、咳嗽3天入院，入院后诊断为"急性上呼吸道感染"。以下是护士收集到的病人资料，其中属于主观资料的是（ ）

A. 体温39.5℃ B. 咳白色痰

C. 急性病容 D. 头痛3小时

E. 呼吸20次/分

A₃/A₄型题

（13、14题共用题干）

李先生，65岁。排脓血黏液便伴腹痛3

个月入院，入院后诊断为大肠癌，行大肠癌根治术，术后回病房。

13. 该病人的护理级别为（ ）

A. 特级护理 B. 一级护理

C. 二级护理 D. 三级护理

E. 四级护理

14. 护士巡视该病人的时间宜为（ ）

A. 24小时专人看护

B. 每15～30分钟巡视1次

C. 每30～60分钟巡视1次

D. 每1～2小时巡视1次

E. 每天巡视2次

第二章

呼吸系统疾病病人的护理

【学习内容提炼，涵盖重点考点】

第一节 概 述

一、呼吸系统的解剖结构

呼吸系统由呼吸道、肺和胸膜组成。

（一）呼吸道

呼吸道是气体进入肺的通路。以环状软骨为界，分为上、下呼吸道。上呼吸道由鼻、咽、喉组成。下呼吸道由气管和支气管组成。气管在隆突处（位于胸骨角或第 4 胸椎水平）分为左、右支气管。右支气管较左支气管粗、短而陡直，与气管分叉角度较小；左支气管相对较细长、且趋于水平。因而气管内插管有可能误入右支气管，异物吸入更易进入右支气管，吸入性病变如肺脓肿也以右侧发生率为高。

（二）肺

肺是进行气体交换的器官，左右各一，分别位于胸腔内纵隔的两侧。左肺分为上、下两叶，右肺分为上、中、下三叶。

（三）胸膜

胸膜分脏层和壁层两层。脏层胸膜紧贴在肺的表面，而壁层胸膜则衬于胸壁的内面，两层胸膜在肺根处相互移行并形成一个潜在的密闭间隙，称为胸膜腔。正常胸膜腔呈负压，腔内仅有少量浆液起润滑作用。

二、呼吸系统的生理功能

呼吸系统的主要生理功能是机体与外界环境之间进行气体交换，即通气和换气功能，这一过程称为呼吸。通过呼吸，机体从外界吸入氧气，排出二氧化碳。呼吸系统的防御功能可通过对空气的过滤、打喷嚏、咳嗽、上皮屏障和黏液的限制等避免吸入异物；肺泡巨噬细胞对各种吸入性尘粒、微生物等有吞噬或中和解毒作用；呼吸道分泌物中多种物质如溶菌酶、免疫球蛋白等对病毒和细菌有抑制和杀灭作用。

咳嗽和咳痰

（一）概要

咳嗽是呼吸道黏膜受刺激引起的一种保护性的反射动作，借以排出呼吸道内的异物或病理性分泌物。咳痰是指借助支气管黏膜上皮纤毛运动、支气管平滑肌的收缩及咳嗽反射将呼吸道的分泌物或肺泡的渗出物从口腔排出体外的动作。

（二）护理评估

1.健康史　常见的病因有：①呼吸系统感染是最常见病因，其次有过敏、异物、肿瘤、理化因素刺激等；②胸膜疾病；③循环系统疾病：见于左心衰竭引起的肺淤血、肺水肿等；④其他：累及呼吸系统的传染病、寄生虫病、全身性疾病，如麻疹、百日咳、流行性出血热等。

2.身心状况

*（1）咳嗽、咳痰的性质：咳嗽无痰为干性咳嗽，有痰的咳嗽为湿性咳嗽。咳嗽的时间：呼吸道异物或过敏可出现突然咳嗽；夜间阵发性咳嗽常见于支气管哮喘和左心衰竭；慢性咳嗽见于肺结核、慢性支气管炎；肺癌病人

的咳嗽常呈慢性进行性加重。咳嗽的音色：犬吠样咳嗽常因气管受压引起，若伴有声音嘶哑则有声带受损，见于喉头水肿和喉癌；支气管肺癌的咳嗽常为带金属音的咳嗽；咳嗽无力见于喉返神经麻痹及高度衰竭病人。咳嗽的体位：支气管扩张和肺脓肿病人为体位性咳嗽、咳痰。

★（2）痰液的外观与气味：白色、无色泡沫状痰多见于支气管炎和支气管哮喘，脓痰提示有化脓性感染，铜绿假单胞菌感染时常咳黄绿色痰，肺炎杆菌感染时痰呈红棕色胶冻状，铁锈色痰为肺炎球菌肺炎的特征表现，急性肺水肿的特征是咳粉红色泡沫样痰。痰有恶臭提示厌氧菌感染。大量脓痰静止后分为三层，为支气管扩张和肺脓肿病人痰液的典型特征。

（3）痰量：大于 100ml/d 为大量咳痰。

（三）护理诊断及合作性问题

清理呼吸道无效：与痰液黏稠、咳嗽无力有关。

★（四）护理措施

1.一般护理　保持室内空气新鲜流通，温湿度适宜，避免尘埃和烟雾等刺激，注意保暖，并经常变换体位有利于痰液咳出。给予高蛋白、高维生素饮食，不宜油腻食物。每天饮水量保持 1500ml 以上。

2.协助排痰护理　除按医嘱用祛痰药如氯化铵、溴己新（必嗽平）等药物外，协助病人排痰措施有：①指导有效咳嗽：适用于神志清醒尚能咳嗽的病人；②湿化呼吸道：适用于痰液黏稠不易咳出者；③拍背与胸壁震荡：适用于长期卧床、久病体弱、排痰无力病人；④体位引流：适用于痰液量较多者；⑤机械吸痰：适用于痰量较多、排痰困难、咳嗽反射弱的病人，尤其是昏迷或已行气管切开、气管插管者。每次吸痰不超过 10 秒。

3.对症护理　咳脓痰者应加强口腔护理；昏迷病人，每 2 小时翻身 1 次，每次翻身前后注意吸痰，以免口腔分泌物进入支气管造成窒息。

咯　　血

（一）概要

咯血是指喉部以下的呼吸道或肺部组织出血经口腔咯出。根据咯血量的多少，咯血可分为痰中带血，小量、中量、大量咯血。

（二）护理评估

1. 健康史

（1）咯血始发年龄与伴随症状：如自幼咳嗽伴脓痰者为支气管扩张症，年轻人的干咳伴低热、盗汗者以结核病多见，40岁以上的有吸烟史的男性病人持续咯血应警惕为肺癌的可能。

（2）常见病因：肺结核、支气管扩张症、肺癌、风湿性心脏病二尖瓣狭窄为最为常见的病因。其他有慢性支气管炎、肺炎、肺脓肿、肺动脉高压症、血液病、肺出血－肾炎综合征、尿毒症等。

2. 身心状况

（1）咯血先兆：咯血前病人常有喉头发痒、口有腥味或痰中带血丝、胸部压迫感等自觉症状。

（2）咯血量及性状：一次咯血量少于100ml为小量咯血；100～300ml为中等量咯血；大于300ml或24小时内咯血量超过600ml为大量咯血。咯血多为鲜红色、含有泡沫或痰液，不易凝固，呈碱性。咯血需与呕血相鉴别，见表2-1。

表2-1　咯血与呕血鉴别

项目	咯血	呕血
病因	肺结核、支气管扩张症、肺癌、二尖瓣狭窄等	消化性溃疡、肝硬化、胃癌等
出血前症状	喉痒、胸闷、咳嗽等	上腹部不适、恶心、呕吐等
出血方式	咯出	呕出，可为喷射状
出血颜色	鲜红色	棕黑色或暗红色（有时鲜红色）
血中混有物	泡沫与痰液	食物残渣
酸碱反应	碱性	酸性
黑便	无，将血咽下者可有	有，可持续数日
出血后痰性状	痰中带血	无痰

（3）并发症：窒息、失血性休克是咯血的主要并发症，也是致死的主要原因。另外有肺不张、继发感染等。

（三）护理诊断及合作性问题

1. 有窒息的危险　与大咯血导致气道阻塞有关。

2. 焦虑或恐惧　与大咯血有关。

* （四）护理措施

1. 一般护理　安静休息，以减少肺部活动度。休息能使小量咯血自行停止。大量咯血时应绝对卧床休息，病人取患侧卧位，有利于健侧通气。若为肺结核病人咯血，则可防止病灶扩散。大量咯血者暂禁食，小量咯血者宜进少量凉或温的流质饮食，避免饮用浓茶、咖啡、酒等刺激性饮料。多饮水及多食富纤维素食物，以保持大便通畅。

2. 病情观察　记录咯血量，监测生命体征及尿量，密切观察窒息的表现。大咯血时出现咯血不畅、胸闷气促、情绪紧张、面色灰暗、喉部有痰鸣音，或喷射性大咯血突然中止等是窒息的先兆表现。若出现表情恐怖、张口瞪目、两手乱抓、抽搐、大汗淋漓、牙关紧闭或神志突然丧失，提示发生了窒息。

3. 用药护理

（1）止血药物的应用及护理：对中等量以上咯血者，常用垂体后叶素缓慢静脉推注，或静脉滴注。有冠心病、高血压、妊娠者禁用。

（2）镇静剂的应用及护理：对烦躁不安者可用地西泮 5～10mg 肌内注射，或 10% 水合氯醛 10～15ml 保留灌肠，亦可用普鲁卡因缓慢静脉滴注。禁用吗啡、哌替啶，以免抑制呼吸。

（3）镇咳剂的应用及护理：大咯血伴剧烈咳嗽时常用可待因口服或皮下注射。年老体弱、肺功能不全者慎用。

4. 并发症护理

（1）窒息的预防：咯血时注意观察病情变化，大量咯血者暂禁食，应指导病人进行有效咳嗽，劝告病人身心放松，不宜屏气，防止声门痉挛，血液引流不畅形成血块，造成呼吸道阻塞发生窒息。禁用呼吸抑制剂、镇咳剂，以免抑制咳嗽反射及呼吸中枢，使血块不能咳出而发生窒息。准备好抢救用品。

（2）抢救配合：立即置病人于头低足高位，轻拍背部以利血块排出。清除口、鼻腔内血凝块，或迅速用鼻导管接吸引器插入气管内抽吸，以清除呼吸道内积血。必要时立即行气管插管或气管镜直视下吸取血块。气管血块清除后，若病人自主呼吸未恢复，应进行人工呼吸，给高流量吸氧或按医嘱应用呼吸中枢兴奋剂。

胸　　痛

（一）概要

胸痛是由于胸内脏器、纵隔或胸壁组织病变引起的胸部疼痛。其疼痛范围和程度不一定与病变部位和程度相一致。

（二）护理评估

1. 健康史　常见病因有胸壁组织病变、胸内脏器病变、神经精神性胸痛及膈下脓肿、肝癌、肝脓肿等可引起胸痛。

*2. 身心状况　胸膜炎所致的胸痛，以腋下为明显，且可因咳嗽和深呼吸而加剧；自发性气胸的胸痛在剧咳或劳动中突然发生且较剧烈；肋间神经痛沿肋间神经呈带状分布，为刀割样、触电样或灼痛；冠心病的胸痛位于胸骨后，呈压榨样痛或窒息样痛。

*（三）护理诊断及合作性问题

疼痛：胸痛　与胸壁或胸内内脏病变有关。

*（四）护理措施

1. 一般护理　胸膜炎病人取患侧卧位，以减少局部胸壁与肺的活动，缓解疼痛。

2. 对症护理　胸部活动引起剧烈疼痛者，可在呼气末用15cm宽胶布固定患侧胸廓，以减低呼吸幅度，达到缓解疼痛目的。局部湿热敷、冷湿敷或肋间神经封闭疗法止痛。当病人出现剧烈胸痛伴呼吸困难，或因癌症引起胸痛等情况，可按医嘱适当使用镇痛剂和镇静剂。

肺源性呼吸困难

（一）概要

呼吸困难是指病人自觉空气不足，呼吸费力，并伴有呼吸频率、深度与节律的异常。严重时出现鼻翼扇动、张口或端坐呼吸。肺源性呼吸困难是由于呼吸系统疾病引起肺通气功能和换气功能障碍，导致缺氧和（或）二氧化碳潴留所致。

（二）护理评估

1. 健康史　常见病因为支气管、肺、胸膜病变，如支气管哮喘、慢性支气管炎、肺气肿、肺炎、肺不张、胸膜炎、胸腔大量积液、气胸等。

2. 身心状况

*（1）类型及特点：①吸气性呼吸困难：常因上呼吸道、气管、大支气管的炎症，异物或肿瘤等引起呼吸道狭窄、梗阻所致。特点为吸气明显困难伴干咳或高调的吸气性喘鸣音，严重时出现"三凹征"。②呼气性呼吸困难：常由肺组织弹性减弱及小支气管痉挛性狭窄（如支气管哮喘、慢性支气管炎、阻塞性肺气肿等）所致。特点为呼气时间延长、呼气费力，常伴有哮鸣音。③混合性呼吸困难：常因广泛性肺部病变、大量胸腔积液、气胸使呼吸面积减少所致。特点为吸气和呼气均费力，呼吸浅而快，常有呼吸音变化及病理性呼吸音。

（2）起病情况：呼吸困难是突然发生，可能是支气管哮喘或自发性气胸；呼吸困难超过数月且逐渐加重，呼吸浅快，可能是阻塞性肺气肿；肺性脑病时，可出现潮式呼吸、间停呼吸。

（3）呼吸困难程度：①轻度：能与相同年龄的健康人同样地行走，但不能同样地登高或上台阶；②中度：在平地不能与相同年龄健康的人同样地行走，但可按自己的速度行走或步行中需要不断休息；③重度：说话、脱衣也感到呼吸困难，不能外出活动。

*（三）护理诊断及合作性问题

1. 气体交换受损　与肺部病变广泛使呼吸减少有关。

2.低效型呼吸形态　与支气管平滑肌痉挛、气道狭窄或肺气肿有关。

*（四）护理措施

1.一般护理　病室环境应保持空气新鲜、适宜的温湿度，避免刺激性气体。严重呼吸困难时，病人应尽量减少活动和谈话。医护人员应设法分散病人注意力，指导病人做慢而深的呼吸，以缓解症状。宜采取半卧位或端坐位，减轻呼吸困难。保持口鼻腔卫生及呼吸道通畅，若张口呼吸者应清洁口腔2～3次/天，并根据需要补充水分。

2.氧疗护理

（1）方法：缺氧严重而无二氧化碳潴留者，可用面罩给氧；缺氧伴有二氧化碳潴留者，可用鼻导管或鼻塞法给氧。

（2）流量：①如 PaO_2，在 50～60mmHg、$PaCO_2$ 小于 50mmHg 时，可用一般流量（2～4L/min）、氧浓度为29%～37%给氧；②如 PaO_2 在 40～50mmHg、$PaCO_2$ 正常或偏低时，可加大氧流量为3～5L/min、氧浓度为33%～41%给氧；③如 PaO_2 小于 40mmHg、$PaCO_2$ 正常时，可短时间、间歇高流量（6～8L/min）、高浓度（45%～53%）加压给氧；④如 PaO_2 小于 30mmHg、$PaCO_2$ 大于 50mmHg 时，应持续低流量（1～2L/min）、低浓度（25%～29%）给氧，以防止缺氧纠正过快，削弱呼吸中枢的兴奋作用，加重二氧化碳潴留。

第二节　急性上呼吸道感染病人的护理

（一）概要

急性上呼吸道感染简称上感，是鼻腔、咽、喉部急性炎症的总称，是呼吸道最常见的传染病。可发生在任何年龄，具有较强的传染性。一般病情较轻，预后较好，但发病率高，本病无特效药物治疗，以对症治疗或中药治疗为主。细菌感染时，给予有效的抗生素。病毒感染一般不用抗生素。

（二）护理评估

*1.健康史　急性上呼吸道感染 70%～80% 是由病毒引起。细菌感染可

伴发或继发于病毒感染之后，以溶血性链球菌多见。

2. 身心状况

（1）普通感冒：以鼻咽部卡他症状为主要表现。最常见的病原体是鼻病毒。检查鼻腔黏膜充血、水肿，有分泌物，咽部轻度充血。

（2）病毒性咽炎、喉炎和支气管炎：临床可表现为咽炎、喉炎和支气管炎的症状。多由鼻病毒、腺病毒、流感病毒等引起。体检咽部或喉部明显充血、水肿，咽后壁淋巴滤泡增生，颌下淋巴结肿大且触痛。

（3）疱疹性咽峡炎：表现为明显咽痛、发热，病程约1周。由柯萨奇病毒等引起，多见于儿童。检查咽充血，软腭、腭垂、咽及扁桃体表面有灰白色疱疹及浅表溃疡，周围有红晕。

（4）咽结膜热：临床表现有发热、咽痛、畏光、流泪、咽及结合膜明显充血。多由腺病毒、柯萨奇病毒等引起，儿童多见。

（5）细菌性咽、扁桃体炎：由细菌感染引起。起病急，有畏寒，发热可达39℃以上，咽痛明显，吞咽时加剧。体检咽部明显充血，扁桃体充血肿大，表面有黄色点状渗出物，颌下淋巴结肿大、压痛。

（6）并发症：急性鼻窦炎、中耳炎、气管-支气管炎、风湿病、肾小球肾炎、心肌炎等。

3. 实验室及其他检查　病毒感染时血液白细胞计数正常或偏低，淋巴细胞相对增加；而细菌感染时，白细胞计数及中性粒细胞增加。

（三）护理诊断及合作性问题

体温过高：与感染有关。

*（四）护理措施

1. 一般护理　注意休息，不要过度疲劳；保持环境安静，寒战时注意保暖。给予易消化、高热量、高维生素流质或半流质饮食，鼓励多饮水。物理降温或按医嘱应用药物降温。

2. 病情观察　密切观察体温、脉搏、呼吸的变化。警惕并发症发生。

3. 用药护理　咽痛、声嘶者可用淡盐水漱咽部或含服消炎喉片，声嘶者可行局部雾化疗法；鼻塞、流涕者可用1%麻黄碱滴鼻，流清涕者可服马来酸氯苯那敏4mg，3次/天；头痛者给予退热镇痛药；可根据病原菌选用敏感的抗生素药物，可选用利巴韦林、大环内酯类、青霉素类、氟喹诺酮类、头孢菌素类等。

（五）健康教育

加强体育锻炼和耐寒（如冷水洗脸、冷水擦身等）训练，增强体质。避免受凉、淋雨、过度疲劳等诱发因素。

第三节　慢性支气管炎、阻塞性肺气肿、慢性肺源性心脏病病人的护理

（一）概要

慢性阻塞性肺疾病（简称 COPD）是一种具有气流受限特征的肺部疾病，气流受限不完全可逆，呈进行性发展。慢性支气管炎（简称慢支）是指气管、支气管黏膜及其周围组织的慢性非特异性炎症。阻塞性肺气肿（简称肺气肿）是指终末细支气管远端的气道弹性减退，过度膨胀、充气和肺容积增大或同时伴有气道壁破坏的病理状态。慢性肺源性心脏病（简称肺心病）是由于肺组织、肺血管和胸廓慢性病变所致的肺循环阻力增加、肺动脉压力增高，继而右心肥厚、扩大，右心衰竭的心脏病。

慢支急性发作期治疗以控制感染、祛痰止咳为主，伴发喘息时，应予解痉平喘的治疗。肺气肿的治疗目的在于改善呼吸功能，提高病人工作、生活能力。肺心病的急性加重期应积极控制感染，保持呼吸道通畅，改善呼吸功能，纠正缺氧和二氧化碳潴留，控制呼吸和心力衰竭的发生。

（二）护理评估

*1.健康史　吸烟、大气污染、感染、过敏等为慢支的易感因素。其中感染是慢支发生、发展的重要因素。慢支是肺气肿最主要的病因，肺心病也是以慢支并发肺气肿最为多见。

2.身心状况

*（1）症状：①慢支：临床上以咳嗽、咳痰或伴有喘息及反复发作的慢性过程为特征。临床分型：可分为单纯型和喘息型两型。每年发病持续 3 个

月，连续 2 年或以上，并排除其他心、肺疾患时，可作出诊断。②肺气肿：慢支并发肺气肿时，除咳嗽、咳痰、喘息外，可出现逐渐加重的呼吸困难及肺气肿体征。③肺心病：分为肺、心功能代偿期和肺、心功能失代偿期。前者主要为慢支、肺气肿、肺动脉高压和右心室肥大的体征。后者常因急性呼吸道感染诱发，主要表现为呼吸衰竭、心力衰竭。

（2）体征：慢支早期无异常。急性发作时，双肺可有散在的干、湿啰音。喘息型慢支发作时，可闻及哮鸣音及呼气延长。并发肺气肿时有肺气肿体征。肺心病时肺动脉瓣区 P_2 亢进，三尖瓣区出现收缩期杂音或剑突下心脏搏动。

（3）并发症：自发性气胸、肺性脑病、心律失常、水电解质及酸碱平衡失调、上消化道出血等。肺性脑病是最主要死亡原因。

（4）心理状况：病人病程长，身体每况愈下，精神和经济负担重，易出现烦躁不安、忧郁、焦虑的情绪。缺氧，咳嗽无力，容易产生精神不振、失眠、语言交流费力等。

3. 实验室及其他检查

（1）呼吸功能检查：慢支并肺气肿时，第 1 秒用力呼气量占用力肺活量比值小于 60%，最大通气量低于预计值的 80%，其中残气容积占肺总量的百分比增加，超过 40% 说明肺过度充气，对诊断肺气肿有重要意义。

（2）心电图：肺心病时右心室肥厚、肺型 P 波，为诊断肺心病的参考条件。

（3）超声心动图检查：测定右肺动脉内径或肺动脉干及右心房增大等指标，可确诊为肺心病。

（三）护理诊断及合作性问题

1. 清理呼吸道无效　与痰液多、黏稠咳不出或年老体弱咳嗽无力有关。
2. 气体交换受损　与肺气肿有关。
3. 体液过多　与水肿、心力衰竭有关。
4. 潜在并发症　肺性脑病、心律失常、自发性气胸、酸碱失衡及电解质紊乱、消化道出血等。

* （四）护理措施

1.一般护理　端坐位或半卧位休息。给予高蛋白、高热量、高维生素、易消化饮食，鼓励少量多餐，避免过冷、过热及产气食物。及时清除痰液，改善通气。

2.氧疗护理　给予鼻导管低流量持续给氧，流量 1～2L/min。每天氧疗时间不少于 15 小时。随时做血气分析监护，理想的治疗是维持 PaO_2 在 60mmHg 左右。

3.病情观察　观察病人生命体征、神志、尿量、痰液、呼吸困难、发绀、水肿等改变，注意血电解质、血气分析、血氧饱和度等的监测。

4.用药护理　慎用强止咳药及镇静剂。有肺心病按医嘱应用利尿剂、强心剂及呼吸兴奋剂，注意药物不良反应，特别是由于慢性缺氧及感染，病人对洋地黄类药物耐受性降低，疗效差、易中毒。用药后须严密观察疗效和有无不良反应。

（五）健康教育

指导和训练病人掌握有效的咳嗽技术、缩唇呼吸和腹式呼吸锻炼。训练缩唇呼吸、腹式呼吸，呼与吸时间比例为（2～3）：1，每分钟 10 次左右，2 次／天。告知病人坚持长期家庭氧疗，学会自我监测病情变化。

第四节　支气管哮喘病人的护理

（一）概要

支气管哮喘（简称哮喘）是一种以嗜酸粒细胞、肥大细胞和 T 淋巴细胞等多种炎症性细胞介导的气道慢性炎症性疾病。易感者对各种激发因子具有气道高反应性，可发生不同程度的可逆性广泛气道阻塞。哮喘反复发作而加重，可并发肺气肿、肺源性心脏病。

（二）护理评估

1.健康史　注意询问家族史、过敏原接触史、感染史及吸烟、气候变化、剧烈运动、精神因素等病因或诱因。

　　★2. 身心状况

　　（1）症状：分为外源性哮喘和内源性哮喘。典型的表现为反复发作性、伴有哮鸣音的呼气性呼吸困难或发作性胸闷和咳嗽等症状。哮喘可在数分钟内发作，持续数小时至数日，可自行缓解或用平喘药物缓解。严重的哮喘发作持续24小时以上，经一般支气管舒张剂治疗不能缓解者，称为重症哮喘。病人表现为极度呼吸困难、端坐呼吸、发绀明显、大汗淋漓、心慌、焦虑不安或意识障碍，甚至出现呼吸及循环衰竭。

　　（2）体征：发作期视诊胸廓膨隆，叩诊呈过清音，听诊两肺存在广泛的哮鸣音，呼气音延长，严重哮喘病人可有呼吸费力、发绀、胸腹反向运动、心率增快、奇脉等。

　　（3）并发症：呼吸衰竭、自发性气胸、纵隔气肿和肺不张等。

　　3. 实验室及其他检查

　　★（1）血液检查：发作时血嗜酸粒细胞、血清IgE在外源性哮喘者均增高。

　　（2）痰液检查：可见大量嗜酸粒细胞、黏液栓。

　　（3）动脉血气分析：PaO_2有不同程度降低。重症哮喘时$PaCO_2$可上升，并发呼吸性酸中毒或混合性酸中毒。

　　（4）肺功能检查：哮喘发作时，有关呼气流速的全部指标均显著下降，有效的支气管舒张剂可使上述指标好转。

　　（5）胸部X线检查：哮喘发作时两肺透亮度增加，缓解期多无异常。

　　（6）皮肤敏感试验：用可疑的过敏原做皮肤划痕或皮内试验可出现阳性结果。

（三）护理诊断及合作性问题

　　1. 清理呼吸道无效　与支气管平滑肌痉挛、分泌物增多且黏稠有关。

　　2. 低效型呼吸形态　与支气管平滑肌痉挛、气道炎症、阻塞或气道高反应性有关。

　　3. 潜在并发症　自发性气胸、纵隔气肿、肺不张、呼吸衰竭。

★（四）护理措施

　　1. 一般护理　空气流通、新鲜，温度维持在18～22℃，湿度维持在

50%～70%最适宜。避免接触过敏原，禁放花草等。采取舒适的坐位、半卧位或用小桌横跨于腿部休息。多饮水，忌食某些易过敏食物，如鱼、虾、蛋等。

2.氧疗护理　发作时用鼻导管法一般流量（2～4L/min）吸氧。痰液黏稠不易咳出，可用蒸馏水或生理盐水加抗生素雾化吸入，不宜用超声雾化吸入，否则可使支气管痉挛致哮喘症状加重。

3.病情观察　严密观察呼吸困难的程度及生命体征情况，及时发现呼吸衰竭及自发性气胸等并发症，并及时采取措施协助医生抢救。

4.用药护理

（1）支气管解痉平喘药：①β₂受体激动剂：常用药物有沙丁胺醇；②茶碱类：常用药物有氨茶碱。

（2）抗炎药物：①糖皮质激素：是目前治疗哮喘最有效的药物；②炎性细胞稳定剂：常用药物有色甘酸钠20mg。

5.并发症护理　肺泡破裂引起自发性气胸，须立即排气减压。呼吸困难加重，当出现明显发绀、神志不清时，应做气管插管或气管切开的准备工作。呼吸衰竭时，应及时采取措施，如人工辅助呼吸等。

* （五）健康教育

说明避免接触或吸入特异性过敏原的重要性，对日常生活中可能存在的诱发因素均应尽力避免。预防继发感染，以免引发哮喘。指导病人在发病季节前按医嘱进行预防性治疗，常用药物有色甘酸钠、酮替酚等。

第五节　肺炎病人的护理

肺炎是由多种病原引起的肺实质或间质内的急性渗出性炎症。

*肺炎分类：①按解剖分类：大叶性（肺泡性）、小叶性（支气管性）和间质性肺炎。②按病因分类：细菌最常见，其次为病毒、支原体、真菌等。细菌性肺炎中最常见的病原菌是肺炎球菌，其次为金黄色葡萄球菌、肺炎杆菌等。③按感染来源分类：社区获得性肺炎，即病人在医院外罹患的感染性肺实质炎症；医院获得性肺炎，即病人入院时不存在，也不处于感染潜伏期，而在入院48小时后在医院内发生的肺炎。

肺炎球菌肺炎病人的护理

★（一）概要

肺炎球菌肺炎是由肺炎球菌所引起的急性肺实质的炎症。毒力强的菌株，不仅可引起肺部的炎症，尚可导致全身中毒反应，严重毒血症可致微循环衰竭发生休克，称休克型肺炎，又称中毒性肺炎。多见于男性青壮年。

（二）护理评估

1. 健康史　询问起病前有无淋雨、受凉、疲劳、醉酒、饥饿、大手术、应用免疫抑制剂等机体抵抗力低下、呼吸道防御功能受损等因素。肺炎球菌为上呼吸道正常菌群，既往健康青壮年，在其免疫功能低下时而患病。

★2. 身心状况

（1）症状：典型症状为起病急骤，寒战、高热，体温在数小时内可达39～41℃，呈稽留热型。呼吸系统症状有咳嗽、咳痰，典型者咳出铁锈色痰。患侧胸部刺痛，咳嗽或深呼吸时加剧。

（2）体征：为急性病容，呼吸浅快，鼻翼扇动，口唇微绀，唇周可出现单纯性疱疹。心率增快、患侧呼吸运动减弱、语颤增强、叩诊呈浊音、听诊呼吸音减低或有支气管呼吸音和湿啰音。累及胸膜时，可闻及胸膜摩擦音。

（3）并发症：严重感染可并发休克、败血症、弥散性血管内凝血、呼吸窘迫综合征、胸膜炎、脓胸、病毒性心肌炎等。

3. 实验室及其他检查

（1）血象：白细胞计数升高，可达（20～30）×10^9/L，中性粒细胞占80%以上，并有核左移或胞质内毒性颗粒可见。

（2）痰涂片及培养：可见成对或呈链状排列的革兰阳性球菌。

（3）胸部 X 线检查：典型表现为肺叶、肺段分布一致的片状均匀致密阴影。病变累及胸膜时，可见肋膈角变钝或少量胸腔积液征象。

（三）护理诊断及合作性问题

1. 体温过高　与细菌感染有关。

2. 气体交换受损　与肺部炎症使呼吸面积减少有关。

3.疼痛：胸痛 与胸膜炎症有关。

★（四）护理措施

1.一般护理 胸痛病人采取患侧卧位。出现休克时，应去枕平卧，减少搬动；给予高蛋白、高热量、高维生素、易消化的流质或半流质饮食。鼓励多饮水，每天 1000 ～ 2000ml；定时清洁口腔，保持皮肤干燥清洁；寒战时注意保暖；高热时给予物理降温，尽量不用退热药。腹胀者可采取局部热敷，肛管排气或口服新斯的明，每次 15mg；烦躁不安、谵妄按医嘱给予地西泮等镇静剂。

2.氧疗护理 气急发绀者应持续给氧，流量 2 ～ 4L/min，休克型肺炎 4 ～ 6L/min，纠正缺氧，使病人气急、发绀减轻或消失。

3.病情观察 密切观察病人意识状态、生命体征、皮肤黏膜色泽及温湿度、出血倾向、尿量等变化，及早发现并发症。若出现烦躁不安、表情淡漠、意识模糊，血压下降到 80/50mmHg 以下，脉压差小，脉搏细速，四肢厥冷，少尿或无尿，提示出现休克型肺炎。

4.用药护理 治疗首选青霉素，抗生素药物疗程一般为 5 ～ 7 天，或在退热后 3 天停药。

5.抗休克治疗的护理 病人安置在监护室，去枕平卧，适当保暖，忌用热水袋，高流量给氧。迅速建立静脉通路，按医嘱应用抗休克及抗感染药物。扩容是抗休克的最基本措施。

第六节 支气管扩张症病人的护理

（一）概要

支气管扩张症是由于支气管及其周围肺组织的慢性炎症，导致直径大于 2mm 的中等大小的支气管管壁肌肉和弹性组织破坏，造成管腔的慢性异常扩张和变形。发病因素有：①支气管 - 肺组织感染和阻塞：儿童和青年时期麻疹、百日咳后的支气管肺炎等，是支气管扩张症最常见病因；②支气管先天性发育缺陷和遗传因素；③机体免疫功能低下。

治疗主要是防治呼吸道反复感染，其关键在于呼吸道保持引流通畅和有效的抗生素的治疗。

（二）护理评估

1. 健康史　询问病人既往呼吸道感染反复发作史，支气管阻塞史。

2. 身心状况

★（1）症状：典型症状为慢性咳嗽伴大量脓痰和（或）反复咯血。咳嗽、大量脓痰与体位变化有关，每日晨起及晚间躺下时较重。痰量每天可达 100～500ml，静置后分为 3 层：上层为泡沫，中层为浑浊黏液，底层为坏死组织沉淀物。大多数病人有反复咯血，量不等。少数病人仅有反复大咯血，平时无明显的咳嗽或咳痰症状，称为"干性支气管扩张"。

★（2）体征：病情较重或继发感染时在下胸部、背部可听见局限性、固定的湿啰音。慢性化脓性支气管扩张病人常见消瘦、贫血、杵状指（趾）。

3. 实验室及其他检查

（1）血常规：继发急性感染时白细胞计数和中性粒细胞可增多，有轻度贫血。

（2）痰涂片或细菌培养可发现致病菌。

（3）影像学检查：胸部 X 线检查典型者显示不规则环状透亮阴影或沿支气管的卷发状阴影，有感染时阴影内出现液平面。CT 检查显示管壁增厚的柱状扩张，或成串成簇的囊样改变。

（4）支气管造影：明确病变部位、性质和范围及严重程度，为治疗提供重要参考依据。

（三）护理诊断及合作性问题

1. 清理呼吸道无效　与痰多、黏稠、无力或无效咳嗽有关。
2. 营养失调：低于机体需要量　与消耗增多、摄入不足有关。
3. 有感染的危险　与痰多、黏稠不易排出有关。
4. 潜在并发症　窒息、大咯血。

（四）护理措施

1. 一般护理　高热和咯血病人需卧床休息。宜摄取高热量、高蛋白、高维生素饮食，鼓励病人多喝开水。保持口腔清洁，以减少呼吸道感染发生。

*2. 对症护理 指导有效咳嗽和排痰，体位引流每天做 2～4 次，每次 15～30 分钟，引流时使病肺处于高处，其引流支气管开口向下，并辅以用手轻轻叩背以提高引流效果。

3. 病情观察 观察痰的性状、颜色、量和气味，注意呼吸困难、咳嗽的程度，是否与感染有关。密切观察咯血量、颜色和咯血次数，有无窒息先兆和窒息，以便及时抢救。

4. 用药护理 遵医嘱使用抗生素、祛痰剂和支气管舒张剂。经治疗效果不佳者可考虑外科手术切除。

第七节 肺结核病人的护理

*（一）概要

肺结核是由结核分枝杆菌引起的肺部慢性呼吸道传染病。结核杆菌可累及全身各个器官，但以肺部最多见。结核菌属于分枝杆菌，涂片染色具有抗酸性，亦称抗酸杆菌。将痰吐在纸上直接焚烧是最简便有效的灭菌方法。

结核菌主要通过呼吸道传播，飞沫感染是最为常见的方式。传染源主要是排菌的肺结核病人。本病也可通过消化道、皮肤、泌尿生殖系统感染。治疗原则是坚持早期、联用、适量、规律和全程使用敏感药物。

（二）护理评估

1. 健康史 询问与结核病人接触史、生活环境和疫苗接种史；病人的既往健康状况，有无削弱机体抵抗力致使结核易感染的因素。

2. 身心状况

*（1）症状：全身毒血症状为午后低热、乏力、盗汗、食欲减退、体重减轻等，当肺部病灶急剧进展播散时，可有高热，妇女可有月经失调或闭经。呼吸系统症状有咳嗽、咳痰、咯血、胸痛、呼吸困难等。

（2）体征：患侧肺部呼吸运动减弱，好发生在上叶的尖后段和下叶背段，故锁骨上下、肩胛间区叩诊稍浊，闻及湿啰音。慢性纤维空洞性肺结核可有胸廓塌陷，气管向患侧移位。

*（3）临床类型：①原发型肺结核（Ⅰ型）：初次感染而在肺内发生的

病变，多见于儿童，也可见于边远山区、农村初次进入城市的成人。肺部原发病灶、淋巴管炎和淋巴结炎，三者统称为原发复合征。②血行播散型肺结核（Ⅱ型）：急性者起病急，全身毒性症状严重，X线摄片见两肺野有分布均匀、大小相等、密度一致的粟粒状阴影。亚急性及慢性者全身毒性症状较轻，X线见双肺上中野有分布不均、大小不等、密度不一致的斑点状阴影。③继发型肺结核（Ⅲ型）：多见于成人，分为浸润型肺结核（为临床最常见的继发性肺结核）、空洞型肺结核、结核球、干酪样肺炎、慢性纤维空洞型肺结核。④结核性胸膜炎（Ⅳ型）：干性胸膜炎以胸痛为主要症状，可闻及胸膜摩擦音，渗出性胸膜炎全身毒性症状明显，胸痛减轻或消失。大量积液时纵隔被推向健侧。⑤其他肺外结核（Ⅴ型）：如骨结核、肾结核、肠结核等。

3. 实验室及其他检查

*（1）痰结核菌检查：是确诊肺结核最可靠的方法。痰菌阳性，说明病灶是开放性。

*（2）胸部X线检查：是早期诊断肺结核的重要方法。对确定病变部位、范围、性质，了解其演变及选择治疗方法具有重要价值。

（3）结核菌素（简称结素）试验：是诊断结核感染的参考指标。结素有旧结素（OT）和纯结素（PPD）两种，目前多采用PPD。①方法：通常取0.1ml（5U）在左前臂屈侧中、上1/3交界处作皮内注射。②结果判断：注射后48～72小时测量皮肤硬结的直径。＜5mm为阴性反应（-），5～9mm为弱阳性反应（+），10～19mm为阳性反应（++），≥20mm或不足20mm但出现水疱、坏死为强阳性反应（+++）。③临床意义：成人结素试验阳性反应仅表示受过结核菌感染或接种过卡介苗，并不表示一定患病；阴性反应一般可视为没有结核菌感染。某些情况（如重症结核病、应用免疫抑制剂等）的结素反应可呈假阴性。3岁以下婴幼儿强阳性反应者即使无症状也应视为活动性肺结核。

（三）护理诊断及合作性问题

1. 营养失调：低于机体需要量　与结核病消耗过多、食欲减退有关。

2. 活动无耐力　与结核病的毒血症有关。

3. 执行治疗方案无效　与缺乏结核治疗知识有关。

4. 有窒息的危险　与大量咯血有关。

（四）护理措施

1.一般护理　肺结核活动期或咯血时休息为主，大咯血病人绝对卧床，恢复期可适当增加户外活动。摄取高热量、富含维生素、高蛋白的饮食。

2.对症护理　①发热者休息，多饮水，必要时给予物理降温或小剂量解热镇痛药。②盗汗及时用温毛巾帮助擦干身体和更换汗湿衣服、被单等。适量中药如浮小麦等煎服。③胸痛宜卧于患侧，给止痛药或局部贴敷胶布。渗出性胸膜炎积液，应及早尽量抽出，以减轻压迫症状，防止纤维蛋白沉着。④咳嗽按医嘱使用溴已新、复方甘草合剂等祛痰剂，或用超声雾化使痰液稀释，以利排痰。⑤咯血病人应取患侧卧位，精神紧张者可给小量镇静药如地西泮等，禁用吗啡。

3.用药护理　常用抗结核药物有：①异烟肼，杀菌力强，副作用为周围神经炎、肝脏损害等；②利福平，有杀菌作用，可发生肝功能损害、过敏反应等；③吡嗪酰胺，有杀菌作用，副作用有高尿酸血症、关节痛、胃肠道反应和肝损害；④链霉素，有杀菌作用，副作用有听神经损害和肾脏毒性作用；⑤乙胺丁醇，有抑菌作用，可引起球后视神经炎、视力减退等；⑥对氨基水杨酸钠，为抑菌药，副反应有胃肠道反应等。

（五）健康教育

①控制传染源，是预防结核病的主要措施；②切断传播途径，对肺结核病人（尤其是开放性肺结核）应单独有一套用物（包括餐具、痰杯），定时消毒，并应单居一室，进行呼吸道隔离；③保护易感人群，增强机体免疫力，对未受过结核菌感染，如新生儿和OT试验阴性的儿童及时接种卡介苗。

第八节　原发性支气管肺癌病人的护理

（一）概要

原发性支气管肺癌是最常见的肺部原发性恶性肿瘤。癌细胞起源于支气管黏膜和腺体，常有区域淋巴结转移和血行播散。吸烟是肺癌的重要危险因素。

　　肺癌分为：①按组织学分类：鳞状上皮细胞癌（简称鳞癌），最常见，多见于老年男性；腺癌，女性多见；小细胞未分化癌，癌变程度最高；大细胞未分化癌，手术切除机会较大。②按解剖学部位分类：中央型肺癌（以鳞癌较常见）和周围型肺癌（以腺癌较常见）。

　　小细胞肺癌多选用化疗加放疗加手术；非小细胞肺癌则首先选用手术，然后是放疗和化疗。

（二）护理评估

　　1.健康史　询问年龄、吸烟史、致癌物质接触史和慢性肺部疾病病史及家族史等。分析咳嗽、咳痰情况。

　　2.身心状况

　　★（1）症状：①咳嗽：为最常见早期症状，为阵发性刺激性呛咳。②咯血。③胸闷、气急：肿瘤阻塞或压迫使支气管狭窄引起，吸气时出现局限性喘鸣音。④发热。⑤胸痛。⑥压迫和转移表现：压迫喉返神经引起声嘶；压迫食管引起吞咽困难；侵犯纵隔旁淋巴结后压迫上腔静脉引起面颈部水肿及颈胸静脉曲张，称上腔静脉阻塞综合征；位于肺尖部的肺癌称上沟癌，可压迫颈部交感神经出现霍纳综合征。⑦肺外表现：包括内分泌、神经肌肉、结缔组织、血液系统和血管的异常改变，又称副癌综合征。有时肺外表现先于呼吸道症状出现，如杵状指（趾）和肥大性骨关节病、内分泌紊乱、神经肌肉综合征、高血钙症、类癌综合征等肺外表现。

　　（2）并发症：肺部感染、呼吸衰竭、贫血、恶病质等。

　　★3.实验室及其他检查

　　（1）痰液脱落细胞检查：是简单有效的早期诊断方法。

　　（2）胸部X线检查：是诊断肺癌最重要的方法。采取胸片、体层摄片及CT等方法。

　　（3）纤维支气管镜检查：是诊断肺癌最可靠的方法。

　　（4）活组织病理学检查：是识别体内癌细胞及确定其生长部位的重要手段。

（三）护理诊断及合作性问题

　　1.疼痛：胸痛　与肺癌转移有关。

2. 营养失调：低于机体需要量 与肺癌消耗有关。

3. 预感性悲哀 与肺癌的确诊和感到死亡威胁有关。

（四）护理措施

1. 一般护理 保证病人充分休息，给予高热量、高蛋白、高维生素饮食。必要时酌情输血、血浆、复方氨基酸等，以增强病人的抗病能力。

2. 对症护理 可采取局部按摩、局部冷敷、变换体位、支托痛处等措施，辅以药物止痛。肿瘤后期疼痛剧烈时，应适当放宽镇痛剂的使用。

★3. 化疗的护理 化疗药物对小细胞未分化癌最敏感，鳞癌次之，腺癌最差。

（1）化疗药物副作用：①环磷酰胺：骨髓抑制、恶心、呕吐、脱发、出血性膀胱炎；②甲氨蝶呤：口腔黏膜溃疡、恶心、呕吐、肝损害、骨髓抑制；③长春新碱：末梢神经炎、恶心、呕吐、脱发；④多柔比星：骨髓抑制、心肌损害；⑤丝裂霉素：骨髓抑制、胃肠道反应。

（2）给药注意事项：①化疗药物常出现消化道反应、骨髓抑制、肝脏损害等副作用，用药过程中适当补充饮料，以减轻因组织细胞急剧溶解所致的反应；②减轻胃肠道毒性反应：少量多餐，避免过热、粗糙、酸、辣刺激性食物，治疗前、后2小时内避免进餐；③每周检查1～2次白细胞计数，如白细胞数下降至 3.5×10^9/L 时应暂停治疗；④化疗药物刺激性强，必须保护静脉，以保证化疗持续进行。

4. 放疗的护理 小细胞未分化癌对放射疗法最敏感，鳞癌则不敏感。

（1）皮肤护理：避免抓伤、压迫和衣服摩擦；洗澡时不用肥皂或搓擦；避免阳光照射或冷热刺激；照射部位忌贴胶布；不用红汞、碘酒涂擦。如有渗出性皮炎可暴露，局部涂用具有收敛、保护作用的鱼肝油软膏。

（2）放射性食管炎护理：有咽下痛和咽下困难者，可给予氢氧化铝凝胶口服；咽下痛难以忍受者可服利多卡因黏胶。

（3）放射性肺炎护理：早期给予抗生素治疗。有效排痰，防止痰液潴留；咳嗽痰不多者给予镇咳药；呼吸困难者适当吸氧。

第九节　慢性呼吸衰竭病人的护理

呼吸衰竭是各种原因引起的肺通气和（或）换气功能严重障碍，以致不能进行有效的气体交换，导致缺氧伴（或不伴）二氧化碳潴留，从而引起一系列生理功能和代谢紊乱的临床综合征。在海平面大气压下，于静息条件下呼吸室内空气，并排除心内解剖分流和原发于心排血量降低等情况后，$PaO_2 < 60mmHg$，伴或不伴有 $PaCO_2 > 50mmHg$，即为呼吸衰竭。

呼吸衰竭分类：★①根据血气分析分类：Ⅰ型（换气性）呼吸衰竭，即缺氧无二氧化碳潴留，或伴二氧化碳降低；Ⅱ型（通气性）呼吸衰竭，即缺氧伴二氧化碳潴留。②按发病机制分类：泵衰竭和肺衰竭。③按发病的急缓分类：急性呼吸衰竭和慢性呼吸衰竭。

慢性呼吸衰竭

（一）概要

慢性呼吸衰竭是指在原有慢性呼吸和神经肌肉系统疾病的基础上，呼吸功能损害逐渐加重，经过较长时间发展成为呼吸衰竭。虽有缺氧，或伴二氧化碳潴留，机体代偿适应，仍能从事个人生活活动，称为代偿性慢性呼吸衰竭。一旦并发呼吸道感染或其他原因增加呼吸生理负担所致代偿失调，出现严重缺氧、二氧化碳潴留和酸中毒，称为失代偿性慢性呼吸衰竭。

慢性呼吸衰竭常为支气管－肺疾病所引起，治疗原则是保持呼吸道通畅，纠正缺氧、二氧化碳潴留和酸碱平衡所致的代谢功能紊乱。

（二）护理评估

1. 健康史　询问病人慢性呼吸道疾病、肺组织病变、神经系统病变、胸廓活动障碍等病史，诱发呼吸衰竭的因素，如呼吸道感染、使用麻醉药等。

2. 身心状况

★（1）症状：①呼吸困难为最早、最突出症状。②发绀是缺氧的典型症状。③精神神经症状：二氧化碳潴留加重可引起肺性脑病。④心血管系统症状：心悸胸闷等。早期心率增快、血压升高；后期心率减慢、心律失常、血压下降。⑤其他：可有上消化道出血、黄疸等症状，少数出现休克及DIC等。

（2）体征：外周浅表静脉充盈，皮肤湿暖、红润多汗，球结膜充血水肿。部分病人视神经乳头水肿、瞳孔缩小，腱反射减弱或消失，锥体束征阳性等。

3. 实验室及其他检查

（1）动脉血气分析：可作为诊断呼吸衰竭的依据和指导氧疗及机械通气和各种参数的调节。

（2）血电解质测定：呼吸性酸中毒合并代谢性酸中毒时，血 pH 明显减低或伴高钾血症；呼吸性酸中毒伴代谢性碱中毒时，常有低血钾和低血氯。

（三）护理诊断及合作性问题

1. 气体交换受损　与通气不足、通气 / 血流比例失调、氧弥散障碍有关。

2. 清理呼吸道无效　与分泌物增多、意识障碍、无力咳嗽、人工气道有关。

3. 急性意识障碍　与缺氧、二氧化碳潴留有关。

4. 潜在并发症　肺性脑病、上消化道出血、心力衰竭、休克。

*（四）护理措施

1. 一般护理　应控制活动，以不出现呼吸困难、心率增快为宜。有呼吸困难者，取半卧位休息。抢救时给予鼻饲高蛋白、高脂肪、低糖及适量维生素和微量元素的流质饮食，必要时给予静脉高营养治疗。

2. 对症护理　保持呼吸道通畅。鼓励病人多饮水和有效咳嗽排痰；无效时采用雾化吸入，湿化呼吸道或按医嘱给祛痰剂；对昏迷病人则定时吸痰；动脉血二氧化碳分压进行性增高病人，及时建立人工气道和机械通气支持。

3. 氧疗护理　用鼻导管、鼻塞或面罩给氧，配合机械通气可气管内给氧。Ⅰ型呼吸衰竭给予高浓度（45% ～ 53%）、高流量（6 ～ 8L/min）间歇给氧；Ⅱ型呼吸衰竭给予低浓度（25% ～ 29%）、低流量（1 ～ 2L/min）鼻导管持续吸氧。在给氧过程中，若呼吸频率正常、心率减慢、发绀减轻、尿量增多、神志清醒、皮肤转暖，提示组织缺氧改善，氧疗有效。

4. 病情观察　注意生命体征和意识改变，以及使用呼吸机的情况；监测动脉血气分析、动脉血氧饱和度（SaO_2）、电解质的变化、心电监护等。

5.用药护理　按医嘱正确使用抗生素、呼吸兴奋药、祛痰平喘药、纠正酸碱平衡失调等，观察疗效及副作用。如使用呼吸兴奋剂的过程中，若出现恶心、呕吐、烦躁、颜面潮红、肌肉颤动等现象，提示药物过量，应及时减量或停药。对烦躁不安、夜间失眠病人，禁用麻醉剂，慎用镇静剂，以防止引起呼吸抑制。

6.并发症护理　①纠正酸碱失衡：定期采血行动脉血气分析和血生化检查。②窒息的预防：分泌物较多而咳嗽无力者，翻身时应先吸痰；气管切开者注意正确固定套管，定时清洗内套管。

（五）健康教育

呼吸衰竭纠正后，原发病痊愈或好转，鼓励进行耐寒锻炼和呼吸功能锻炼，积极防治呼吸道感染；避免刺激性气体吸入，劝告戒烟，增进营养，防止劳累。

【模拟试题测试，提升应试能力】

一、名词解释

1.咯血　2.阻塞性肺气肿

3.重症哮喘　4.休克型肺炎

5.原发复合征　6.原发性支气管肺癌

7.上腔静脉阻塞综合征　8.呼吸衰竭

二、填空题

1.协助病人排痰措施有：_____、_____、_____、_____、_____。

2.急性上呼吸道感染根据病因不同，临床表现可有类型：_____、_____、_____、_____。

3.肺气肿病人给氧应予_____、低流量持续给氧，流量_____，每天氧疗时间_____。

4.支气管哮喘发病机制：_____、_____、_____、_____。

5.肺炎按感染来源分类：_____、_____。

6.体位引流每天做_____，每次_____，引流时使病肺处于_____，其引流支气管开口_____。

7.结核菌素试验结果判断：注射后_____测量皮肤硬结的直径，_____为阴性反应（-）；_____为弱阳性反应（+）；_____为阳性反应（++）；_____为强阳性反应（+++）。

8.肺癌按组织学分类有_____、_____、_____、_____。

9.Ⅰ型呼吸衰竭给予_____给氧；Ⅱ

型呼吸衰竭给予_____吸氧。

三、选择题

A₁型题

1.正常情况下胸内压为（　　　）

A.吸气时低于大气压、呼气时高于大气压

B.呼气时等于大气压

C.吸气和呼气时均低于大气压

D.不随呼吸运动变化

E.等于大气压

2.大咯血是指一次咯血量大于（　　　）

A.100ml　　　　B.150ml

C.200ml　　　　D.250ml

E.300ml

3.引起急性上呼吸道感染最多见的病原

体是（　　　）

A.细菌　　　　B.病毒

C.立克次体　　　D.真菌

E.支原体

4.急性上呼吸道感染的临床表现不会有

（　　　）

A.鼻塞，流涕

B.肺部啰音

C.结合膜充血，流泪

D.咽红，扁桃体肿大

E.颌下淋巴结肿痛

5.治疗急性上呼吸道感染主要措施是

（　　　）

A.对症治疗　　　B.一般治疗

C.免疫疗法　　　D.抗生素治疗

E.抗过敏治疗

6.急性支气管炎的主要症状为（　　　）

A.发热　　　　B.食欲减退

C.气促　　　　D.咳嗽

E.胸痛

7.医院获得性肺炎描述正确的是（　　　）

A.入院时存在或处于潜在期

B.多见于健康人

C.常为混合感染

D.肺炎球菌感染最常见

E.病死率低

8.肺炎球菌肺炎的临床特点（　　　）

A.大量脓痰　　　B.红棕色胶冻样痰

C.粉红色泡沫样痰　D.铁锈色痰

E.痰中带血

9.适宜于肺炎伴胸痛病人的体位是

（　　　）

A.健侧卧位　　　B.患侧卧位

C.仰卧位　　　　D.半卧位

E.俯卧位

10.肺炎球菌肺炎高热病人降温不宜采用

（　　　）

A.温水擦身　　　B.乙醇擦浴

C.退热药　　　　D.多饮水

E.大血管区放置冰袋

11.普通型肺炎与休克型肺炎最主要的鉴

别点是（　　　）

A.发热的程度

B.起病缓急

C.白细胞总数的多少

D.血气分析

E.有无周围循环衰竭

12.引起支气管扩张的主要病因是（　　　）

A. 先天性发育缺陷   B. 过敏体质

C. 遗传因素   D. 胸膜粘连牵拉

E. 感染和阻塞

13. 支气管扩张大咯血病人最严重的并发症是（　　）

A. 严重贫血   B. 休克

C. 窒息   D. 发感染

E. 肺不张

14. 肺脓肿治疗时抗生素的疗程是（　　）

A. 1～2 周   B. 2～4 周

C. 4～8 周   D. 8～12 周

E. 12 周以上

15. 结核菌素试验注射后，观察结果的时间为（　　）

A. 6～12 小时   B. 12～24 小时

C. 24～48 小时   D. 48～72 小时

E. 72～96 小时

16. 肺结核诊断最可靠的依据是（　　）

A. 红细胞沉降率   B. 胸部 X 检查

C. 结核菌素试验   D. 痰结核菌试验

E. 血常规

17. 吸入皮质激素的主要副作用是（　　）

A. 精神兴奋症状   B. 水钠潴留

C. 口腔真菌感染   D. 骨质疏松

E. 停药反跳

18. 为防止哮喘病人痰液黏稠不易咳出，应采取（　　）

A. 体位引流   B. 低盐饮食

C. 翻身、拍背   D. 持续吸氧

E. 多饮水

19. 下列哪项提示哮喘病人出现严重的气道阻塞（　　）

A. 两肺弥漫性哮鸣音   B. 端坐呼吸

C. 发绀   D. 哮鸣音不明显

E. 平卧位

20. 诊断 COPD 必须具备的条件是（　　）

A. 慢性支气管炎   B. 广泛性支气管痉挛

C. 慢性肺气肿   D. 可逆性气流受限

E. 不完全可逆性气流受限

21. 慢性支气管炎合并肺气肿时主要的临床表现是（　　）

A. 突然发作呼吸困难

B. 咳粉红色痰

C. 心悸

D. 进行性呼吸困难

E. 咯血

22. 慢性支气管炎最重要的致病因素是（　　）

A. 吸烟   B. 气候因素

C. 大气污染   D. 感染

E. 营养不良

23. 一般不会导致慢性肺心病的肺疾病有（　　）

A. COPD   B. 支气管扩张

C. 支气管哮喘   D. 肺炎球菌肺炎

E. 重症肺结核

24. 慢性肺心病形成肺动脉高压的最重要因素是（　　）

A. 慢支反复发作   B. 缺氧

C.二氧化碳潴留　D.呼吸性酸中毒

E.肺小动脉炎

F.高热量、高蛋白质、高维生素饮食

25.慢性肺源性心脏病的症状加重主要由于（　　）

A.呼吸道感染　　B.过度劳累

C.摄入钠盐过多　D.心律失常

E.停用洋地黄类制剂

26.慢性肺源性心脏病病人右心衰竭时，治疗方法是（　　）

A.用利尿剂降低心脏前负荷

B.用洋地黄药物增加心脏泵功能

C.用血管扩张剂降低右心前后负荷

D.气管插管机械通气

E.治肺为主，治心为辅

27.诊断 ARDS 的必备的检查是（　　）

A.血常规　　　　B.心电图

C.血气分析　　　D.胸片

E.B 超

28.针对 ARDS 病人治疗的最关键措施是（　　）

A.抗感染　　　　B.鼻导管吸氧

C.营养支持　　　D.机械正压通气

E.输液维持有效循环

29.ARDS 的病人给氧护理中，正确的是（　　）

A.高浓度（＞50%）、高流量（4～6L/min）给氧

B.高浓度（＞50%）、低流量（1～2L/min）给氧

C.低浓度（＜35%）、高流量（4～6L/min）

给氧

D.低浓度（＜35%）、低流量（1～2L/min）给氧

E.间断给氧

30.下列哪项不是急性呼吸窘迫综合征的症状体征（　　）

A.原发病起病后 72 小时内发生

B.最早出现的症状多是呼吸增快

C.呈进行性加重的呼吸困难

D.呼吸深快、费力

E.一般氧疗可改善

A₂ 型题

31.病人，男性，15 岁。咳嗽，咳痰，体温38℃，听诊双肺有干性及不固定湿啰音，该病人可能患有（　　）

A.急性上呼吸道感染

B.急性支气管炎

C.大叶性肺炎

D.肺结核

E.支气管肺炎

32.病人，男性，28 岁。因受凉后出现咽干、咽痒，继而打喷嚏、鼻塞、流鼻涕。体检：咽部充血，鼻黏膜充血、水肿。最可能的疾病是（　　）

A.急性气管炎　　B.急性支气管炎

C.肺炎　　　　　D.普通感冒

E.急性咽喉炎

33.病人，女性，21 岁，因肺炎球菌肺炎住院，向护士咨询停用抗生素时间，正确的是（　　）

A.体温降至正常即可停用

B. 咳嗽、咳痰好转

C. 热退后 3 天

D. 白细胞计数正常

E. X 线炎症阴影完全消失

34. 某肺炎球菌肺炎病人病程延长，在抗生素治疗下体温退后复升，白细胞持续上升，应考虑（　　）

A. 抗生素剂量不足　B. 细菌产生耐药性

C. 并发症存在　　　D. 机体抵抗力低下

E. 休克先兆

35. 病人，女性，35 岁，因肺炎球菌肺炎入院。次日体温骤降，伴四肢厥冷、大汗及意识模糊，血压 78/56 mmHg。下列哪项护理措施不妥（　　）

A. 去枕平卧位

B. 热水袋保暖

C. 迅速建立静脉通道

D. 快速滴入低分子右旋糖酐

E. 高流量吸氧

36. 病人，女性，32 岁。观察中毒性肺炎的病情变化，最重要的是（　　）

A. 意识状态　　　B. 体温、热型

C. 血压　　　　　D. 呼吸频率及深度

E. 痰的性状

37. 病人，男性，18 岁，发热、咳嗽 2 天入院，X 线检查示右上肺炎。触诊检查可以发现右上肺（　　）

A. 触觉语颤无异常

B. 触觉语颤减弱

C. 触觉语颤增强

D. 出现摩擦感

E. 发现异常搏动

38. 病人，女性，46 岁。因寒战、高热、咳嗽、胸痛来院就诊。胸透左下肺有云絮状阴影。查痰肺炎球菌（+），该病人血象如何（　　）

A. 单核细胞增多　B. 淋巴细胞增多

C. 嗜酸粒细胞增多　D. 中性粒细胞增多

E. 嗜碱粒细胞增多

39. 病人，男性，25 岁，寒战、高热，右胸痛就诊。查体：面色潮红、呼吸急促、痛苦呻吟，体温 39.2℃以上，以肺炎球菌肺炎收住院。典型热型为（　　）

A. 稽留热　　　　B. 反复热

C. 间歇热　　　　D. 弛张热

E. 回归热

40. 病人，男性，22 岁，淋雨后突然寒战、高热、全身肌肉酸痛、干咳、胸痛。体检：急性病容、口唇微绀、表情淡漠。体温 39.8℃，呼吸 28 次 / 分，血压 100/60mmHg。以肺炎球菌肺炎入院。抗生素治疗首选（　　）

A. 头孢菌素　　　B. 红霉素

C. 青霉素 G　　　D. 阿米卡星

E. 庆大霉素

41. 肺脓肿治疗关键，除了使用抗生素外，还需配合哪项措施（　　）

A. 吸氧　　　　　B. 拍背

C. 胸壁震荡　　　D. 雾化吸入

E. 体位引流

42. 病人，男性，26 岁，因肺脓肿入院，该病最常见的类型是（　　）

A.继发性肺脓肿　　B.吸入性肺脓肿

C.血源性肺脓肿　　D.淋巴转移性肺脓肿

E.直接传播

43.病人，男性，56岁，患支气管扩张症，3天前因上呼吸道感染，出现咳嗽，咳大量黄浓痰，对病人进行口腔护理是为了（　　）

A.去除口臭　　　　B.促进唾液分泌

C.减少感染机会　　D.增进食欲

E.减少痰量

44.病人，男性，68岁，慢性咳嗽、咳黄脓痰10余年。护理措施错误的是（　　）

A.保持室内空气清新、清洁

B.注意口腔护理

C.痰稠不易咳出时应多饮水

D.协助病人翻身

E.痰多、体弱无力咳嗽时施行体位引流

45.病人，男性，38岁，患支气管扩张症，在施行体位引流时，错误的护理是（　　）

A.引流在晚间睡前进行

B.根据病变部位选择体位

C.引流时鼓励病人深呼吸

D.引流时间每次30分钟以上

E.引流完毕给予漱口

46.病人，男性，41岁，患有支气管扩张症，本病咳嗽的特点为（　　）

A.呈阵发性刺激性干咳

B.夜间为甚

C.晨起及晚间躺下时较重

D.咳嗽伴呼气性呼吸困难

E.持续性干咳

47.病人，女性，28岁，自幼患有支气管扩张症，肺部听诊可闻及（　　）

A.局限性哮鸣音

B.两侧肺底湿啰音

C.局限而固定的湿啰音

D.两肺散在干、湿啰音

E.两肺布满湿啰音

48.护理支气管扩张病人最基本的护理措施为（　　）

A.增强体质　　　　B.增进营养

C.保持口腔清洁　　D.促进排痰

E.预防咯血窒息

49.病人，女性，患支气管扩张症。大咯血时突然出现表情恐惧、张口瞪目、两手乱抓等窒息现象，应立即采取的护理措施是（　　）

A.准备抢救用品　　B.使用止咳祛痰剂

C.使用呼吸兴奋剂　D.行气管插管

E.置病人头低脚高位

50.病人，男性，32岁，因拔牙后突然出现寒战、高热，体温39.2℃，伴咳嗽，咳大量脓性痰，乏力，食欲减退。X线胸片提示右肺炎性阴影。血常规：WBC12.5×10^9/L，N0.92。该病人最可能的疾病是（　　）

A.大叶性肺炎　　　B.支气管炎

C.肺脓肿　　　　　D.支气管哮喘

E.呼吸衰竭

51.吸入性肺脓肿病人，经足量、联合抗生素治疗3个月，偶有发热，咳脓痰，胸部X线检查。空洞壁增厚，周围有明显纤维条

索影，进一步治疗宜选（　　）

　　A.更换抗生素＋甲硝唑

　　B.纤维支气管镜下吸脓＋注药

　　C.局部穿刺脓腔内注药

　　D.体位引流

　　E.手术治疗

52.急性肺脓肿病人，经大量青霉素治疗后体温稍有下降，但痰量逐日增多，为脓血痰有臭味，治疗中除加甲硝唑静脉滴注，加强支持疗法外，还应采取下列哪项护理措施（　　）

　　A.体位引流痰液　　B.用氯化铵

　　C.嗅己新　　　　　D.支气管解痉药

　　E.止血药

53.病人，男性，34岁，患有肺结核，因咳嗽、咯血入院。咯血时突然出现胸闷气促、双手乱抓、张口瞪目，该病人可能出现了（　　）

　　A.癫痫发作　　　　B.呼吸衰竭

　　C.心力衰竭　　　　D.窒息

　　E.气胸

54.病人，男性，18岁，因肺结核住院。痰菌检查阳性，可杀灭结核分枝杆菌的条件是（　　）

　　A.60℃水浸泡数分钟

　　B.烈日下暴晒2～7小时

　　C.在阴湿之处10天

　　D.在风大的地方2小时

　　E.在干燥的环境中2小时

55.病人，女性，28岁，患有肺结核入院治疗，突然出现大咯血。应帮助病人取何种体位（　　）

　　A.平卧位头偏向一侧　B.患侧卧位

　　C.健侧卧位　　　　　D.半卧位或端坐位

　　E.俯卧位

56.病人，男性，20岁。诊断为支气管哮喘，近来咳嗽、咳出黏液痰且咳痰不畅，表明需要（　　）

　　A.呼吸锻炼　　　　B.吸氧

　　C.补充液体　　　　D.加强口腔护理

　　E.高蛋白饮食

57.病人，女性，28岁，既往有哮喘病史，此次因受凉出现咳嗽、气喘，予以氧疗，静脉点滴氨茶碱，并雾化吸入沙丁胺醇，30分钟后，病人出现恶心、呕吐，应考虑（　　）

　　A.喘息所致胃内容物反流

　　B.提示病情加重

　　C.氨茶碱药物的副作用

　　D.对氨茶碱的过敏反应

　　E.提示氨茶碱用药量超过安全浓度

58.某哮喘病人，突然出现呼气性呼吸困难，并伴满布两肺的哮鸣音。此时其最佳的体位是（　　）

　　A.平卧位　　　　　B.半卧位

　　C.端坐位　　　　　D.侧卧位

　　E.俯卧位

59.病人，女性，45岁，自幼年始患支气管哮喘。哮喘反复发作最易发生的慢性并发症是（　　）

　　A.慢性支气管炎　　B.肺不张

　　C.肺纤维化　　　　D.气胸

　　E.阻塞性肺气肿

60. 病人，男孩，5 岁，因吸入花粉而致哮喘发作，此时其禁忌使用的药物是（ ）

A. 异丙肾上腺素　　B. 阿托品

C. 氨茶碱　　　　　D. 沙丁胺醇

E. 吗啡

61. 某支气管哮喘病人，每当发作就自用沙丁胺醇喷雾吸入，护士应告诫病人，如用量过大可能会出现（ ）

A. 心动过缓、腹泻

B. 皮疹、发热

C. 血压升高、心动过速

D. 食欲减退、恶心呕吐

E. 肝肾功能异常

62. 病人，男性，12 岁。因哮喘发作来院治疗，护士应告知预防哮喘发作最关键的措施是（ ）

A. 监测病情　　　　B. 避免接触过敏原

C. 避免感染　　　　D. 应用支气管扩张药

E. 坚持服药

63. 病人，男性，12 岁，因哮喘发作来院治疗。支气管哮喘病人居住环境要求，下列哪项是恰当的（ ）

A. 悬挂布料窗帘　　B. 铺垫全毛地毯

C. 使用羽绒枕头　　D. 放置鲜花

E. 饲养小狗

64. 病人，男性，32 岁，因重症哮喘来院治疗，当日傍晚咳嗽后突然出现左侧胸痛、极度呼吸困难、发绀、大汗、左侧肺部哮鸣音消失。考虑发生了（ ）

A. 休克　　　　　　B. 呼吸衰竭

C. 心力衰竭　　　　D. 自发性气胸

E. 肺不张

65. 病人，女性，36 岁。每年春季哮喘发作。昨晚与朋友观看电影，当屏幕出现满园春色时，该女性突然哮喘发作，主要的护理措施是（ ）

A. 使用支气管舒张剂　B. 湿化气道

C. 氧气吸入　　　　D. 心理疏导

E. 卧床休息

66. 刘女士，因支气管哮喘发作入院。现咳痰，痰黏不易咳出。护理措施不妥的是（ ）

A. 取半卧位　　　　B. 帮助翻身拍背

C. 超声雾化吸入　　D. 鼓励多饮水

E. 低流量鼻导管吸氧

67. 病人，男性，58 岁，慢支合并阻塞性肺气肿 10 余年，如何预防疾病反复发作（ ）

A. 加强锻炼　　　　B. 增加营养

C. 避免呼吸道感染　D. 给镇咳剂

E. 给支气管解痉药

68. 病人，男性，52 岁，长年咳嗽，咳痰，呼吸困难，已确诊慢性支气管炎合并慢性阻塞性肺气肿。如何改善呼吸困难，减轻肺气肿（ ）

A. 低浓度吸氧　　　B. 缩唇腹式呼吸

C. 有效咳嗽　　　　D. 气雾疗法

E. 体位排痰

69. 病人，男性，58 岁，慢支合并阻塞性肺气肿 10 余年。缩唇腹式呼吸运动的目的是（ ）

A. 减少气流速度节省体力

B.增加腹肌运动吸气有力

C.减少口腔细菌进入数量

D.避免小气道塌陷,肺泡内气可排出

E.用鼻呼吸减少冷空气刺激

70.病人,女性,76岁,慢性阻塞性肺疾病入院。口唇发绀,端坐位。为何要低浓度吸氧(　　)

A.避免氧中毒

B.刺激颈动脉体使反射维持呼吸

C.避免对气管黏膜刺激

D.高浓度氧能抑制呼吸中枢

E.高浓度氧可使肺泡破裂

71.病人,男性,慢性咳嗽、咳痰20余年,一周来咳黄浓痰,气促不能平卧。为改善缺氧,护士最应做的护理是(　　)

A.加强缩唇腹式呼吸运动

B.增加体育锻炼

C.增加饮食营养

D.绝对卧床休息

E.通畅呼吸道

72.病人,男性,56岁,诊断为慢性肺源性心脏病,血气分析结果示,PaO_2 53mmHg,$PaCO_2$ 61mmHg,其氧疗要求是(　　)

A.持续低流量给氧

B.低流量间断给氧

C.高流量间断给氧

D.高流量持续给氧

E.无特殊要求

73.病人,女性,69岁,诊断为慢性阻塞性肺疾病,经治疗后,病情好转予以出院。出院时,PaO_2 52mmHg,$PaCO_2$ 35mmHg,护理人员在进行健康宣教时,下列哪项符合长期家庭氧疗原则(　　)

A.为防止氧中毒,目前不需要吸氧

B.本着循序渐进的原则进行氧疗

C.一昼夜持续高流量吸氧15小时以上

D.休息时不需吸氧

E.一昼夜持续低流量吸氧15小时以上

74.病人,男性,60岁,慢性咳嗽、咳痰20年,冬春加重,近5年出现气喘。双肺广泛哮鸣音及肺底湿啰音,最可能的诊断是(　　)

A.支气管哮喘

B.支气管扩张

C.阻塞性肺气肿合并感染

D.支气管肺癌

E.喘息性慢性支气管炎

75.病人,男性,70岁。为改善肺功能进行缩唇呼吸训练时,要求蜡烛火焰距离口唇(　　)

A.10～15cm　　　　B.15～20cm

C.20～25cm　　　　D.25～30cm

E.30～35cm

76.病人,女性,54岁,咳嗽,咳少量黏液痰,并发呼吸困难已35年,体检发现双肺散在湿啰音,叩诊过清音,触诊语颤减弱,视诊桶状胸,已确诊为慢性阻塞性肺疾病。为何要饮食高热量(　　)

A.持续咳嗽,严重消耗热量

B.以便体育锻炼

C.避免血压下降

D.避免营养不足

E.增加热量便于用力呼吸

77.病人，男性，49岁，吸烟近30年，慢性咳嗽咳痰10余年。近2年来症状逐渐加重，活动后出现气促，怀疑发展为COPD。为明确诊断，判断是否出现气流受限，最该做的检查是（　　）

A.纤维支气管镜

B.胸部X线或CT检查

C.血气分析

D.痰培养

E.肺功能检查

78.护士指导病人做腹式缩唇呼气训练，示教后让病人自行练习，评估发现需要纠正病人的动作是（　　）

A.取半卧位、膝半屈曲

B.呼吸时缓慢均匀，没用力呼气

C.用鼻吸气，经口呼气

D.呼吸时胸廓保持了最小活动度

E.吸与呼时间比例是（2～3）：1

79.病人，男性，70岁，长期咳嗽，有痰及呼吸困难，确诊为慢支合并慢性肺气肿，近日肺部感染加重，发展成慢性肺心病，右心衰竭。治疗最重要的是（　　）

A.控制肺部感染　　B.给强心剂

C.吸氧　　　　　　D.吸痰

E.加强营养

80.病人，男性，68岁，COPD病史20余年。本病除发展成慢性肺心病外尚可同时引起何病（　　）

A.Ⅰ型呼吸衰竭　　B.Ⅱ型呼吸衰竭

C.肺不张　　　　　D.肺脓肿

E.支气管扩张

81.病人，男性，63岁，COPD病史10年。1周前因受凉出现发热、咳嗽、咳脓痰。1天前出现头痛、神志恍惚、昼睡夜醒等现象。提示病人发生了（　　）

A.重症肺炎　　　　B.呼吸性酸中毒

C.右心衰竭　　　　D.左心衰竭

E.肺性脑病

A₃/A₄型题

（82～84题共用题干）

病人，男性，28岁，打篮球后淋雨，晚上突然寒战、高热，自觉全身肌肉酸，右胸疼痛，深呼吸时加重，咳少量铁锈色痰，病人呈急性面容，口角有疱疹。查体：T39℃，P88次/分，右下肺叩诊呈浊音，闻及支气管呼吸音。实验室检查：WBC18×10⁹/L，N0.90，核左移。

82.该病人最有可能的诊断是（　　）

A.肺炎球菌肺炎　　B.肺脓肿

C.肺结核　　　　　D.克雷伯杆菌肺炎

E.支原体肺炎

83.最具有特征性的体征是（　　）

A.急性面容　　　　B.口角疱疹

C.肺实变体征　　　D.体温升高

E.脉搏88次/分

84.如果病人病情进一步发展，体检：体温37℃，脉搏110次/分，呼吸28次/分，血压80/50mmHg，脸色苍白，口唇发绀，右下肺叩诊稍浊，少量湿啰音，应首先考虑的诊断是（　　）

A.肺炎球菌肺炎　　B.气胸

C. 胸膜炎   D. 肺脓肿

E. 休克型肺炎

（85～87题共用题干）

病人，男性，48岁，幼年时即有慢性咳嗽，痰多，有时咳大量鲜血。近10年经常吸烟，咳痰也加重，每天咳痰约300ml，有恶臭，以"支气管扩张症"住院。胸片提示，病变位于左肺下野外底段。

85. 病人咳脓臭痰，提示感染最可能的病原菌是（ ）

A. 肺炎球菌   B. 化脓菌

C. 葡萄球菌   D. 厌氧菌

E. 铜绿假单胞菌

86. 病人最主要的护理诊断是（ ）

A. 气体交换受阻

B. 活动无耐力

C. 清理呼吸道无效

D. 营养失调：低于机体需要量

E. 有窒息的危险

87. 结合病人的病变部位，体位引流选择的合适体位是（ ）

A. 取坐位或健侧卧位

B. 左侧卧位

C. 右侧卧位

D. 左侧卧位，床脚抬高30～50cm

E. 右侧卧位，床脚抬高30～50cm

（88～91题共用题干）

病人，女性，20岁，突发呼气性呼吸困难，呼气费力，呼气时间延长，两肺布满哮鸣音，端坐体位，既往有类似病史，自述气候变化时发作。

88. 该病人气体交换受损主要与下列哪种因素有关（ ）

A. 呼吸面积减少   B. 呼吸道痉挛

C. 换气功能障碍   D. 痰液黏稠阻塞

E. 肺不张

89. 该病人保持呼吸道通畅的最主要护理措施是（ ）

A. 氧疗   B. 机械通气

C. 支气管扩张剂   D. 机械吸痰

E. 体位引流

90. 如果预防性治疗应选用（ ）

A. 泼尼松   B. 倍氯米松气雾剂

C. 茶碱类   D. 克仑特罗

E. 色甘酸钠

91. 病人进一步表现为发绀明显，端坐呼吸，大汗淋漓，经一般解痉平喘治疗24小时后症状无缓解，判断为（ ）

A. 混合型哮喘   B. 内源性哮喘

C. 右心衰竭   D. 左心衰竭

E. 哮喘持续状态

（92～94题共用题干）

病人，男性，65岁，因慢性支气管炎、肺部感染、呼吸衰竭入院。体检：气促，不能平卧，痰黏呈黄色，不易咳出。测血气分析动脉血氧分压52mmHg，血二氧化碳分压68mmHg。

92. 给其氧疗时氧浓度和氧流量应为（ ）

A. 29%，2L/min   B. 33%，3L/min

C. 37%，4L/min   D. 41%，5L/min

E. 45%，6L/min

93. 确定该病人有无呼吸衰竭，下列哪项最有意义（　　）

A. 动脉血气分析　　B. 发绀

C. 神志变化　　D. 心律失常

E. 呼吸困难

94. 此时禁用的药物是（　　）

A. 利尿剂　　B. 洋地黄

C. 抗生素　　D. 镇静催眠药

E. 盐酸氨溴索

（95、96 题共用题干）

病人，男性，56 岁，咳嗽咳痰 20 余年，近来气促加重，医生建议病人进行居家长期氧疗。护士给予了健康教育。

95. 不符合长期家庭氧疗指征的是（　　）

A. PaO_2 54mmHg　　B. $PaCO_2$ 54mmHg

C. SaO_2 92%　　D. 有肺动脉高压

E. 心力衰竭水肿

96. 在指导其进行氧疗时，不正确的是（　　）

A. 每天吸氧时间超过 15 小时

B. 夜间不间断吸氧

C. 鼻导管给氧

D. 氧疗中监测血气分析

E. 氧疗目标为 SaO_2 达 85% 以上

（97、98 题共用题干）

病人，男性，60 岁，有慢性支气管炎、阻塞性肺气肿病史 10 年，近 3 年来反复双下肢水肿，此次病情加重，口唇发绀，神志恍惚，双下肺闻及干湿啰音，心率 120 次 / 分。

97. 下列哪项与二氧化碳潴留无关（　　）

A. 搏动性头痛　　B. 白天嗜睡

C. 贫血貌　　D. 心率加快

E. 球结膜水肿

98. 判断该病人有无低氧，下列哪项指标最敏感（　　）

A. 肺功能中的 FEVI

B. 动脉血氧含量

C. 动脉血氧分压

D. 静脉血氧分压

E. 动脉血氧饱和度

（99、100 题共用题干）

病人，女性，67 岁，肺心病病史 20 年，此次患肺炎，2 周来咳嗽、咳痰，今晨呼吸困难加重，烦躁不安，神志恍惚。查体：体温 37.4℃，脉搏 110 次 / 分，呼吸 36 次 / 分，节律不整，口唇发绀，两肺底闻及细湿啰音，心（－），腹（－），血压正常。

99. 病人最可能出现了下述哪个并发症（　　）

A. 呼吸衰竭　　B. 上消化道出血

C. 急性脑出血　　D. 肾衰竭

E. 急性心力衰竭

100. 需要体检发现何种体征以确诊心脏病（　　）

A. 双肺底湿啰音　　B. 端坐呼吸

C. 吐大量脓痰　　D. 双下肢水肿

E. P_2 亢进及剑突下心尖冲动

（101 ～ 103 题共用题干）

李先生，62 岁。咳嗽咳痰 10 年，近 2 年来劳动时出现气短，近 2 天感冒后病情加重，咳脓痰且不易咳出。查体：体温 36.7℃，神志清，桶状胸，双肺叩诊过清音，呼吸音低，以慢性支气管炎合并慢性阻塞性肺气肿入院治疗。

101. 病人目前最主要的护理诊断是（　　）

A. 体液过多　　　B. 有感染的危险

C. 清理呼吸道无效　D. 体温过高

E. 自理缺陷

102. 病人目前最主要的治疗措施是（　　）

A. 控制感染

B. 应用镇咳药

C. 给予吸氧

D. 进行缩唇腹式呼吸训练

E. 使用支气管扩张剂

103. 病人应给予的氧疗方式为（　　　）

A. 间歇给氧　　　B. 乙醇湿化给氧

C. 低浓度持续给氧　D. 高压给氧

E. 高浓度持续给氧

（104～106 题共用题干）

王某，男性，58 岁。慢性咳、痰、喘10 年，近年来活动后气急，诊断为慢性支气管炎。

104. 病人有无肺气肿，更准确的判断应做的检查（　　）

A. X 线胸片　　　B. 胸部 CT

C. 心电图　　　　D. 呼吸功能检查

E. 动脉血气分析

105. 该病人护理体检胸廓检查有可能出现（　　　）

A. 扁平胸　　　　B. 胸廓一侧隆起

C. 鸡胸　　　　　D. 桶状胸

E. 胸廓一侧凹陷

106. 针对王先生的护理诊断——气体交换受损，下列哪项措施不妥（　　）

A. 取坐位或半卧位

B. 指导病人正确咳嗽

C. 指导病人缩唇呼吸

D. 指导病人加快呼吸锻炼

E. 指导病人腹式呼吸

（107～109 题共用题干）

某男，28 岁。因外出春游出现咳嗽、咳白黏痰伴喘息 1 天入院。体检：体温 36.5℃，脉搏 90 次 / 分，呼吸 28 次 / 分，血压 120/80mmHg，在肺部可闻及广泛哮鸣音，既往有哮喘史。

107. 该病人哮喘发作最可能的诱因是（　　）

A. 花粉　　　　　B. 尘螨

C. 动物的毛屑　　D. 病毒感染

E. 精神因素

108. 病人进步表现为发绀明显、端坐呼吸、大汗淋漓，24 小时经一般解痉治疗后症状无缓解，判断该病人为（　　）

A. 混合性哮喘　　B. 内源性哮喘

C. 重症哮喘　　　D. 左心衰竭

E. 右心衰竭

109. 对病人的护理中下列哪项正确（　　　）

A. 平卧位　　　　B. 超声雾化吸入

C. 持续高流量吸氧　D. 禁用吗啡

E. 限制水分摄入

（110、111 题共用题干）

王某，男性，20 岁。1 个月前出现胸痛，半个月前胸痛消失并出现呼吸困难。查体：右肺下部叩诊呈浊音，听诊呼吸音消失，胸水中分离出抗酸杆菌，拟诊为结核性胸膜炎。

110.病人遵医嘱服用抗结核药，出现口角发麻、手肢麻木，引起该反应的药是（　　）

　　A.利福平　　　　B.异烟肼

　　C.链霉素　　　　D.吡嗪酰胺

　　E.乙胺丁醇

111.病人在抽液的过程中出现头晕、出汗、面色苍白、心悸、脉细、四肢发凉等症状，可能是出现了（　　）

　　A.休克　　　　　B.肺水肿

　　C.纵隔移动　　　D.胸膜反应

　　E.气胸

（112～114题共用题干）

病人，男性，20岁。长跑后冲凉水浴，当晚发生寒战、高热，右胸痛就诊。查体：面色潮红、呼吸急促、痛苦呻吟，体温39.5℃，以肺炎收住院。

112.病人的面容属于（　　）

　　A.二尖瓣面容　　B.急性面容

　　C.慢性面容　　　D.病危面容

　　E.休克面容

113.病人的热型为（　　）

　　A.回归热　　　　B.反复热

　　C.间歇热　　　　D.弛张热

　　E.稽留热

114.触诊检查可以发现右上肺（　　）

　　A.触诊语颤音消失

　　B.触诊语颤音减弱

　　C.触诊语颤音增强

　　D.出现摩擦音

　　E.发现异常搏动

（115～117题共用题干）

张某，男性，70岁。近日因咳嗽、咳黄脓痰且不易咳出就诊，体温36.8℃，胸部听诊可闻及湿性啰音，X线胸片示右侧肺有絮状阴影，既往慢性支气管炎病史10余年。

115.该病人目前最主要的护理诊断是（　　）

　　A.气体交换受损　　B.清理呼吸道无效

　　C.体温过高　　　　D.营养失调

　　E.体液过多

116.护士对该病人进行护理时，下列措施不妥的是（　　）

　　A.指导病人有效咳嗽

　　B.生理盐水雾化吸入湿化气道

　　C.予以机械吸痰

　　D.督促每日饮水1500ml以上

　　E.咳嗽时给予胸部叩击

117.病人咳嗽时，护士应给予纠正的动作是（　　）

　　A.病人取坐位，两腿上置一枕头顶住腹部

　　B.咳嗽前先做深呼吸数次

　　C.深吸一口气，屏气数秒后再用力咳出

　　D.病人为了省力每次连续轻咳数次

　　E.排痰后用清水漱口

（118、119题共用题干）

病人，女性，53岁。胸闷气急3周，胸片示右侧大量胸腔积液，胸穿抽出血性胸水1000ml。

118. 最可能的病因为（　　）

A. 结核性胸膜炎

B. 癌性胸腔积液

C. 肺炎伴胸腔积液

D. 自发性液气胸

E. 漏出性胸腔积液

119. 为进一步证实病因，最佳的检查方法是（　　）

A. 胸部 CT　　B. 胸部超声波检查

C. 胸水常规检查　　D. 胸水脱落细胞检查

E. 痰细胞学检查

（120～122 题共用题干）

某女，35 岁。咳嗽 1 周，近 2 天咯血数次，每次咯血量不等，最多 1 次达 300ml，体检左侧肺上部呼吸音减弱，病人精神紧张。

120. 该病人目前最主要的护理诊断是（　　）

A. 气体交换受损　　B. 有感染的危险

C. 有窒息的危险　　D. 清理呼吸道无效

E. 体液过多

121. 如果该病人突然出现咯血不畅、表情恐怖、张口瞪目、两手乱抓、大汗淋漓，进而意识突然丧失，护士应首先考虑病人发生了（　　）

A. 休克　　B. 左心衰竭

C. 哮喘　　D. 窒息

E. 呼吸衰竭

122. 护士应首先采取的措施为（　　）

A. 立即给予病人头高足低位

B. 迅速用负压机械吸引吸出血块

C. 判断病人昏迷程度

D. 给予高流量吸氧

E. 开放静脉通路

（123～125 题共用题干）

病人，女性，80 岁。慢性咳嗽咳痰 20 余年，冬季加重。近 5 年活动后气促。1 周前感冒后痰多，气促加剧，近 2 天嗜睡。血白细胞 18.6×10^9/L，中性粒细胞 90%，动脉血气：pH7.29，PaCO$_2$80mmHg，PaO$_2$47mmHg，BE3.5mmol/L。

123. 最可能的诊断是（　　）

A. Ⅰ型呼吸衰竭

B. Ⅱ型呼吸衰竭

C. 急性呼吸窘迫综合征

D. 支气管哮喘急性发作

E. 脑血管意外

124. 酸碱紊乱类型是（　　）

A. 呼吸性碱中毒　　B. 呼吸性酸中毒

C. 代谢性碱中毒　　D. 代谢性酸中毒

E. 呼吸性酸中毒合并代谢性酸中毒

125. 经药物治疗无效，病人自主呼吸停止，应立即给予（　　）

A. 气管切开 + 人工通气

B. 经口气管插管

C. 高浓度吸氧

D. 气管插管 + 人工通气

E. 体外心脏按压

四、病例讨论

万先生，66 岁。咳嗽、咳痰伴气喘 18 年。近两个月来因受风寒，咳嗽加剧，痰呈黄色，不易咳出，夜间烦躁不眠，白昼嗜睡。体检：体温 38.9℃，脉搏 167 次 / 分，呼吸

32 次 / 分，血压 18.0/12.0kPa，答话有时不切题，半卧位，发绀，皮肤温暖，球结膜轻度水肿，颈静脉怒张，桶状胸。呼吸浅而快、肺部叩诊呈过清音，两肺散在哮鸣音，肺底小水泡音，心尖冲动不明显，心率 116 次 / 分，律齐，未闻杂音，肝脾未及，腹水征（－）。实验室检查：血红细胞 5.6×10^{12}/L，血红蛋白 160g/L，白细胞计数 14.5×10^9/L，动脉血氧分压 45mmHg，动脉血二氧化碳分压 75mmHg。

问题：

1. 分析病情进展。

2. 列举护理问题。

3. 简述主要护理措施。

第三章

循环系统疾病病人的护理

【学习内容提炼，涵盖重点考点】

第一节 概 述

一、循环系统的解剖结构和生理功能

（一）心脏

心脏分左心房、左心室、右心房、右心室四个腔室。左心房、左心室之间有二尖瓣，右心房、右心室之间有三尖瓣，左心室与主动脉之间有主动脉瓣，右心室与肺动脉之间有肺动脉瓣。心瓣膜具有防止心房和心室在收缩或舒张时出现血液反流的功能。心脏壁由外向内为心外膜、肌层、心内膜三层，心外膜与心包壁层形成心包腔，腔内含少量浆液起润滑作用。

冠状动脉是营养心脏的血管，有左右两支，围绕在心脏的表面并穿透至心肌内。心脏传导系统包括窦房结、结间束、房室结、希氏束、左右束支及其分支和浦肯野纤维，负责心脏正常冲动的形成和传导。

（二）血管

循环系统的血管分动脉、静脉、毛细血管。动脉主要将血液输送到组织器官；静脉主要将血液送回心脏；毛细血管是血液和组织液进行物质交换的场所。

（三）调节循环系统的神经体液

调节循环系统的神经是交感神经和副交感神经。交感神经兴奋时，心率加快、心肌收缩力加强、外周血管收缩、血管阻力增加、血压升高；副交感神经兴奋时，心率减慢、心肌收缩力减弱、外周血管扩张、血管阻力减小、血压下降。

调节循环系统的体液因素有肾素－血管紧张素－醛固酮系统，对调节钠钾平衡、血容量和血压起重要作用。

二、循环系统疾病常见症状和体征的护理

心源性呼吸困难

（一）概要

心源性呼吸困难是指由于各种心血管疾病引起病人呼吸时自觉空气不足、呼吸费力，并伴有呼吸频率、深度与节律异常。其主要由左心和（或）右心衰竭引起。

（二）护理评估

1. 健康史 最常见的病因是左心衰竭。常因体力活动、精神紧张和感染等诱发。

★2. 身心状况

（1）劳力性呼吸困难：是最早出现，也是最轻的呼吸困难。在体力劳动时出现或加重，休息后缓解或减轻。

（2）夜间阵发性呼吸困难：是心源性呼吸困难最典型的表现，常发生在夜间，病人在夜间睡眠中突感胸闷、气急而憋醒，被迫坐起，有窒息感或惊恐不安，轻者伴咳嗽、咳痰，重者伴气喘、发绀、咳粉红色泡沫痰，两肺布满哮鸣音、湿啰音，又称"心源性哮喘"。

（3）端坐呼吸：病人完全休息亦感气急，不能平卧，迫使其采取坐位或半卧位以减轻呼吸困难。

（三）护理诊断及合作性问题

1. 气体交换受损　与肺淤血、肺水肿或伴肺部感染有关。

2. 活动无耐力　与组织供氧不足有关。

★（四）护理措施

1. 保持室内空气新鲜，协助其咳嗽、排痰。

2. 根据病情抬高床头或取半卧位、端坐位。

3. 按医嘱给氧，氧流量一般为 2～4L/min。急性左心衰竭病人应高流量（4～6L/min）鼻导管给氧或以面罩加压给氧。

4. 按医嘱给予强心、利尿、扩血管、平喘等药物，静脉输液时要严格控制滴速，一般为 20～30 滴/分，防止诱发肺水肿。

心源性水肿

（一）概要

心源性水肿是指由于心功能不全引起体循环静脉淤血，使机体组织间隙有过多的液体积聚而出现肿胀。

（二）护理评估

1. 健康史　最常见的病因是各种心脏病引起的右心衰竭或全心衰竭。钠、水摄入过多是常见的诱因。

★2. 身心状况

（1）心源性水肿的特征：发展缓慢，首先出现于身体下垂部位，严重时可发生全身性水肿。活动后出现或加重，休息后减轻或消失。水肿呈对称性、凹陷性。

（2）伴随状况：伴有乏力、腹胀、食欲不振、恶心、呕吐、便秘、腹泻、呼吸困难、发绀、黄疸、尿量减少、体重增加及肢体运动障碍等。

3. 实验室及其他检查　有低蛋白血症及电解质紊乱等。

（三）护理诊断及合作性问题

1. 体液过多 与体循环淤血及钠水潴留有关。

2. 有皮肤完整性受损的危险 与水肿部位血液循环变慢，或躯体活动受限有关。

★（四）护理措施

1. 卧床休息，伴胸水或腹水宜取半卧位，抬高下肢，以利静脉回流，消除水肿。给予低钠、高蛋白、易消化、少产气的饮食。严重水肿且利尿剂疗效不佳时，每日进液量控制在前 1 日尿量加 500ml 左右。

2. 保持皮肤黏膜清洁卫生，防止感染、褥疮和外伤。

3. 记录 24 小时出入液体量，定期检测血清电解质。

4. 遵医嘱使用强心剂、利尿剂、血清蛋白，观察记录疗效和不良反应。

心　悸

（一）概要

心悸是一种自觉心跳或心慌，并伴有心前区不适感。

（二）护理评估

1. 健康史 各种原因引起的期前收缩、心动过速、心动过缓、心房扑动、心房颤动等都可引起心悸（心律失常最常见的表现是心悸）。健康人剧烈活动、精神紧张、饮酒或使用某些药物时，也可出现心悸。

★2. 身心状况

（1）心悸的特点：严重程度不一定与病情成正比，心悸本身无危险性，但严重的心律失常可能发生晕厥或猝死。

（2）伴随症状：可伴有胸痛、呼吸困难、黑矇、晕厥、抽搐等症状。

3. 实验室及其他检查 心电图、动态心电图检查确定有无心律失常及其严重程度。

（三）护理诊断及合作性问题

焦虑：与心前区不适有关。

★（四）护理措施

1.卧床休息，取半卧位，避免左侧卧位。

2.向病人解释心悸的原因，减轻紧张和焦虑情绪。少量多餐，避免过饱及刺激性食物，戒烟，禁饮浓茶、酒和咖啡，以免诱发心悸。

3.密切观察心率和心律的变化。

4.按医嘱应用抗心律失常药物，观察疗效和不良反应。做好起搏、电复律、消融术等治疗的术前和术后护理。

心前区疼痛

（一）概要

心前区疼痛是各种理化因素刺激支配心脏、主动脉或肋间神经的感觉纤维引起的心前区或胸骨后疼痛。

（二）护理评估

1.健康史　最常见的病因是冠心病、心绞痛、急性心肌梗死。体力活动、情绪激动常为发作诱因。

★2.身心状况

（1）心前区疼痛的特点：典型疼痛位于胸骨后或心前区，呈压榨样剧痛伴窒息感。心绞痛常有活动或情绪激动等诱发因素。休息或舌下含用硝酸甘油可缓解。急性心肌梗死引起的疼痛较心绞痛严重，多无明显诱因，且经休息或含用硝酸甘油不能缓解。

（2）伴随症状：可有心悸、胸闷、呼吸困难、晕厥、休克、低热、乏力、失眠、多梦等表现。

3.实验室检查及其他检查　心电图、超声心动图、胸部X线等检查，可协助判断心前区疼痛的原因。

（三）护理诊断及合作性问题

疼痛：胸痛　与冠状动脉供血不足导致心肌缺血、缺氧，或炎症累及心包有关。

★（四）护理措施

1. 调整病人的情绪、注重心理护理。
2. 减轻疼痛，预防复发。

心源性晕厥

（一）概要

心源性晕厥是指心脏疾病引起的心排血量骤减或中断，使脑组织一时性缺血、缺氧而导致的突发短暂意识丧失，又称阿-斯综合征。

（二）护理评估

1. 健康史　多因病态窦房结综合征、完全性房室传导阻滞、阵发性室性心动过速等心律失常引起。
★2. 身心状况
（1）心源性晕厥的特点：在活动或用力时发生短暂意识丧失或伴有抽搐，一般在 1～2 分钟内恢复，部分病人发作前可有心悸、乏力、出汗、头昏、黑矇等先兆症状，严重可猝死。
（2）伴随症状：可伴有发绀、呼吸困难、心律不齐、血压下降等。
3. 实验室及其他检查　心电图、动态心电图、超声心动图等检查，有助于病因诊断。

（三）护理诊断及合作性问题

有受伤的危险：与晕厥时意识丧失有关。

★（四）护理措施

1. 发作时安置病人平卧于空气流通处，头低位，改善脑供血，促使病人苏醒。

2.按医嘱给予抗心律失常药物。

3.配合医生做好心脏起搏、电复律、消融术及主动脉瓣狭窄等治疗的术前准备和术后护理。

（五）健康教育

嘱病人避免剧烈活动、情绪激动，以免诱发晕厥和发生意外。告知病人如有头昏、黑矇等晕厥先兆时，应立即下蹲或平卧，以免摔伤。

第二节 心力衰竭病人的护理

慢性心力衰竭病人的护理

（一）概要

心力衰竭是指心肌收缩力下降使心排血量不能满足机体代谢的需要，器官、组织血液灌注不足，出现肺循环和（或）体循环淤血表现的临床综合征。

（二）护理评估

★1.健康史

（1）基本病因：①原发性心肌损害；②心脏负荷过重，包括心脏容量负荷和压力负荷过重。

（2）诱因：①感染：呼吸道感染是最常见、最主要的诱因。②心律失常：特别是心房颤动。③血容量增加：如钠盐摄入过多，输液或输血过快、过多。④身心过劳。⑤其他：药物使用不当，如洋地黄用量不足或过量；合并甲亢、贫血等。

★2.身心状况

（1）左心衰竭：以肺循环淤血及心排血量降低表现为主。①最常见的症状是劳力性呼吸困难、夜间阵发性呼吸困难、端坐呼吸等不同程度的心源性呼吸困难；②咳嗽、咳痰和咯血、发绀，发生急性肺水肿时咳粉红色泡沫样痰，是肺泡和支气管黏膜淤血所致；③疲乏、头晕、心悸；④少尿及肾功能损害症状；⑤体征：两肺底湿性啰音、心脏扩大、心尖部舒张期奔马律、肺动脉瓣区第二心音亢进等。交替脉是左心衰竭的特征性体征。

（2）右心衰竭：以体循环静脉淤血表现为主。①消化道症状：为右心衰竭时最常见的症状；②心源性水肿：特征为首先出现在身体最低垂部位，为对称性、凹陷性水肿；③体征：颈静脉征或颈静脉怒张是右心衰竭的主要体征，肝颈静脉回流征阳性则更具特征性。

（3）全心衰竭：左心衰竭严重时可引起右心衰竭而导致全心衰竭。

（4）并发症：呼吸道感染、下肢静脉血栓形成或动脉栓塞等。

（5）心功能分级：根据病人的自觉活动能力心功能分为4级。①心功能Ⅰ级：病人活动量不受限制，一般活动不引起疲乏、心悸、呼吸困难或心绞痛等症状；②心功能Ⅱ级：病人体力活动轻度受限，休息时无自觉症状，一般活动可出现上述症状，休息后很快缓解；③心功能Ⅲ级：病人体力活动明显受限，休息时尚无症状，稍事活动即可出现上述症状，休息较长时间后症状方可缓解；④心功能Ⅳ级：病人不能从事任何体力活动，休息时也出现心悸、呼吸困难。

3.实验室及其他检查

（1）X线检查：可检测心影大小、外形，为心脏病病因诊断和左心衰竭提供重要依据。

（2）超声心动图：可准确提供心腔大小变化及瓣膜情况，估计心脏功能。

（3）心-肺吸氧运动试验：在运动状态下测定病人对运动的耐受量，可测定心脏的功能状态。

（4）放射性核素检查：有助于判断心室腔的大小及心脏舒张功能。

（三）护理诊断及合作性问题

1.气体交换受损　与左心衰竭致肺循环淤血有关。

2.体液过多　与右心衰竭致体循环淤血、水钠潴留、低蛋白血症有关。

3.活动无耐力　与心排血量下降有关。

4.潜在并发症　洋地黄中毒。

★（四）护理措施

1. 一般护理

（1）休息与活动：根据病人心功能分级决定活动量，尽量保证病人体力和精神休息，以减轻心脏负荷。一般心功能Ⅰ级：不限制一般的体力活动，但避免剧烈运动和重体力劳动；心功能Ⅱ级：可适当进行轻体力工作和家务劳动；心功能Ⅲ级：日常生活可以自理或在他人协助下自理，严格限制一般的体力活动；心功能Ⅳ级：绝对卧床休息。

（2）饮食护理：低盐饮食，少食多餐。食盐一般限制在 5g/d 以下，心功能Ⅲ级者 2.5g/d 以下，心功能Ⅳ级者 1g/d 以下。

（3）保持大便通畅：用力排便可增加心脏负荷。随时观察脉率、心率等以防意外。

（4）吸氧：根据病人缺氧程度调节氧流量，一般为 2～4L/min。同时观察病人呼吸频率、节律、深度的改变。

2. 病情观察　密切观察病人呼吸困难有无减轻，给氧后呼吸有无改善，水肿变化情况，控制输液量及速度，滴速以 20～30 滴 / 分为宜，防止输液过多、过快。

3. 用药护理

（1）利尿剂：是治疗心力衰竭最常用的药物。可减少血容量以减轻心脏前负荷，同时能消除或减轻水肿。包括：①排钾利尿剂：如氢氯噻嗪、呋塞米等，低血钾是此类利尿剂的主要副作用；②保钾利尿剂：如氨苯蝶啶、螺内脂等，常与排钾利尿剂合用，增加利尿，减少排钾。

（2）肾素－血管紧张素－醛固酮系统抑制剂：血管紧张素转换酶抑制剂（ACEI）是目前治疗和改善慢性心力衰竭预后的首选用药，是治疗心力衰竭的基石。其可扩张血管，减轻心脏负担；更重要的是可以改善和延缓心肌重塑，维护心肌功能，延缓心力衰竭进展。常用药物有卡托普利等。

（3）洋地黄类药物：为治疗心力衰竭最主要的正性肌力药物。①适应证：心力衰竭；对室上性心动过速、心房颤动、心房扑动伴快速心室率等有治疗作用。②禁忌证：Ⅱ度以上房室传导阻滞、单纯重度二尖瓣狭窄、主动脉瓣狭窄、肥厚性梗阻型心脏病伴流出道梗阻、预激综合征等。③洋地黄中毒反应：胃肠道反应，恶心、呕吐、纳差等；神经系统症状，头痛、嗜睡；

视觉异常，可出现黄视、绿视、红视或视物模糊、闪光等；心脏方面的表现，常呈二联律、三联律或呈多源性室性期前收缩多见，阵发性房性心动过速伴有房室传导阻滞等。④洋地黄中毒处理：停用洋地黄类药物和排钾利尿剂；补充钾盐；纠正心律失常；对缓慢型心律失常可使用阿托品，但不能补充钾盐；高度房室传导阻滞伴有阿－斯综合征者，应安置临时按需型起搏器。

（4）血管扩张剂：①扩张静脉为主：可降低前负荷，如硝酸甘油；②扩张动脉为主：可降低后负荷，如酚妥拉明；③同时扩张动、静脉：可同时降低前、后负荷，如硝普钠。

（五）健康教育

向病人及家属讲解慢性心力衰竭的病因、诱因。避免感冒；限制钠盐，食盐不超过 5g/d。合理安排活动与休息。教会病人自我用药监测，若脉率＜60 次 / 分，或有厌食、恶心、呕吐，为洋地黄中毒，应停服并就诊。服用血管扩张剂者，改变体位时动作不宜过快，以防止发生直立性低血压。

急性心力衰竭病人的护理

（一）概要

急性心力衰竭临床上以急性左心衰竭较常见，主要表现为急性肺水肿，严重者伴有心源性休克或心搏骤停。

（二）护理评估

1.健康史　原发病因如急性广泛前壁心肌梗死、急性心肌炎、严重瓣膜狭窄、高血压危象等。诱因为急性感染、过度疲劳、严重心律失常、静脉输液过多过快等。

*2.身心状况　病人突感严重的呼吸困难、呼吸频率可达30～40次 / 分，强迫坐位，伴极度的烦躁不安、有窒息感、大汗淋漓，同时频繁咳嗽，咳出大量的粉红色的泡沫痰。体检两肺满布湿性啰音和哮鸣音，心前区舒张期奔马律，严重时可出现心源性休克。

（三）护理诊断及合作性问题

1. 气体交换受损　与急性肺水肿影响气体交换有关。

2. 恐惧　与突发的病情加重及抢救时的紧张气氛有关。

★（四）护理措施

1. 一般护理

（1）立即协助病人采取坐位、双腿下垂，以利减少静脉回心血量。

（2）给予高流量（6～8L/min）吸氧，氧气经过乙醇（30%～50%）湿化，降低肺泡内泡沫的表面张力，使泡沫破裂，改善肺通气。

（3）协助病人咳嗽、咳痰，以保持呼吸道通畅。

2. 病情观察　严密观察病人呼吸频率、深度、意识、精神状态、皮肤颜色、温度和血压变化。

3. 用药护理

（1）使用洋地黄制剂时，要稀释，推注速度缓慢，同时观察药物毒性反应及心电图的变化，使用吗啡时应观察呼吸、心率。

（2）静脉注射呋塞米，快速利尿，严格记录出入量。

（3）急性心肌梗死 24 小时内一般不宜静脉使用毛花苷丙。

（4）血管扩张剂，使用过程中须及时监测给药的速度和血压变化。硝普钠须现配现用，避光，连续使用不得超过 24 小时。

（5）严格控制输液速度和量，以免进一步加重心脏负担。

（五）健康教育

向病人及家属介绍急性心力衰竭的诱因；指导病人在静脉输液前主动告诉护士自己有心脏病史，以便护士输液时控制输液量和速度；定期复查，如出现频繁咳嗽、气急、咳粉红色泡沫痰时应立即取端坐位并由他人护送就诊。

第三节　心律失常病人的护理

（一）概要

心律失常是指由于各种原因引起的心脏冲动频率、节律、起源部位、传

导速度与激动次序的异常。常见临床类型有以下 6 类:

1. 窦性心律失常

（1）窦性心动过速：成人窦性心率的频率超过 100 次 / 分时，称为窦性心动过速。

1）病因：病理状态如发热、甲亢、休克、心肌病变、心力衰竭等常会发生。吸烟、喝浓茶及咖啡、饮酒、体力活动、情绪激动时也可出现。

★2）心电图特征：窦性 P 波，P-R 间期 ≥ 0.12 秒，P-P 间期 < 0.6 秒，即 P 波频率 > 100 次 / 分。

3）治疗原则：一般无需处理，仅对原发病进行相应的治疗。必要时可用 β 受体阻滞剂，如普萘洛尔，可减慢心率。

（2）窦性心动过缓：成人窦性心率的频率低于 60 次 / 分时，称为窦性心动过缓。

1）病因：病理情况下见于颅内高压、阻塞性黄疸、洋地黄过量等药物作用。

2）心电图特征：窦性 P 波，P-P 间期 > 1.0 秒，即 P 波频率 < 60 次 / 分。

3）治疗原则：通常无需处理，如出现症状时可使用阿托品、异丙肾上腺素、麻黄碱等，严重时可考虑心脏起搏治疗。

（3）病态窦房结综合征：简称病窦综合征，是由于窦房结和（或）其周围组织的器质性病变导致功能障碍，从而产生各种心律失常的临床综合征。

1）病因：常见于冠心病、风湿性心脏瓣膜病、心肌炎、心肌病、外科创伤等，部分为家族性，也可为迷走神经张力增高或药物影响所致。

2）临床表现：脑供血不足的表现，严重者可出现阿 - 斯综合征。

★3）心电图特征：非药物引起的持续而严重的窦缓（< 50 次 / 分），窦停，窦房阻滞，房室阻滞，快 - 慢综合征（伴房扑、房颤或房速）。

4）治疗原则：有症状，尤其是有晕厥史者，应选择起搏治疗。

★2. 期前收缩（简称早搏） 是指异位起搏点在窦性心搏之前提早发出冲动使心脏提前搏动，是临床上最常见的心律失常。每分钟超过 5 次者，称为频发性；否则称为偶发性期前收缩；每隔 1、2、3…个窦性搏动后出现 1 次期前收缩者，分别称为二联律、三联律、四联律……

（1）病因：各种器质性心脏病均可引起期前收缩。健康人在过度劳累、情绪激动、大量吸烟和饮酒、饮浓茶、进食咖啡因等后也可发生。

（2）心电图特征：房性期前收缩为提前发生的 P′ 波，其形态与窦性 P 波略有差别，P′-R 间期 ≥ 0.12 秒，P′ 波后有一个相关的正常形态的 QRS 波群，不完全代偿。室性期前收缩为提前发生的 QRS 波群，其前无相关的 P 波，QRS 波群宽大畸形，时间 > 0.12 秒。其后的 T 波常与 QRS 波群主波方向相反，完全性代偿间歇。

（3）治疗原则：房性期前收缩可选用维拉帕米、β 受体阻滞剂等药物。室性期前收缩可选用利多卡因、美西律、胺碘酮等。对于频发的、多源的、成对的室性期前收缩首选利多卡因。

3. 阵发性心动过速　是指 3 个或 3 个以上连续发生的过早搏动。根据异位起搏点的不同，可分为房性、房室交界性和室性阵发性心动过速，前两者统称为室上性心动过速。

＊（1）病因：室上性心动过速较多见于无器质性心脏病病人，也可见于各种心脏病。室性心动过速多见于器质性心脏病，最常见于冠心病急性心肌梗死。

（2）心电图特征：室上性心动过速为 3 个或 3 个以上房性或房室交界性期前收缩连续出现，频率为 150～250 次 / 分，P 波常不易辨认，S-T 段压低，T 波倒置。室性心动过速为 3 个或 3 个以上室性期前收缩连续出现，心室率 100～250 次 / 分，节律规则，QRS 波群宽大畸形，时间 ≥ 0.12 秒，T 波方向与 QRS 主波方向相反，偶见心室夺获或室性融合波。

＊（3）治疗原则：室上性心动过速发作时间短暂，可自行停止，不需特殊治疗。对持续发作几分钟以上或原有心脏病病人，首选刺激迷走神经的方法治疗，如刺激咽部引起呕吐反射、屏气、按压颈动脉窦等。上述方法无效，可选用药物治疗，首选腺苷。室性心动过速发作时首选利多卡因静脉注射，发作控制后继续用利多卡因持续静脉滴注以防复发，也可选用普罗帕酮或胺碘酮，药物无效时，立即行同步直流电复律。

4. 心房颤动　是由心房内多个异位节律点各自以不同的速率发放冲动所引起。根据发作的久暂可分为阵发性和持续性；根据心率的快慢分为快速性和缓慢性。

（1）病因：常发生于器质性心脏病病人，如风湿性心瓣膜病、冠心病、高血压性心脏病、甲亢等。

＊（2）心电图特征：P 波消失，代之以大小不同、形态各异、间隔不齐

的 f 波，频率 350～600 次 / 分，QRS 波群形态多为正常，QRS 波群间距极不规则。

（3）治疗原则：除针对病因及诱因外，根据病情可以选用洋地黄制剂、β 受体阻滞剂，减慢心率，或以胺碘酮等恢复窦性心率。必要时可施行消融术，同时安置心脏起搏器。

5. 心室扑动与颤动　简称室扑与室颤，是致命性心律失常，严重影响排血功能，为临终前的表现。

★（1）病因：常见于急性心肌梗死、心肌病、严重低血钾及胺碘酮、奎尼丁等药物中毒。心室颤动往往也是心肌梗死短时间（通常入院 24 小时）导致死亡的最常见原因。

★（2）心电图特征：心室扑动心电图为 QRS 波群和基线消失，出现连续、规则的扑动波，呈正弦型，频率 150～300 次 / 分。心室颤动心电图为 QRS 波群和基线消失，代之以连续、极不规则、高低不等的颤动波，颤动波频率 150～300 次 / 分。

★（3）治疗原则：室颤一旦发生，应立即行直流非同步电复律，并配合心脏按压、人工呼吸等心肺复苏术。

6. 房室传导阻滞　为窦性冲动在房室传导过程中被异常地延迟或阻滞。按阻滞程度可分为三度，即一度房室传导阻滞、二度（又分Ⅰ型和Ⅱ型）房室传导阻滞、三度房室传导阻滞。

（1）病因：常由各种器质性心脏病、洋地黄等药物中毒及迷走神经张力增高所引起。

（2）心电图特征

1）一度房室传导阻滞：P-R 间期 ≥ 0.20 秒（成人），无 QRS 波群脱落。

2）二度房室传导阻滞：Ⅰ型（文氏现象、莫氏Ⅰ型）心电图为 P-R 间期逐渐延长，直至发生一个 P 波未下传至心室，如此周期性重复；Ⅱ型（莫氏Ⅱ型）心电图为 P-R 间期固定不变，周期性出现 P 波未下传，QRS 波群脱落现象。

3）三度房室传导阻滞：P 波与 QRS 波群完全失去固定关系，P-P 间期固定，R-R 间期固定，心房率大于心室率，心室率在 20～40 次 / 分。

（3）治疗原则：一度与二度Ⅰ型房室传导阻滞预后好，无需特殊处理。二度Ⅱ型与三度房室传导阻滞，心室率过慢者可用阿托品、异丙肾上腺素等药物治疗。必要时安置临时或永久性心脏起搏器。

（二）护理评估

1. 健康史　常见致病因素有各种器质性心脏病、药物和电解质影响、心脏外因素及迷走神经张力增高等。

*2. 身心状况　心律失常的主要症状有心悸、乏力、胸闷。较重的心律失常可发生头晕、眼花、胸痛、呼吸困难、晕厥。严重的心律失常尤其是心室颤动，可迅速发生意识丧失、抽搐、心脏停搏、呼吸停止，甚至猝死。三度房室传导阻滞是最容易发生猝死的心律失常。

3. 实验室及其他检查　心电图检查是确诊心律失常的主要依据。

（三）护理诊断及合作性问题

1. 活动无耐力　与心律失常导致心排血量减少有关。

2. 焦虑　与严重心律失常致心跳不规则、心律失常反复发作和疗效不佳、缺乏心律失常的相关知识有关。

3. 潜在并发症　晕厥、心绞痛、脑梗死、猝死。

*（四）护理措施

1. 一般护理　有器质性心脏病者，心律失常发作时应卧床休息，避免左侧卧位。对伴有气促发绀者应给氧，氧流量为 2～4L/min。给予低盐、低脂、清淡、多纤维素饮食，少量多餐，保持大便通畅，避免因便秘诱发心律失常。

2. 病情观察　密切观察脉搏、呼吸、血压、心率、心律及神志、面色等变化。严重心律 RonT 失常病人应实行心电监护，注意有无引起猝死的危险征兆和随时有猝死危险的心律失常。

*3. 治疗配合

（1）室上性阵发性心动过速可先试用刺激迷走神经的方法终止发作：做 Valsava 动作、颈动脉窦按摩、压迫眼球。

（2）心室扑动与颤动施行非同步直流电复律。

（五）健康教育

治疗原发疾病，避免诱因。无器质性心脏病者应积极参加体育锻炼，调整自主神经功能；器质性心脏病者可根据心功能情况适当活动。按医嘱继续服用抗心律失常药物。教会病人及家属检查脉搏和心率的方法，每天至少1次，每次至少1分钟。禁忌饱食、刺激性饮料、吸烟、酗酒，因可诱发心律失常，宜选择低脂、易消化、清淡、富营养饮食，少量多餐。定期门诊复查，便于医生调整药物。

第四节　原发性高血压病人的护理

（一）概要

原发性高血压是指病因不明，以体循环动脉压增高为主要表现的临床综合征，常伴有心、脑、肾和视网膜等器官改变的全身性疾病，是最常见的心血管疾病，又称高血压病。目前，我国采用国际上统一标准，即收缩压≥140mmHg和（或）舒张压≥90mmHg即诊断为高血压。

（二）护理评估

1. 健康史　询问病人第一次发现血压升高的年龄；父母是否有高血压病史；是否有肾病、心脏病、高血脂、糖尿病史；是否服用避孕药；最近有无呼吸困难、疲倦、夜尿、下肢水肿等现象；饮食嗜好（如高盐、高胆固醇、动物性脂肪等）；体重超重；抽烟和饮酒史；工作职业、性质及情绪紧张等。

*2. 身心状况

（1）一般表现：早期多无症状，或有头昏、眩晕、疲乏、耳鸣、眼花等症状。体检时可听到主动脉瓣听诊区第二心音亢进、收缩期喀嚓音。

（2）并发症：①心：高血压心脏病、冠心病、心力衰竭、心律失常；②脑：脑血栓、脑出血、高血压脑病；③肾：肾硬化、肾衰竭。

（3）特殊类型：高血压急症是指在短期（数小时至数日）内血压急剧增高，并伴有心、脑、肾等损害的危急状态。

1）恶性高血压：发病急骤，多见于中青年，血压显著升高，舒张压≥130mmHg，有头痛、乏力、视力减退、眼底出血、渗出、视神经乳头水肿，可在短期内出现心、脑、肾的严重损害，死亡原因是肾衰竭。

2）高血压危象：以收缩压升高为主，出现剧烈头痛、烦躁、气急、胸闷、视物模糊等，并伴有交感神经功能亢进状，甚至有心绞痛、肺水肿等。

3）高血压脑病：表现为血压持续升高，常超过 200/120mmHg，剧烈头痛、恶心、呕吐、眩晕、抽搐、视物模糊、意识障碍，直至昏迷。

4）老年人高血压：指年龄超过 60 岁达高血压诊断标准。

3.实验室及其他检查

（1）心电图：可见左心室肥大、劳损。

（2）X 线检查：主动脉迂曲延长、左心室增大。

（3）动态血压监测：记录 24 小时动态血压能较敏感、客观地反映实际血压的水平。

（三）护理诊断及合作性问题

1.疼痛：头痛　与血压升高及颅内压升高有关。

2.焦虑　与血压高使日常生活受影响及治疗效果不理想有关。

3.有受伤的危险　与血压过高或降压过度有关。

4.潜在并发症　心力衰竭、脑出血、肾衰竭。

＊（四）护理措施

1.一般护理

（1）减轻压力，保持身心平稳。针对病人的性格特征和社会心理问题进行心理疏导，消除紧张和压抑的情绪。

（2）选用太极拳、体操、慢跑等适当运动。但中、重度高血压病人须避免竞争性体育项目。

（3）饮食护理原则为低盐（食盐量控制在 6g/d 左右）、低热量、低脂肪、高钾、高维生素的食物。

（4）保持大便通畅。

（5）除去促使血管痉挛的因素：冬天外出注意保暖；洗澡时水温不宜太高；禁烟戒酒。

2.病情观察　观察血压和症状变化，如测出血压过高、过低或上升、下降幅度较大时，应向医生汇报。注意观察有无心、脑、肾等靶器官受损的征象。

3.用药护理　遵循四个原则，即从小剂量开始，优先选择长效制剂，联合用药，个体化治疗。

（1）利尿剂：最常用有噻嗪类，尤其适用于老年人收缩期高血压及心力衰竭伴高血压的治疗。糖尿病及血脂代谢紊乱者慎用，痛风病人忌用。保钾利尿剂可致高血钾，不宜与血管紧张素转换酶抑制剂合用，肾功能不全者禁用。使用不当可出现血容量不足，低钠、低钾和低氯血症及代谢性碱中毒等。

（2）β受体阻滞剂：适用于轻、中度高血压尤其是心率较快的中青年或合并有心绞痛、心肌梗死后的高血压病人。对有房室传导阻滞、支气管哮喘、慢性肺部疾病及周围血管病者禁用。

（3）钙通道阻滞剂：适用各种程度的高血压病人，尤其适用于老年人收缩期高血压或合并稳定型心绞痛时。其副作用有头痛、脸红、心动过速、下肢水肿等。

（4）血管紧张素转换酶抑制剂（ACEI）：对各种程度的高血压均有一定的降压作用，对伴有心力衰竭、左室肥大、心肌梗死、糖耐量减低或糖尿病肾病蛋白尿等合并症病人尤为适应。其副作用为白细胞减少、蛋白尿、皮疹，部分病人可有刺激性干咳，但停药后可消失。

（5）α受体阻滞剂：主要通过扩张外周血管而降低血压。

（6）血管紧张素Ⅱ受体阻滞剂：适应证与血管紧张转换酶抑制剂相同，降压作用平稳，可与大多数降压药合用。并以不引起干咳为其特点。

4.高血压急症的护理

（1）绝对卧床休息，抬高床头，避免一切不良刺激和不必要的活动，协助生活护理。

（2）保持呼吸道通畅，吸氧4～5L/min。

（3）迅速建立静脉通道，遵医嘱使用降压药，一般首选硝普钠，需现配现用、避光静脉滴注。

（4）脑水肿需用甘露醇时，滴速要快，并防止外渗。

（5）严密观察病情变化。

（6）对躁动病人进行护理约束，防止坠床。

（五）健康教育

1.饮食护理　低盐、低脂、少量多餐，避免过饱及刺激性食物。适当控制总热量，多食蔬菜、水果、高纤维素食物，限烟酒，预防便秘。

2.控制体重　肥胖者血容量增加是高血压的危险因素，应减少每天摄入热量。

3.指导病人坚持服药　高血压病需长期治疗，必须遵医嘱服药，不可随意增减或停服药物，以控制血压，减少并发症。注意药物不良反应，学会自我观察及护理。

4.避免各种诱发因素　情绪激动、紧张、身心过劳、精神创伤等可使颅内压增高，发生脑出血，应控制情绪。注意保暖；保持大便通畅，避免剧烈运动和用力咳嗽等，避免噪声刺激及过度紧张工作。

5.定期随访血压　教会病人家属测量血压的方法，病情变化时立即就医。

第五节　冠状动脉粥样硬化性心脏病病人的护理

冠状动脉粥样硬化性心脏病是指冠状动脉粥样硬化后使动脉管腔狭窄或阻塞，导致心肌缺血、缺氧甚至坏死而引起的心脏病。与冠状动脉痉挛一起，统称冠状动脉性心脏病，简称冠心病。多发生在40岁以后，男性多于女性，以脑力劳动者为多。死亡率占心脏病死亡人数的50%～70%。本病可分为5种类型：①无症状型冠心病；②心绞痛型冠心病；③心肌梗死型冠心病；④缺血性心肌病型冠心病；⑤猝死型冠心病。

心绞痛病人的护理

（一）概要

心绞痛是冠状动脉供血不足，心肌急剧、暂时的缺血与缺氧所引起的临床综合征。本病多见于40岁以上男性，大多数能生存很多年，但有发生心肌梗死和猝死的危险，以不稳定性心绞痛更易发生。

（二）护理评估

1.健康史　病因为冠状动脉粥样硬化所致冠状动脉狭窄，对心肌供血减少。心肌在缺血、缺氧的情况下产生代谢产物，刺激心脏内的传入神经末梢而产生疼痛。常见诱因有劳累、情绪激动、饱餐、受寒、阴雨天气、急性循环衰竭等。

★2.身心状况

（1）部位：多位于胸骨体中上段后方，可波及心前区，范围有手掌大小，常放射至左肩、左臂或颈、咽、下颌部。

（2）性质：为压迫感、紧缩感、无锐痛或刺痛，病人常不自觉地停止原来的活动，出现强迫停立位或身体下蹲。

（3）诱因：主要有体力活动、情绪激动、饱餐、受寒、吸烟等。

（4）持续时间：一般持续 3 ～ 5 分钟内缓解，通常不超过 15 分钟，1 日内发作多次，亦可数日、数周发作 1 次，两次发作之间可无任何症状。

（5）缓解方式：休息或舌下含服硝酸甘油。

3.实验室及其他检查

（1）心电图检查：为诊断心绞痛最常用的方法。静息时心电图多为正常，心绞痛发作时心电图示 S-T 段呈水平型压低，变异型心绞痛发作时心电图显示相关导联 S-T 段抬高。

（2）放射性核素扫描：对心肌缺血诊断有价值。

（3）冠状动脉造影：有确诊价值。

（三）护理诊断及合作性问题

1.疼痛：胸痛 与心肌缺血、缺氧有关。

2.呼吸困难 与心肌收缩力减弱、肺淤血、气体交换障碍有关。

3.活动无耐力 与心肌氧的供需失调有关。

4.焦虑 与突然发生的剧烈胸痛，并害怕再次发作有关。

5.潜在并发症 急性心肌梗死。

★（四）护理措施

1.发作时的护理 发作时应立即停止活动，安静坐下或半卧休息。立即舌下含化硝酸甘油或硝酸异山梨酯，吸氧，连接心电图机，通知医生。

2.病情观察 心绞痛发作时，应密切监测血压、脉搏、体温和心电图的变化。

3.用药护理 硝酸酯类药物是终止心绞痛发作最有效、作用最快的药物。发作时应使用快作用的硝酸甘油 0.3 ～ 0.6mg，舌下含化，1 ～ 2 分钟起作用，约半小时后作用消失；或硝酸异山梨酯（消心痛）5 ～ 10mg，舌下含化。硝酸甘油易出现头昏、头痛、面红、心悸等药物不良反应，含服药时宜平卧，以防低血压。

（五）健康教育

（1）向病人讲解疾病知识：说明保持稳定心态的重要性。情感压抑时应自我疏泄或向亲人倾诉；活动以不感疲劳、胸部无不适为度；注意保暖；保证睡眠。

（2）少量多餐，避免暴饮暴食，限制高脂食物，肥胖者控制热量，多食粗纤维食物以保持大便通畅；避免饮过量咖啡、浓茶、可乐等饮料以免增加心率。

（3）控制危险因素：吸烟是动脉粥样硬化的危险因素。积极治疗高血压等合并症。

（4）学会自我护理：随身携带保存在深色密封玻璃瓶内的硝酸甘油类药物，如服用一般剂量不能缓解或短时间又发作，应及时就医。

心肌梗死病人的护理

（一）概要

心肌梗死是指在冠状动脉病变的基础上，发生冠状动脉血流急剧减少或中断，使相应的心肌严重而持久地急性缺血，引起部分心肌缺血坏死。预后与心肌梗死范围的大小、侧支循环建立的情况及治疗是否及时有关。

（二）护理评估

1. 健康史　在冠状动脉严重狭窄的基础上，一旦心肌需血量猛增或冠状动脉血供锐减，使心肌缺血达 1 小时以上，即可发生急性心肌梗死。

2. 身心状况

（1）先兆症状：发病前数日心绞痛症状加重。

（2）症状：①疼痛：最早出现、最突出的症状。多发生于清晨，多无明显诱因，休息和含服硝酸甘油多不能缓解。②心力衰竭：主要是急性左心衰竭，严重者发生急性肺水肿。③低血压与休克。④心律失常：多发生于起病后 1～2 周内，以 24 小时内最多见、最危险。各种心律失常中尤以室性期前收缩最常见。⑤全身症状：恶心、呕吐、上腹胀痛，梗死后 1～2 天出现发热，持续约 1 周左右。

（3）体征：面色苍白、肢端发凉、出冷汗，血压常下降，心脏听诊可发现心音减低，心尖部可闻及舒张期奔马律，肺底可闻及少许湿性啰音。

（4）并发症：乳头肌功能失调或断裂、心脏破裂、栓塞、心室壁瘤、心肌梗死后综合征、肩手综合征。

（5）心理状况：因剧烈胸痛、呼吸困难而产生濒死感、恐惧感。因活动耐力、自理能力下降可产生焦虑、悲哀情绪。

3.实验室及其他检查

★（1）心电图：①特征性改变：宽而深的 Q 波，S-T 段呈弓背形向上抬高，T 波倒置。②急性者有动态演变：起病数小时后，S-T 段明显抬高呈弓背向上；1～2 天内出现病理性 Q 波，T 波倒置；数日至 2 周左右 S-T 段逐渐回到基线，T 波为平坦或倒置。③定位：V_1、V_2 反映前间壁；V_3、V_4 反映前壁；V_1～V_5 反映广泛前壁；Ⅱ、Ⅲ、aVF 反映下壁；Ⅰ、aVL 反映高侧壁。

（2）血清酶：①肌红蛋白：可作为急性心肌梗死早期诊断的敏感指标，出现最早，但特异性不强。其在心肌梗死发病后 2 小时升高，12 小时内达高峰，24～48 小时恢复正常。②肌钙蛋白：是诊断急性心肌梗死的确定性标志物，特异性高，但因持续时间长，对诊断是否出现新的梗死不利。其在起病 3～4 小时后升高，7～14 天降至正常。③肌酸磷酸激酶（CPK）、天冬氨酸氨基转移酶（AST）、乳酸脱氢酶（LDH）均升高。

（3）其他血液检查：血白细胞增高，肌红蛋白升高，血沉增快。

（三）护理诊断及合作性问题

1.疼痛：心前区疼痛　与心肌血供急剧减少或中断发生缺血性坏死有关。

2.活动无耐力　与心排血量减少引起全身氧供不足及卧床时间过久有关。

3.恐惧　与剧烈胸痛产生濒死感使病人怀疑自己生存的危机，以及监护室环境、创伤性抢救有关。

4.便秘　与不适应卧床排便、进食少等有关。

5.潜在并发症　乳头肌功能失调或断裂、心脏破裂、栓塞、心室壁瘤等。

★（四）护理措施

1.一般护理

（1）安置病人进行心电监护。连续监测心电图、血压、呼吸 5～7 天，随时准备配合抢救。

（2）吸氧，氧流量为 2～4L/min。

（3）休息与活动：第 1～3 天绝对卧床休息，第 4～6 天卧床休息，可进行关节主动与被动运动，无合并症者可坐起。第 2 周病室内行走，室外走廊散步，做医疗体操。第 3 周在帮助下洗澡、上厕所，试着上下一层楼梯。第 4 周若病情稳定，体力增进，可考虑出院。

（4）饮食不宜过饱，少量多餐。第 1 周流质饮食，第 2 周半流质，第 3 周软饭，1 个月后恢复低热量、低脂普通饮食。

（5）协助和指导病人排便：进食纤维素、蜂蜜、香蕉等食物，腹部按摩，教会病人床上使用便盆的方法，协助病人养成定期排便的习惯，服缓泻剂。

2.病情观察　密切观察病人生命体征、心律、心率及心电图改变，还应观察有无合并症。心律失常多发生在 1 周内，极为多见。若出现频发性、多源性、成联律、RonT 室性期前收缩或阵发性室性心动过速、第三度房室传导阻滞时，及时报告医生。

3.用药护理

（1）解除疼痛：哌替啶 50～100mg 肌内注射或吗啡 5～10mg 肌内注射，有镇静的作用，改善病人的紧张情绪；还有保护缺血性心肌、减少梗死病灶的作用。给药前后应监测呼吸、脉搏和血压的变化，注意有无呼吸抑制、脉搏加快、血压下降等不良反应发生。

（2）心肌再灌注：在起病 12 小时内，最好是 3～6 小时应用，可使闭塞冠状动脉再通，濒临坏死心肌可能得到存活或坏死范围缩小及预后改善，是一种积极治疗措施。①溶解血栓疗法：使用尿激酶、链激酶药物，溶栓前先检查血常规、血小板、出凝血时间和血型，配血备用；②经皮腔内冠状动脉成形术（PCI）：具备施行介入治疗条件的医院在病人抵达急诊室，明确诊断之后，在进行常规治疗的同时，积极进行 PCI 的术前准备。

（3）防治心源性休克：补充血容量，纠正酸中毒，采用血管扩张剂。

（4）控制泵功能衰竭：洋地黄制剂可能致室性心律失常，24小时内宜尽量避免使用。右心梗死病人应慎用利尿剂。

（5）纠正心律失常：快速性室性心律失常首选利多卡因，必要时行电击除颤。缓慢心律失常给予阿托品、异丙肾上腺素，必要时安装临时起搏器。

4. 心理护理　安慰病人，消除其紧张情绪，改善病人心理状态。加强护患沟通，取得病人信任，使其积极配合治疗和护理。

（五）健康教育

摄取低脂、低胆固醇饮食，肥胖者限制热量摄入，控制体重，戒烟酒、避免饱餐、防止便秘；保持乐观、平和的心态；提倡小量、重复、多次运动，逐渐增加活动量；坚持遵医嘱服用药物；教会病人及家属识别病情变化和紧急自救措施，有危急征兆时立即由家人护送就诊。

第六节　风湿性心瓣膜病病人的护理

（一）概要

风湿性心瓣膜病又称风湿性心脏病，简称风心病，是指急性风湿热侵犯心脏后遗留的慢性心瓣膜病。本病为我国常见的心脏病之一，多见于20～40岁成人。瓣膜损害以二尖瓣最常见，其次为主动脉瓣。风心病以二尖瓣狭窄合并主动脉瓣关闭不全较常见。

（二）护理评估

1. 健康史　风湿性心瓣膜病主要与A族乙型溶血性链球菌反复感染有关。在我国，风湿热是瓣膜病最常见的病因。诱因为风湿热活动、呼吸道感染、心律失常、过劳、情绪激动、妊娠与分娩等。

2. 身心状况

（1）二尖瓣狭窄：①呼吸困难：为最早的症状，早期为劳力性呼吸困难，随着病程进展，出现夜间阵发性呼吸困难、端坐呼吸，甚至发生急性肺水肿；②咳嗽：多在夜间睡眠及劳动后出现，伴白色黏痰或泡沫样痰；③咯血：急性肺水肿时咳出大量粉红色泡沫样痰；④压迫症状：声音嘶哑、吞咽困难。体检心尖部舒张期隆隆样杂音为其重要体征。

（2）二尖瓣关闭不全：劳力后心悸、呼吸困难等左心衰竭表现，后期可出现右心衰竭症状，体检心尖部全收缩期粗糙吹风样杂音是最重要体征。

（3）主动脉瓣狭窄：可出现呼吸困难、心绞痛和晕厥三联征。体检主动脉瓣听诊区粗糙而响亮的收缩期杂音是最重要体征。

（4）主动脉瓣关闭不全：心悸、头晕或眩晕、头颈部搏动感、心绞痛。体检主动脉瓣第二听诊区舒张期叹气样杂音是最重要体征。

（5）并发症：①心力衰竭：是本病的主要死亡原因；②呼吸道感染：是诱发心力衰竭的主要原因；③心律失常：以心房颤动最常见；④栓塞：以脑栓塞最多见；⑤亚急性感染性心内膜炎。

3.实验室及其他检查

（1）超声心动图：是明确诊断、判断狭窄程度的重要方法。

（2）X线检查：二尖瓣狭窄见左心房增大及右心室增大，心影呈梨形；主动脉瓣关闭不全见左心室增大，心影呈靴形。

（三）护理诊断及合作性问题

1.活动无耐力　与心瓣膜病变致心排血量减少有关。

2.焦虑　与疾病反复发作、疗效不佳、经济负担加重有关。

3.知识缺乏　缺乏疾病的预防和治疗知识。

4.潜在并发症　感染、心力衰竭、心律失常、栓塞、亚急性感染性心内膜炎。

（四）护理措施

1.根据病人心功能制定休息与活动计划，心功能代偿期，一般体力活动不受限制；失代偿期卧床休息，限制活动量。病情允许时应鼓励并协助病人翻身、活动下肢或下床活动，防止下肢深静脉血栓形成。

2.给予高热量、高蛋白、高维生素、易消化、产气少的饮食。

3.密切观察有无栓塞征象，一旦发生，立即报告医生并给予相应处理。

4.遵医嘱给予抗生素及抗风湿药物治疗，观察其疗效及副作用。

（五）健康教育

向病人介绍风湿病相关知识，积极预防和治疗风湿热，控制链球菌感染，防止心瓣膜病变的发生或加重。对已患有心瓣膜病变者，应：①预防上呼吸道感染，避免风湿活动。②保护心功能：合理安排生活，适量活动，提高心脏代偿能力；避免一切增加心脏负荷的因素，如妊娠、情绪激动、过度劳累等。③指导育龄期妇女避孕方法，已怀孕者应终止妊娠，以免加重病情。

第七节　感染性心内膜炎病人的护理

（一）概要

感染性心内膜炎是由微生物感染心内膜而引起的感染性炎症，伴赘生物形成。按病程分为急性和亚急性，按微生物侵入途径可分为自体瓣膜、静脉药瘾者和人工瓣膜心内膜炎。

（二）护理评估

＊1.健康史　急性感染性心内膜炎主要是由金黄色葡萄球菌引起，亚急性感染性心内膜炎由草绿色链球菌感染最常见。

2.身心状况　发热最常见，可为间歇热或弛张热，伴有乏力、盗汗、进行性贫血、脾大，晚期可有杵状指（趾）。80%左右病人可闻及心脏乐音样杂音，杂音的性质和强度在短时间内可发生变化是本病的特征之一。可出现皮肤、黏膜病损，包括瘀点、指（趾）甲下线状出血、Roth斑、Osler结节、Janeway损害。并发症有心力衰竭、脑栓塞、肾栓塞、脾栓塞，细菌性动脉瘤，转移性脓肿等。

3.实验室及其他检查

（1）血培养加药敏试验：阳性可确定诊断，并为选择抗生素提供依据。

（2）血象：有进行性贫血，白细胞计数正常或增高。

（3）超声心动图：心瓣膜或心内膜壁有赘生物，以及固有心脏病的异常表现。

（三）护理诊断及合作性问题

1. 体温过高　与微生物感染引起的心内膜炎有关。
2. 营养失调：低于机体需要量　与长期发热导致机体消耗过多有关。
3. 焦虑　与发热、病情反复、疗程长、出现并发症有关。
4. 潜在并发症　心力衰竭、动脉栓塞等。

★（四）护理措施

（1）病情严重时卧床休息，随病情好转，可在医护人员指导下实施渐进性活动计划。

（2）给予高热量、高蛋白、高维生素、易消化的半流质或软食，补充消耗。

（3）发热时应卧床休息，采取物理降温，必要时遵医嘱给予药物降温。

（4）密切观察体温变化，注意听心脏杂音变化。

（5）正确采取血培养标本：告知病人为提高血培养阳性率，需多次采血，且采血量较大。每次抽血量 10ml，同时做需氧及厌氧培养。无需在体温升高时采血。

1）亚急性：对于未经治疗的亚急性病人，应在第 1 天每间隔 1 小时采血 1 次，共 3 次。已用过抗生素者，停药 2～7 天后采血。

2）急性：急性病人应在入院后立即安排采血，在 3 小时内每隔 1 小时采血 1 次，共取 3 次血标本后，按医嘱开始治疗。

（6）使用大剂量有效杀菌抗生素，首选青霉素，联合用药，静脉注射，应严格按时、按量使用。

（7）教会病人自我检测病情，坚持抗生素治疗，减少感染的机会。

（五）健康教育

告诉病人及家属有关本病基本知识，坚持足够疗程抗生素治疗的重要意义；告诉病人在施行拔牙、扁桃体摘除术及泌尿、消化道侵入性检查或其他外科手术治疗前，应说明自己患有心内膜炎，以预防性使用抗生素；嘱病人注意防寒保暖，保持口腔、皮肤清洁，少去公共场所，勿挤压疖、痈等感染病灶，减少病原体入侵的机会。

第八节　心肌疾病病人的护理

★（一）概要

心肌病是指伴有心肌功能障碍的心肌疾病。原发性心肌病分为扩张型心肌病、肥厚型心肌病、限制型心肌病和致心律失常型右室心肌病四型，其中以扩张型心肌病最为常见。

（二）护理评估

1. 健康史　扩张型心肌病病因未明，除家族遗传因素外，近年认为持续病毒感染是主要原因。此外，代谢异常、神经激素受体异常等因素也可引起本病。肥厚型心肌病有明显家族史，是常染色体显性遗传疾病。儿茶酚胺代谢异常、内分泌紊乱、心肌细胞钙离子异常、情绪激动、高强度运动、高血压等可促其发病。

2. 身心状况

★（1）症状

1）扩张型心肌病：起病缓慢，常在出现充血性心力衰竭的症状和体征时方就诊。后期病人出现气急，甚至端坐呼吸、肝大、水肿等心力衰竭的症状，伴各种心律失常，部分病人可发生栓塞或猝死。死亡原因多为心力衰竭、严重心律失常。持续性、顽固性低血压是其终末期表现。

2）肥厚型心肌病：主要病理改变是心肌非对称性肥厚，心室腔变小、左心室流出道梗阻为特征。多数病人有劳力性呼吸困难、心悸、心前区闷痛，少数可发生频发一过性晕厥，甚至猝死，晚期可有心力衰竭。

★（2）体征：①扩张型心肌病：心脏扩大为主要体征；②肥厚型心肌病：心脏轻度扩大。梗阻性肥厚型心肌病病人在胸骨左缘第3、4肋间有喷射性收缩期杂音，心尖区有吹风样收缩期杂音。

3. 实验室及其他检查

（1）X线检查：扩张型心肌病的心脏阴影明显增大，肺淤血；肥厚型心肌病的心影增大多不明显。

（2）心电图检查：扩张型心肌病缺乏特异性。可见多种心律失常、ST-T段改变、低电压；肥厚型心肌病最常见左心室肥大。

（3）超声心动图：①扩张型心肌病：是诊断及评估扩张型心肌病最常用的重要检查手段，可显示心室腔明显扩大；②肥厚型心肌病：是诊断本病最主要的手段，可显示室间隔非对称性增厚。

（三）护理诊断及合作性问题

1.气体交换受损　与心力衰竭有关。
2.活动无耐力　与心肌病变使心肌收缩减弱导致心排血量减少有关。
3.疼痛　与肥厚心肌耗氧量增加、冠状动脉相对供血不足有关。
4.焦虑　与病程长、反复发病、治疗效果不明显、症状日趋加重有关。
5.潜在并发症　栓塞、晕厥、猝死。

* （四）护理措施

1.一般护理　取半卧位，并给予低流量吸氧。注意休息，良好的身心休息能延缓心力衰竭发生，可根据心功能情况安排休息与活动。给予低热量、易消化、低盐、高纤维素和维生素食物，宜少量多餐，避免刺激性食物。

2.病情观察　注意心力衰竭、心律失常、动脉栓塞、晕厥等征象，同时备好抢救药品和用物。

3.用药护理

（1）扩张型心肌病：近年在洋地黄、利尿剂治疗的同时，选用β受体阻滞剂、钙通道阻滞剂、血管扩张剂及血管紧张素转化酶抑制剂等，从小剂量开始，并视症状、体征调整用药量，长期口服。本病对洋地黄耐受力差，易出现毒性反应，应慎用。并发血栓者可用抗凝治疗。

（2）肥厚型心肌病：主要减轻左心室流出道的阻塞，目前主张用β受体阻滞剂及钙通道阻滞剂治疗。

（五）健康教育

心肌病病人限制体力活动甚为重要，可使心率减慢，心脏负荷减轻，心力衰竭得以缓解；扩张型心肌病病人避免劳累、病毒感染；肥厚型心肌病病人须避免剧烈运动、情绪激动、突然用力或提取重物，以免心肌收缩力增加而加重流出道梗阻，可减少猝死发生；定期门诊复查；注意洋地黄类药物的毒性反应，发现问题及时就诊；注意观察病情变化，症状加重时及时就医。

第九节 心包炎病人的护理

急性心包炎病人的护理

★（一）概要

急性心包炎是心包脏层和壁层的急性炎症，根据急性心包炎病理变化，可以分为纤维蛋白性或渗出性两种。心包炎常是某种疾病表现的一部分或为其并发症。

（二）护理评估

1. 健康史　常见病因为风湿热、结核、细菌感染。近年来病毒感染、肿瘤、尿毒症性和心肌梗死性心包炎发病率显著增多。最常见的病因为病毒感染。

★2. 身心状况

（1）症状：①心前区疼痛：是纤维蛋白性心包炎的主要症状，与呼吸运动无关，常于咳嗽、体位改变或吞咽时加重，疼痛性质呈压榨样或锐痛。②呼吸困难：是渗出性心包炎最突出的症状。严重的呼吸困难病人可呈端坐呼吸。

（2）体征：①心包摩擦音：是纤维蛋白性心包炎特征性体征，在胸骨左缘第3～4肋间听诊最清楚。②心包积液征和心脏压塞征：心浊音界向两侧扩大，并随体位改变而改变，心尖冲动减弱或消失，心率快，心音低而遥远。按心脏压塞程度，脉搏可表现为正常、减弱或出现奇脉。奇脉见于大量积液病人，触诊时桡动脉搏动呈吸气性显著减弱或消失，呼气时又复原的现象。

（3）并发症：复发性心包炎、缩窄性心包炎。

★3. 实验室及其他检查

（1）X线检查：当心包渗液达250ml或更多时，X线可见心影呈"三角烧瓶"状，在透视下心影随体位变动而变化，心脏搏动减弱或消失。渗出性心包炎的典型特点是心影向两侧增大，而肺部无明显充血现象。

（2）心电图检查：以R波为主的导联上，S-T段抬高，弓背向下。无病理性Q波。

（3）超声心动图检查：M型和二维超声心动图能见到液性暗区，对诊断心包积液迅速可靠。

（4）心包穿刺：指征是心脏压塞和未能明确病因的渗出性心包炎。抽取渗液涂片、细菌培养、细胞学检查等有助于病因诊断。

（三）护理诊断及合作性问题

1. 疼痛：心前区胸痛　与心包纤维蛋白性炎症有关。
2. 气体交换受损　与肺淤血及肺组织受压有关。
3. 心排血量减少　与大量心包积液妨碍心室舒张充盈有关。
4. 体温过高　与感染有关。
5. 焦虑　与住院影响工作、生活及病情重有关。

★（四）护理措施

1. 一般护理　采取适宜体位，卧床休息；给予低热量、低动物脂肪、低胆固醇、适量蛋白质、丰富维生素饮食，心力衰竭者给低盐饮食。
2. 对症护理　增进舒适感；给予心理安慰，指导病人做慢而深的呼吸，以放松身心。
3. 加强病情监护和记录，发现异常及时向医生报告。
4. 做好心包穿刺术的护理。

缩窄性心包炎病人的护理

★（一）概要

缩窄性心包炎是指心脏被致密厚实的纤维化或钙化心包所包围，使心脏舒张期充盈受限而产生的一系列循环障碍的病征。本病继发于急性心包炎，病因以结核性心包炎为最常见，其次为化脓或创伤性心包炎。及早施行心包切除术是治疗本病的关键。

（二）护理评估

1. 健康史　缩窄性心包炎继发于急性心包炎，病因以结核性心包炎为最常见，其次为化脓性或创伤性心包炎。

*2.身心状况 心包缩窄多于急性心包炎后 1 年内形成。常见症状为劳力性呼吸困难、疲乏、食欲不振、上腹饱满或疼痛。体征有颈静脉怒张、肝大、腹水、下肢水肿、心率增快，可见 Kussmaul 征，即吸气时颈静脉怒张更明显。心脏听诊有心音低钝、心包叩击音及心律失常，晚期可有收缩压下降、脉压变小等。

3.实验室及其他检查

（1）X 线检查：心影正常弧弓消失，心缘平直僵硬，可见心包钙化影。

（2）心电图检查：有非特异性的 ST-T 变化及 QRS 波群低电压。

（3）超声心动图检查：心包增厚，反光增强，下腔静脉增宽，心室腔容积变小，室间隔矛盾运动。

（三）护理诊断及合作性问题

1.活动无耐力 与心排血量不足有关。

2.体液过多 与体循环淤血有关。

（四）护理措施

1.一般护理 病人需卧床休息至心慌、气短、水肿症状减轻后方可起床轻微活动，并逐渐增加活动量。以活动后不出现心慌、呼吸困难、水肿加重等为控制活动量的标准。

2.饮食护理 给予高蛋白、高热量、高维生素饮食，适当限制钠盐摄入。

3.其他 加强皮肤护理，以免发生褥疮；消除病人不良心理反应，树立信心；定时监测和记录生命体征、出入液量、心包压塞症状，可采取局部按摩、局部冷敷、变换体位、支托痛处等措施，辅以药物止痛。肿瘤后期疼痛剧烈时，应适当放宽镇痛剂的使用。

*4.做好心包切开术的护理。

【模拟试题测试，提升应试能力】

一、名词解释

1.心源性呼吸困难 2.心力衰竭

3.心律失常 4.原发性高血压 5.心绞痛

6.风湿性心瓣膜病 7.病毒性心肌炎

8.心包炎 9.心肌病

10.感染性心内膜炎 11.心搏骤停

二、填空题

1.心源性呼吸困难病人静脉输液时要严

格控制滴速，一般为＿＿＿＿＿，以防止诱发＿＿＿＿＿。

2. 慢性心力衰竭基本病因为＿＿＿、＿＿＿。急性心力衰竭以＿＿＿最常见。

3. 治疗阵发性室上性心动过速应首选＿＿＿＿方法，治疗阵发性室性心动过速应紧急实行＿＿＿，或选用＿＿＿。

4. 高血压急症一般首选＿＿＿治疗。

5. 急性心肌梗死病人心律失常易发生在起病后＿＿＿内，以＿＿＿内最多见、最危险。

6. 风心病二尖瓣狭窄最早出现的症状是＿＿＿＿，导致风心病二尖瓣狭窄病人死亡的主要原因是＿＿＿。

7. 病毒性心肌炎病人常在发病前＿＿＿周有＿＿＿病史。

8. 原发性心肌病分3种类型，以＿＿＿最常见，其次是＿＿＿。

9. 心包摩擦音在胸骨第＿＿＿肋间最清晰。

10. 对药物敏感试验结果报告之前，急性感染性心内膜炎病人可首选＿＿＿治疗。

11. 成人心搏骤停胸外心脏按压部位为＿＿＿＿，小儿胸外心脏按压部位为＿＿＿＿。

三、选择题

A₁ 型题

A₁ 型题

1. 心源性呼吸困难最先出现的是（　　　）

A. 端坐呼吸

B. 阵发性夜间呼吸困难

C. 劳力性呼吸困难

D. 心源性哮喘

E. 急性肺水肿

2. 心源性水肿的临床特点不包括下列哪项（　　　）

A. 早期在身体的下垂部位

B. 下地活动时以内踝和胫前明显

C. 长期卧床时以腰背、骶尾部明显

D. 早期在身体疏松部位出现，如眼睑

E. 严重者可出现全身水肿，并发胸水、腹水

3. 心悸病人体检时发现下列哪项应及时与医师联系（　　　）

A. 心率和脉搏加快　　B. 心律规则

C. 心律不规则　　　　D. 心搏增强

E. 心率增快且出现呼吸困难

4. 下列哪项不是右心功能不全的主要表现（　　　）

A. 颈静脉怒张

B. 阵发性夜间呼吸困难

C. 肝大

D. 肝颈静脉回流征阳性

E. 下肢水肿

5. 有关左心衰竭病理生理及临床表现的描述，下列哪项不正确（　　　）

A. 最早是劳力性呼吸困难

B. 晚期出现端坐呼吸

C. 咳嗽、咳痰呈白色泡沫样

D. 病理生理改变为体循环淤血

E. 如发生急性肺水肿则咳大量粉红色泡沫痰

6. 左心衰竭引起呼吸困难主要是由于（　　　）

A. 左心收缩力不足，体循环缺血

B. 脑缺血

C. 肺淤血

D. 左心排血功能低下，致左心房淤血

E. 上、下腔静脉淤血

7. 肝颈静脉回流征阳性定义正确的是（　　）

A. 急性肝淤血者可出现肝大、压痛

B. 长期右心衰竭时肝持续淤血，可形成肝硬化

C. 心源性肝硬化伴黄疸和肝功能损害

D. 右心衰竭时，可见颈静脉怒张，与静脉压变低有关

E. 有颈静脉怒张者，压迫其腹部或肝，回心血量增加使颈静脉怒张更明显

8. 对心力衰竭病人加强心肌收缩力的药物治疗为（　　）

A. 氢氯噻嗪　　　B. 呋塞米

C. 硝酸甘油　　　D. 硝普钠

E. 地高辛

9. 下列哪项不是洋地黄类药物的常见毒性反应（　　）

A. 食欲不振、恶心、呕吐

B. 室性期前收缩二联律

C. 窦性心动过缓

D. 出血性膀胱炎

E. 头痛、视物模糊、黄绿色视

10. 发现洋地黄类药物毒性反应时，应及时处理，下列措施中哪项是错误的（　　）

A. 停用洋地黄类药物

B. 停用排钾利尿剂

C. 补充钾盐

D. 纠正心律失常

E. 对缓慢心律失常可用利多卡因

11. 观察使用洋地黄类药物的病人，哪种情况可继续用药（　　）

A. 恶心、呕吐

B. 视物模糊

C. 心率100次/分

D. 室性期前收缩呈二联律

E. 原心房颤动转为规则心律

12. 洋地黄类药物的常见心血管系统毒性反应为各种心律失常，其中最常见是（　　）

A. 室上性心动过速伴房室传导阻滞

B. 房室传导阻滞

C. 室性期前收缩（室早）二联律

D. 长期房颤者心律变得规则

E. 窦性心动过缓

13. 鼓励长期卧床的心力衰竭者在床上做下肢活动，其目的的主要是（　　）

A. 减少回心血量

B. 预防褥疮

C. 防止肌肉萎缩

D. 防止下肢静脉血栓形成

E. 及早恢复体力

14. 心力衰竭时基本治疗方法是（　　）

A. 控制钠盐摄入量

B. 水肿明显时应限制水的摄入量

C. 持续氧气吸入

D. 限制体力和心理护理

E. 使用利尿剂

15. 下列药物中保钾利尿剂为（　　）

A. 布美他尼

B. 环戊噻嗪

C. 螺内酯、氨苯蝶啶

D. 呋塞米

E. 双氢克尿塞（氢氯噻嗪）

16. 慢性心功能不全最常见的诱因是（　　）

A. 呼吸道感染　　B. 快速心律失常

C. 过度体力劳动　　D. 摄钠及补液过多

E. 贫血或大出血

17. 下列对急性肺水肿病人的处理措施中不妥的是（　　）

A. 两腿下垂坐位或半卧位

B. 皮下注射或静脉推注吗啡

C. 缓慢静脉注射毛花苷丙

D. 持续给氧

E. 缓慢静脉点滴利尿剂

18. 最严重的心律失常是（　　）

A. 心房颤动

B. 室上性阵发性心动过速

C. 心室颤动

D. 室性心动过速

E. 完全性房室传导阻滞

19. 当护士发现病人出现心室颤动时，应首先采取的措施是（　　）

A. 吸氧　　B. 开放静脉

C. 气管插管　　D. 胸外按压

E. 电除颤

20. 下列哪种心律失常不需紧急处理（　　）

A. 第一度房室传导阻滞

B. 室性期前收缩 R 波落在 T 波上

C. 室性期前收缩呈联律出现

D. 短阵室性心动过速

E. 心室颤动

21. 心室颤动的脉搏特征是（　　）

A. 快而规则　　B. 慢而规则

C. 快而不规则　　D. 慢而不规则

E. 测不到

22. 反复发作完全性房室传导阻滞者应及时进行的处理是（　　）

A. 刺激咽部引起呕吐反射

B. 按压颈动脉窦

C. 安装人工心脏起搏器

D. 非同步直流电复律

E. 同步直流电复律

23. 下列对心律失常病人进行的健康教育中哪项不妥（　　）

A. 少量多餐、禁烟酒

B. 选择高脂、高热量、刺激性食品以促进食欲

C. 注意休息、劳逸结合

D. 防治原发病、避免诱因

E. 遵医嘱服用抗心律失常药物

24. 风湿性心瓣膜病最常受累的瓣膜为（　　）

A. 主动脉瓣

B. 肺动脉瓣

C. 二尖瓣

D. 主动脉瓣及肺动脉瓣

E. 三尖瓣

25. 心脏瓣膜病最常见的病因是（　　）

A. 高血压

B. 先天性颅底动脉瘤

C. 脑动脉粥样硬化

D. 休克

E. 风湿热

26. 预防风湿热的关键是（　　　）

A. 防治链球菌感染

B. 手术摘除感染的扁桃体

C. 注射长效青霉素

D. 磺胺类药物预防性治疗

E. 长期口服小剂量阿司匹林

27. 风湿性心瓣膜病与下列哪种细菌反复感染有关（　　　）

A. 甲族乙型溶血型链球菌

B. 甲族丙型溶血型链球菌

C. 葡萄球菌

D. 乙族丙型溶血型链球菌

E. 乙族乙型溶血型链球

28. 正常二尖瓣口面积大约是（　　　）

A. 1cm^2　　　　　B. 小于 1.5cm^2

C. 2cm^2　　　　　D. 3cm^2

E. 4～6cm^2

29. 联合瓣膜病的定义是（　　　）

A. 风心病病人出现面颊紫红、口唇轻发绀

B. 同时具有两个或两个以上瓣膜受损

C. 常诱发或加重心力衰竭

D. 多种原因引起单个或多个瓣膜结构异常，致瓣膜狭窄或关闭不全

E. 风心病时，瓣膜病变发展过程中，可有风湿炎症反复发作

30. 二尖瓣面容的表现是（　　　）

A. 风心病病人出现面颊紫红、口唇轻发绀

B. 同时具有两个或两个以上瓣膜受损

C. 常诱发或加重心力衰竭

D. 多种原因引起单个或多个瓣膜结构异常，致瓣膜狭窄或关闭不全

E. 风心病时，瓣膜病变发展过程中，可有风湿炎症反复发作

31. 风心病中哪项瓣膜病变严重时可引起左心室排血量显著降低，出现心绞痛、眩晕，甚至猝死（　　　）

A. 主动脉瓣关闭不全

B. 二尖瓣狭窄

C. 二尖瓣关闭不全

D. 主动脉瓣狭窄

E. 肺动脉瓣关闭不全

32. 风湿性心瓣膜病二尖瓣狭窄最常出现的临床症状是（　　　）

A. 劳力性呼吸困难

B. 夜间阵发性呼吸困难

C. 急性肺水肿咳粉红色泡沫痰

D. 食欲不振、双下肢水肿

E. 胸水、腹水

33. 二尖瓣狭窄最有价值的体征是（　　　）

A. 二尖瓣面容

B. 心尖部第一心音亢进

C. 心尖部舒张期隆隆样杂音

D. 肺动脉瓣区第二心音亢进

E. 右心室肥大

34. 最常引起急性肺水肿的风湿性心瓣膜病类型是（　　　）

A. 二尖瓣狭窄　　　B. 二尖瓣关闭不全

C. 主动脉瓣狭窄　　D. 主动脉瓣关闭不全

E. 三尖瓣狭窄

35. 风心病二尖瓣狭窄最先累及（　　　）

A. 右心房　　　　　B. 左心房

C. 右心室　　　　　D. 左心室

E. 心尖部

36. 某女，55 岁。体检发现其胸骨右缘第 2 肋间可触及收缩期震颤，最可能的原因是（　　　）

A. 主动脉瓣狭窄

B. 主动脉瓣关闭不全

C. 肺动脉瓣关闭不全

D. 肺动脉瓣狭窄

E. 二尖瓣狭窄

37. 风心病主动脉瓣关闭不全病人的早期症状是（　　　）

A. 主诉心悸、头部强烈搏动感

B. 乏力、疲劳

C. 左心衰竭表现

D. 右心衰竭表现

E. 全心衰竭表现

38. 风心病最常见的心律失常是（　　　）

A. 室性期前收缩　　B. 房性期前收缩

C. 心房颤动　　　　D. 阵发性室上速

E. 窦性心动过缓

39. 风湿性心瓣膜病首要的并发症是（　　　）

A. 心律失常

B. 栓塞

C. 亚急性感染性心内膜炎

D. 肺部感染

E. 充血性心力衰竭

40. 风湿性心脏病心房颤动病人突然抽搐、偏瘫，首先考虑（　　　）

A. 心力衰竭加重　　B. 洋地黄中毒

C. 低钾血症　　　　D. 脑栓塞

E. 蛛网膜下隙出血

41. 治疗风心病的根本方法是（　　　）

A. 保护心功能

B. 改善心功能

C. 手术如二尖瓣分离术

D. 积极预防风湿活动

E. 控制风湿活动

42. 心绞痛疼痛时典型的心电图表现是（　　　）

A. S-T 段抬高　　　B. 高尖 T 波

C. P-R 间期延长　　D. 病理性 Q 波

E. S-T 段压低 > 0.1mV，T 波低平或倒置

43. 典型心绞痛不发生于（　　　）

A. 卧床时　　　　　B. 寒冷时

C. 情绪激动时　　　D. 饱餐时

E. 吸烟时

44. 终止心绞痛发作最有效、作用最快的药物是（　　　）

A. β 受体阻滞剂　　B. 钙离子拮抗剂

C. 阿司匹林　　　　D. 硝酸酯类药物

E. 双嘧达莫

45. 典型心绞痛发作临床表现下列哪项不妥（　　　）

A. 发作性胸骨后或心前区疼痛

B. 疼痛持续时间多在 1 ～ 5 分钟内，很

少超过 15 分钟

C. 疼痛性质为压迫性、闷胀、紧缩或烧灼感

D. 休息或含服硝酸甘油后 1～5 分钟内缓解

E. 疼痛可持续 1 小时左右

46. 心绞痛发作时，首要处理的是（　　）

A. 舌下含化硝酸甘油

B. 饮糖水少许

C. 口服止痛片

D. 立即让病人就地停止活动，安静坐下或半卧位

E. 静脉输液

47. 心绞痛的错误护理是（　　）

A. 发作时就地休息

B. 注意保暖，室温不宜过低

C. 高热量饮食，室温不宜过低

D. 少食多餐，不宜过饱

E. 监测血压、脉搏、体温和心电图的变化

48. 急性心肌梗死病人最早出现、最突出的症状是（　　）

A. 心源性休克　　　B. 心律失常

C. 疼痛　　　　　　D. 心力衰竭

E. 胃肠道症状

49. 诊断急性心包炎最有价值的体征是（　　）

A. 心包摩擦音

B. 奇脉

C. 心界呈烧瓶样扩大

D. 心动过速

E. 肝 - 颈静脉回流征阳性

50. 急性心肌梗死病人出现阵发性室性心动过速，预示即将发生（　　）

A. 心房颤动

B. 心室颤动

C. 心室停顿

D. 不完全性房室传导阻滞

E. 完全性房室传导阻滞

51. 急性心肌梗死 24 小时内主要死亡原因为（　　）

A. 心脏破裂　　　　B. 心律失常

C. 心力衰竭　　　　D. 心源性休克

E. 室壁瘤

52. 急性心肌梗死病人血清心肌酶测定中最早升高的是（　　）

A. 天冬氨酸氨基转移酶

B. 乳酸脱氢酶

C. 缓激肽酶

D. 细胞色素氧化酶

E. 肌酸磷酸激酶

53. 急性心肌梗死在监护时发现哪种心律失常应作紧急处理（　　）

A. 偶发室性期前收缩

B. 室性期前收缩落在前一搏动的 T 波上（RonT）

C. 心房颤动

D. 窦性心律不齐

E. 第一度房室传导阻滞

54. 急性心肌梗死病人应绝对卧床休息达（　　）

A. 24 小时　　　　　B. 48 小时

C. 1 周　　　　　D. 2 周

E. 3 ～ 5 周

55. 急性心肌梗死病人病后第 1 周护理，错误的是（　　）

　　A. 日常生活均由护理人员帮助照料

　　B. 半量清淡流质或半流质饮食

　　C. 限制亲友探望

　　D. 鼓励在床上做伸展四肢活动

　　E. 避免不必要翻身

56. 急性心肌梗死病人吸氧的目的是（　　）

　　A. 改善心肌缺氧，减轻疼痛

　　B. 预防心源性休克

　　C. 减少心律失常

　　D. 防止心力衰竭

　　E. 促进坏死组织吸收

57. 无并发症的急性心肌梗死病人卧床休息的时间安排的一般规律中，下列哪项不妥（　　）

　　A. 头 24 小时绝对卧床休息，第 2 ～ 3 天床上活动

　　B. 第 1 ～ 3 天绝对卧床休息

　　C. 第 4 ～ 7 天卧床休息，可在床上伸屈腿部活动，可坐起

　　D. 第 2 周床边活动

　　E. 第 3 周室内活动

58. 下列哪项不是原发性高血压的相关因素（　　）

　　A. 遗传因素

　　B. 年龄增大

　　C. 脑力活动过度紧张

　　D. 自身免疫缺陷

　　E. 高盐饮食及肥胖

59. 我国采用 1999 年世界卫生组织规定的高血压标准是（　　）

　　A. 收缩压≥120mmHg 和（或）舒张压≥70mmHg

　　B. 收缩压≥130mmHg 和（或）舒张压≥75mmHg

　　C. 收缩压≥140mmHg 和（或）舒张压≥90mmHg

　　D. 收缩压≥150mmHg 和（或）舒张压≥95mmHg

　　E. 收缩压≥160mmHg 和（或）舒张压≥100mmHg

60. 高血压、动脉粥样硬化老年病人的饮食不需限制（　　）

　　A. 高胆固醇食物　　B. 高动物脂肪食物

　　C. 高糖食物　　　　D. 高钠食物

　　E. 高钙食物

61. 首次应用下列哪种药物需防止病人出现直立性低血压（　　）

　　A. 硝苯地平　　　　B. 氢氯噻嗪

　　C. 哌唑嗪　　　　　D. 阿替洛尔

　　E. 卡托普利

62. 关于高血压病的并发症，下列哪项不妥（　　）

　　A. 脑血管损伤

　　B. 高血压心脏病、冠心病

　　C. 肾功能受损

　　D. 下肢动脉供血不足

　　E. 视网膜病变、夹层动脉瘤等

63. 关于高血压病非药物治疗包括内容，下列哪项不妥（　　）
A. 四肢红外线热疗
B. 限制钠盐摄入
C. 减轻体重
D. 良好休息与适量运动结合
E. 气功、冥想、放松术等

64. 原发性高血压治疗目的，下列哪项不妥（　　）。
A. 使血压下降接近正常范围
B. 血压下降达到正常范围
C. 预防并发症的发生
D. 延缓并发症的发生
E. 使血压下降至原血压 80%

65. 原发性心肌病临床最常见类型是（　　）
A. 肥厚型　　　B. 扩张型
C. 限制型　　　D. 未定型
E. 肥厚与限制型

66. 引起病毒性心肌炎较多见的病毒是（　　）
A. 柯萨奇病毒 B　　B. 流感病毒
C. 疱疹病毒　　　D. 埃可病毒
E. 冠状病毒

67. 下列哪项不是病毒性心肌炎的临床表现（　　）
A. 胸痛　　　B. 呼吸困难
C. 室性期前收缩　　D. 病理性第三心音
E. 与体温升高相对应的心率加快

68. 下述是扩张型心肌病的临床表现，除了（　　）

A. 充血性心力衰竭　B. 心律失常
C. 心绞痛　　　D. 栓塞
E. 猝死

69. 以下是肥厚型心肌病常见的临床表现，除了（　　）
A. 胸痛
B. 卧位心绞痛
C. 起立或走动时心绞痛
D. 劳累时呼吸困难
E. 胸骨左缘第 3～4 肋间收缩期喷射性杂音

70. 急性心包炎的常见病因是（　　）
A. 化脓性　　　B. 结核性
C. 风湿性　　　D. 病毒性
E. 尿毒症性

71. 现场心肺复苏操作首要步骤是（　　）
A. 心前区叩击
B. 心脏按压
C. 口对口人工呼吸
D. 按额托颈，保持呼吸道通畅
E. 心内注射

72. 心肺复苏药主要的给药途径是（　　）
A. 心内注射　　　B. 皮下注射
C. 静脉注射　　　D. 气管内给药
E. 肌内注射

A₂ 型题

73. 某病人 5 年前诊断为风湿性心脏病，3 年前出现呼吸困难，2 周来呼吸困难加重而入院。入院时病人因呼吸困难不能平卧而坐于床沿上，该病人体位为（　　）

A.自动体位　　B.被动体位

C.强迫停立位　D.强迫坐位

E.以上均不是

74.张某，男性，50岁。患高血压心脏病入院，在护理病人时，突然出现极度呼吸困难，气促，咳粉红色泡沫痰，应考虑为（　　　）

A.肺气肿　　　B.急性左心衰竭

C.急性右心衰竭　D.肺梗死

E.休克

75.王某，女性，39岁，心脏病史8年。因急性胃肠炎输液后出现气促、咳嗽、咳白色泡沫痰，查体：心率120次/分，两肺底湿性啰音，诊断为左心衰竭，心功能Ⅲ级。此病人静脉输液最适宜的速度是（　　　）

A.10～20滴/分　B.20～30滴/分

C.30～40滴/分　D.40～50滴/分

E.＞50滴/分

76.某男，70岁。患冠心病20年，近1年活动后易发生心悸、气短，医生诊断为心功能Ⅱ级，护士指导该病人活动与休息的原则应为（　　　）

A.可不限制活动，增加午休时间

B.可起床轻微活动，需增加活动间歇时间

C.以卧床休息、限制活动量为宜

D.以卧床休息为主，间断起床活动

E.需严格卧床休息

77.某女，78岁。因冠心病慢性全心衰竭入院，入院后3天未解大便，病人感到腹胀难受，责任护士利用润肠剂使病人排便，效果佳。家属询问护士病人便秘的原因，责任护士回答下列哪项不妥（　　　）

A.由于疾病使病人规律排便受抑制

B.住院后生活环境不同，故排便习惯会改变

C.胃肠道淤血，食欲减退，进食少

D.卧床过久使肠蠕动减慢

E.大肠排便反射障碍

78.某男，86岁。因冠心病全心衰竭入院，神清，呼吸频率25次/分，半卧位，心界向两侧扩大，心率110次/分，两肺可闻湿啰音，以肺底多，肝肋下3指，双下肢凹陷性水肿。病人在家中已2天未解大便，家属急切询问该病人排便应注意的事项，责任护士回答下列哪项不妥（　　　）

A.需训练床上排便习惯

B.饮食中增加粗纤维

C.排便时不可过度用力，必要时可用润肠剂

D.住院期间养成按时排便习惯

E.可多在室内活动，以促排便

79.某男，80岁。因心功能Ⅳ级入院，经治疗护理，心功能恢复至Ⅱ级，责任护士可逐渐增加其活动量，而病人主观认为还需要长期卧床，护士应告诉病人长期卧床的危害，下列哪项不妥（　　　）

A.导致肌肉萎缩　B.下肢静脉血栓形成

C.易发生褥疮　　D.消化功能减退

E.易导致截瘫

80.某女，55岁。患高血压心脏病10年，近半年病人体力活动明显受限，日常活动即可引起呼吸困难、心悸，此病人目前心功能

处于（ ）

  A. 代偿期   B. I 级

  C. II 级   D. III 级

  E. IV 级

81. 某女，30 岁。患风心病二尖瓣狭窄 4 年，近 1 个月重体力劳动时出现呼吸困难入院。昨夜 12 点病人突然憋醒，端坐位，大汗淋漓，咳嗽，咳粉红色泡沫痰。心率 120 次 / 分，两肺满布湿啰音及哮鸣音，护士应给予病人氧疗的措施为（ ）

  A. 持续低流量给氧

  B. 高流量给氧

  C. 间断给氧

  D. 高流量乙醇湿化给氧

  E. 低流量乙醇湿化给氧

82. 陈某，女性，30 岁。患风湿性心脏病，二尖瓣狭窄 10 余年，听诊发现心率 120 次 / 分，心音强弱不等，心律绝对不齐，脉搏 90 次 / 分，不规则，应考虑（ ）

  A. 期前收缩

  B. 心房颤动

  C. 窦性心动过速

  D. 阵发性室上性心动过速

  E. 阵发性室性心动过速

83. 某风湿性心脏病二尖瓣狭窄病人，因急性肺水肿急诊入院，给予乙醇湿化吸氧等抢救措施，乙醇湿化吸氧的目的是（ ）

  A. 稀释痰液   B. 解除支气管痉挛

  C. 除去气道内泡沫   D. 兴奋呼吸中枢

  E. 减少静脉回流

84. 马某，女性，21 岁，有风心病史。因心源性水肿给予噻嗪类利尿剂治疗时，特别注意预防（ ）

  A. 低钾血症   B. 高钠血症

  C. 低钠血症   D. 高钾血症

  E. 低镁血症

85. 某病人，发作性胸骨后压榨性疼痛半天入院，诊断为心绞痛，按医嘱给予硝酸甘油 0.3mg，给药途径为（ ）

  A. 口服   B. 肌内注射

  C. 静脉滴注   D. 舌下含化

  E. 皮下注射

86. 某女，60 岁，患高血压病 10 年。3 个月来间断胸骨后或心前区疼痛，持续 1～2 分钟，经入院检查确诊为冠心病心绞痛，医生嘱用硝酸甘油，责任护士指导用药注意事项，请找出下列哪项不妥（ ）

  A. 嘱病人舌下含服硝酸甘油

  B. 含该药后应平卧，以防发生低血压

  C. 该药可扩张冠状动脉，增加血流，且扩张外周血管，减轻心脏负担

  D. 该药不良反应有头胀、面红、头晕、心悸

  E. 出现不良反应需立即停药，不可再服用

87. 某女，70 岁。冠心病心绞痛 5 年，平日心绞痛发作时口含硝酸甘油 1～3 分钟可止痛，此次心绞痛发生 3 小时来服上述药物无效，急送医院。心电图检查发现为急性心肌梗死收入监护室，监测血压 70/50mmHg，烦躁不安，皮肤湿冷，脉搏细速，此时护士考虑病人病情变化是（ ）

  A. 心力衰竭   B. 心源性休克

C. 心律失常　　　　D. 心脏破裂

E. 脑供血不全

88. 某男，45 岁。高血压病史 10 年，一直间断服降压药维持，血压时高时低，多在 160/100mmHg，4 小时来心前区持续疼痛、出冷汗来院急诊，经心电图检查确诊为急性心肌梗死，进行观察，半小时后病人出现呼吸困难，两肺布满湿啰音，心率 110 次 / 分，律整，主管护士首先考虑病人病情变化是（　　）

A. 急性左心衰竭

B. 肺部感染

C. 再次心肌梗死

D. 严重心肌缺血、缺氧

E. 肺栓塞

89. 牛某，男性，73 岁。患冠心病 10 年，半个月来频繁发作心前区不适，含服硝酸甘油无效，疑为急性心肌梗死，最具诊断意义的检查是（　　）

A. 血常规　　　　　B. 尿常规

C. 血沉　　　　　　D. 超声波

E. 心电图

90. 某男，80 岁。因 4 小时来持续心前区痛，确诊为急性心肌梗死收入监护室，监测中发现病人出现心室颤动，此时责任护士应即刻采取的首要措施是（　　）

A. 心内注射利多卡因

B. 非同步电除颤（电复律）

C. 高压吸氧

D. 气管插管

E. 同步电除颤

91. 某病人，患高血压病 3 年，入院后给予降压药等治疗，在用药护理中指导病人改变体位时动作宜缓慢，其目的为（　　）

A. 避免发生高血压脑病

B. 避免发生高血压危象

C. 避免发生急进型高血压

D. 避免发生直立性低血压

E. 避免血压增高

92. 某高血压病病人睡眠时突感极度胸闷、气急，大汗淋漓，咳大量粉红色泡沫痰，端坐呼吸，血压 26.6/14.7kPa（200/110mmHg），心率 110 次 / 分。下列哪项护理是错误的（　　）

A. 安慰病人，稳定情绪

B. 置病人于两腿下垂坐位

C. 乙醇湿化吸氧 4 ～ 6L/min

D. 建立静脉通路

E. 静脉滴注给药宜快速

A₃/A₄ 型题

（93 ～ 95 题共用题干）

王某，女性，39 岁。心脏病史 8 年，因急性胃肠炎输液后出现气促、咳嗽、咳白色泡沫痰，查体：心率 120 次 / 分，两肺底湿性啰音，诊断为左心衰竭，心功能 Ⅲ 级。

93. 此病人静脉输液最适宜的速度是（　　）

A. 10 ～ 20 滴 / 分　B. 20 ～ 30 滴 / 分

C. 30 ～ 40 滴 / 分　D. 40 ～ 50 滴 / 分

E. ＞ 50 滴 / 分

94. 病人此时最适宜的体位是（　　）

A. 半坐位　　　　　B. 平卧位

C. 侧卧位　　　　　D. 俯卧位

E.头低脚高位

95.护理措施不妥的是（　　）

A.给氧吸入　　　B.注意保暖

C.保持大便通畅　D.记录出入水量

E.给予高热量饮食

（96、97题共用题干）

某女，70岁。因冠心病间断发生左心衰竭3年，半天来与家人争吵后心悸、气短、不能平卧，咳粉红色泡沫痰，急诊入院。体检：血压90/60mmHg，呼吸28次/分，神清，坐位口唇发绀，两肺满布湿啰音及哮鸣音。

96.急诊护士给予病人的正确吸氧方法是（　　）

A.持续低流量吸氧

B.间断低流量吸氧

C.低流量乙醇湿化吸氧

D.高流量吸氧

E.高流量乙醇湿化吸氧

97.责任护士进行病情观察，并叙述洋地黄治疗有效指标，指出下列哪项不妥（　　）

A.心率减慢

B.呼吸困难减轻或消除

C.血压下降

D.伴右心衰竭时水肿消退、尿量增多

E.情绪稳定

（98～100题共用题干）

赵某，女性，34岁。因劳累后心悸、气急5年，加重伴双下肢水肿4天入院，曾多次住院诊为风湿性心脏病二尖瓣狭窄兼关闭不全，此次水肿明显，体力活动明显受限，稍事活动即感乏力、心悸、气急。

98.该病人心功能状态为（　　）

A.心功能Ⅰ级　　　B.心功能Ⅱ级

C.心功能Ⅲ级　　　D.心功能无法判断

E.心功能Ⅳ级

99.下列哪项不应作为该病人的护理诊断（　　）

A.风湿性心脏病　B.活动无耐力

C.有感染的危险　D.体液过多

E.焦虑

100.根据病情，赵某的饮食下列哪项不妥（　　）

A.适当限制钠盐　B.高热量

C.少量多餐　　　D.清淡

E.易消化

（101～103题共用题干）

王某，女性，32岁。反复胸闷气急，咳嗽，既往有"游走性关节炎"病史。查体：心界稍大，心率100次/分，律齐，S_1增强，P_2亢进，可闻及开瓣音，心尖部可闻及舒张中晚期隆隆样杂音。

101.该病人可能的诊断是（　　）

A.风湿性心脏病二尖瓣狭窄

B.风湿性心脏病二尖瓣关闭不全

C.风湿性心脏病主动脉瓣狭窄

D.风湿性心脏病主动脉瓣关闭不全

E.风湿性心脏病二尖瓣狭窄伴关闭不全

102.为进一步确诊，应首先考虑的检查是（　　）

A.胸片　　　　　B.心电图

C.超声心动图　　D.心电图运动试验

E.心导管检查

103.最常见的并发症是（　　）

A.亚急性感染性心内膜炎

B.心律失常

C.栓塞

D.充血性心力衰竭

E.肺部感染

（104、105 题共用题干）

李某，女性，66 岁。因"风湿性心脏病，心力衰竭"住院。护士在夜间巡视病房时发现病人端坐位、烦躁、呼吸急促、咳嗽、咳粉红色泡沫样痰。

104.应考虑该病人发生了（　　）

A.急性肺炎　　　B.胸腔积液

C.急性肺水肿　　D.低血压休克

E.急性心肌梗死

105.以下用药不恰当的是（　　）

A.静脉注射呋塞米

B.静脉滴注硝普钠

C.皮下注射吗啡

D.毛花苷丙稀释后缓慢静脉注射

E.口服地高辛

（106、107 题共用题干）

张某，男性，28 岁，自诉突然心慌、胸闷，听诊心率 200 次 / 分，心律齐，心音均等，血压正常。

106.考虑该病人是（　　）

A.窦性心动过速　　B.室上性心动过速

C.室性心动过速　　D.心房颤动

E.心室颤动

107.病人可试用的方法是（　　）

A.刺激呕吐反射或嘱屏气

B.鼓腮

C.掐人中穴

D.按摩合谷穴

E.下蹲

（108、109 题共用题干）

某男，35 岁。风心病二尖瓣狭窄及关闭不全间歇发作、全心衰竭 6 年，每年冬季易加重，平日坚持服用地高辛及利尿剂。1 周来咳嗽吐黄痰、发热，3 天来心悸气短加重入院。体检：体温 38℃，呼吸 28 次 / 分，血压 100/70mmHg，神清，口唇、面颊、甲床发绀，可见颈静脉怒张，心界扩大，心率 120 次 / 分，律齐，两肺满布干、湿性啰音，肝肋下 3 指，脾肋下未触及，无腹水，双下肢可凹性水肿。

108.病人此次心力衰竭发生的主要诱因是（　　）

A.心律失常　　　B.心身过劳

C.地高辛用量不当　D.肺部感染

E.利尿剂用量不当

109.护士发给病人地高辛之前应做的必要评估不包括（　　）

A.询问病人有无食欲不振、恶心、呕吐

B.询问有无头痛、头晕、黄绿色视

C.听心率有无低于 60 次 / 分

D.有无四肢麻木、针刺样疼痛

E.心律是否由规则变为不规则

（110～112 题共用题干）

胡某，女性，20 岁。因心悸、气急伴双下肢水肿 3 年，加重 3 天入院，诊断为风湿性心脏病二尖瓣狭窄并主动脉瓣关闭不全，心力衰竭二度（心功能Ⅲ级）给予地高辛等药物治疗。

110. 护士在给地高辛前，下列哪项不需做（　　　）

A. 血压　　　　　　B. 询问有无恶心

C. 询问有无呕吐　　D. 询问有无色视

E. 测脉搏和心率、心律

111. 该病人入院在护理体检时有可能出现下列哪种脉搏（　　　）

A. 奇脉　　　　　　B. 交替脉

C. 水冲脉　　　　　D. 细脉

E. 不整脉

112. 胡某在用药期间，出现下列哪种情况应考虑地高辛中毒（　　　）

A. 心率75次/分　　B. 心律变为不规则

C. 体重减轻　　　　D. 双下肢水肿消退

E. 尿量增加

（113、114题共用题干）

赵某，男性，49岁。患风湿性心瓣膜病，因发生感染，心功能Ⅲ级而入院，给予抗感染和抗心衰治疗。今日出现乏力、腹胀、心悸，心电图出现U波增高。

113. 目前赵某出现的并发症是（　　　）

A. 高钾血症　　　　B. 低钾血症

C. 高钠血症　　　　D. 低钠血症

E. 代谢性酸中毒

114. 赵某出院后，预防链球菌感染的措施应该是（　　　）

A. 坚持锻炼，防止呼吸道感染

B. 注意个人卫生，多休息

C. 高营养饮食，限制钠盐

D. 减轻心理压力，增强康复信心

E. 定期复查，必要时作血细菌培养

（115～117题共用题干）

张某，女性，36岁。有慢性风湿性心脏病二尖瓣狭窄病史。近日轻度活动即感心悸、气促。

115. 经护理评估此病人心功能分级为（　　　）

A. Ⅰ级　　　　　　B. Ⅱ级

C. Ⅲ级　　　　　　D. Ⅳ级

E. 不能确定

116. 此病人并发心律失常，最常见的类型为（　　　）

A. 室性期前收缩　　B. 房性期前收缩

C. 阵发性心动过速　D. 心房纤维颤动

E. 房室传导阻滞

117. 按医嘱给予洋地黄治疗，评估其治疗有效的指标是（　　　）

A. 心率减慢　　　　B. 心率加快

C. 尿量减少　　　　D. 血压下降

E. 视物模糊

（118～121题共用题干）

某女，65岁。高血压病20年，血脂高5年，冠心病心绞痛3年，近半个月胸痛发作频繁，休息或含服硝酸甘油效果欠佳，轻咳嗽咳少量白痰，1天来与家人争吵后，胸痛20分钟不缓解，伴大汗送急诊。

118. 急诊护士对病人评估后，认为首位护理诊断是（　　　）

A. 气体交换受损　　B. 活动无耐力

C. 疼痛　　　　　　D. 体液不足

E. 有感染的危险

119. 急诊护士给予病人的处理, 下列哪项不妥 (   )

A. 立即平卧

B. 开放静脉

C. 测血压、脉搏, 做心电图检查

D. 吸氧

E. 准备气管插管物品

120. 责任护士通过病史护理评估后, 应考虑病人可能的重要病情变化是 (   )

A. 顽固性心绞痛   B. 急性心肌梗死

C. 高血压心脏病   D. 伴气管炎

E. 长期用硝酸甘油可能产生耐药

121. 该病人经静脉滴注硝酸甘油、吸氧, 胸痛已缓解, 心电图仍为供血不足, 责任护士向病人讲述避免心绞痛发作诱因中, 下列哪项不妥 (   )

A. 避免过度体力劳累及情绪波动

B. 避免饱餐、受凉

C. 积极治疗高血压、高血脂

D. 不可吸烟, 有心悸要随诊

E. 可多饮酒, 以达活血目的

(122、123 题共用题干)

丁某, 男性, 52 岁。胸骨后压榨性疼痛半天急诊入院, 心电图示急性广泛前壁心肌梗死。

122. 该病人需绝对卧床 (   )

A. 1 周   B. 2 周

C. 3 周   D. 4 周

E. 5 周

123. 有可能导致该病人 24 小时内死亡的最常见原因是 (   )

A. 心力衰竭   B. 心源性休克

C. 心律失常   D. 心脏破裂

E. 脑部栓塞

(124 ~ 126 题共用题干)

某男, 70 岁。高血压病 20 年, 平日血压 140/90mmHg, 糖尿病 10 年, 1 周来发生心前区疼痛, 闷胀痛多 1 ~ 2 分钟, 经休息可缓解, 1 天来心前区痛持续 6 小时不缓解, 精神烦躁, 恶心、呕吐 1 次, 急送医院。测血压 130/90mmHg, 心电图示 V_1 ~ V_5S-T 段弓背向上抬高, 出现 Q 波, 心肌酶升高, 医生确诊为急性心肌梗死, 即刻给予吗啡止痛, 胸痛逐渐减轻。心电监护可见室性期前收缩, 每分钟 4 ~ 5 个。

124. 急诊护士对病人评估后, 认为首位的护理诊断是 (   )

A. 潜在并发症: 室速、室颤

B. 组织灌注量异常

C. 恐惧

D. 气体交换受损

E. 有皮肤完整性受损的危险

125. 急诊护士给予病人的护理措施中哪项不妥 (   )

A. 让病人绝对卧床休息

B. 持续心电监护, 并遵医嘱静脉注射利多卡因

C. 观察心前区疼痛变化

D. 吸氧

E. 嘱病人大量饮水, 补充循环血量

126. 病人入院 12 小时后突然出现呼吸困难, 咳嗽, 咳粉红色泡沫痰, 两肺布满干、湿啰音, 心率 120 次 / 分, 律齐, 护士即刻通知医生进行

处理，护士能指出医嘱中哪项不妥（　　）

　　A.静脉推注呋塞米

　　B.静脉滴注硝普钠

　　C.吸氧改为 6～8L/min，并乙醇湿化

　　D.静脉推注毛花苷丙

　　E.肌内注射哌替啶

（127～129 题共用题干）

　　秦某，女性，60 岁。3 小时前胸骨后压榨样疼痛发作，伴呕吐、冷汗及潮湿感而入院。护理体检：神清，合作，心率 112 次/分，律齐，交替脉，心电图检查显示有急性广泛性前壁心肌梗死。

　　127.秦某在的最主要护理问题是（　　）

　　A.活动无耐力　　　B.心排血量减少

　　C.体液量过多　　　D.潜在心律失常

　　E.潜在感染

　　128.对秦某第 1 周的护理措施正确的是（　　）

　　A.高热量、高蛋白饮食

　　B.协助病人翻身、进食

　　C.协助病人入厕

　　D.低流量持续吸氧

　　E.指导病人床上活动

　　129.在监护过程中护士发现秦某烦躁不安，面色苍白，皮肤湿冷，脉细速，尿量减少，应警惕发生（　　）

　　A.严重心律失常　　B.急性左心衰竭

　　C.心源性休克　　　D.并发感染

　　E.紧张，恐惧

（130、131 题共用题干）

　　刘某，男性，69 岁。因头痛、头晕入院

就诊，在平静状态下测其血压为 165/95mmHg，其他检查结果均无异常。

　　130.该病人最有可能的诊断为（　　）

　　A.脑出血　　　　　B.冠心病

　　C.原发性高血压　　D.脑瘤

　　E.脑膜炎

　　131.为该病人做健康宣教，下列内容不妥的选项是（　　）

　　A.低钠饮食

　　B.适度的体育锻炼

　　C.多吃含纤维素的食物，预防便秘

　　D.规律服用降压药物

　　E.在药物的作用下将血压控制得越低越好

（132～134 题共用题干）

　　罗某，男性，50 岁。患高血压病 5 年，因高血压危象而急诊入院。

　　132.你认为下列紧急处理措施中最关键的是（　　）

　　A.绝对卧床休息　　B.迅速降压

　　C.降低颅内压　　　D.给氧

　　E.限制钠盐摄入

　　133.给氧时，氧流量应为（　　）

　　A.1～2L/min　　　B.2～3Lmin

　　C.3～4L/min　　　D.4～5L/min

　　E.5～6L/min

　　134.下列哪项护理措施不妥（　　）

　　A.立即取平卧位

　　B.立即建立静脉通路

　　C.尽量少搬动病人

　　D.提供保护性护理

　　E.保持呼吸道通畅

（135～137题共用题干）

某男，50岁。患高血压病5年，间断服降压药，血压波动在160/100～140/90mmHg，病人未予重视，头晕、头痛明显就服药，症状消失就停药。病人有20年吸烟史，身体肥胖多年。近3天工作过度劳累，1天来剧烈头痛、头晕，恶心未呕，测血压200/120mmHg，家人速将病人送急诊。经入院检查医生仍确诊为高血压病，治疗5天症状消失，血压恢复至140/90mmHg。

135.病房责任护士经上述护理评估后，认为目前病人存在的主要护理诊断是（　　）

A.有受伤的危险　　B.活动无耐力

C.知识缺乏　　　　D.疼痛

E.潜在并发症：脑血管意外

136.责任护士向病人讲述服用降压药注意事项，下列哪项不妥（　　）

A.应遵医嘱用药，不可自行增减

B.使用两种或以上药物即联合用药可增强疗效，减少副作用

C.降压药需长期服用，不可停药

D.服药期间出现头晕应立即平卧

E.服药期间可以不采用非药物治疗

137.病人出院前，护士长向其作健康教育，下列内容哪项不正确（　　）

A.低盐、低脂、低热量饮食，以减轻体重

B.进行运动，运动量适中；心理平衡

C.坚持遵医嘱服药，不可随意停药

D.学会观察血压变化，定期测血压，有变化门诊就医

E.可用过热水洗澡；有助于扩张血管

（138、139题共用题干）

王某，男性，28岁。因车祸后致右腿开放性骨折，大量出血，半小时后病人出现面色苍白，呼之不应。

138.应首先采取的措施是（　　）

A.止血

B.骨折复位

C.判断呼吸心跳情况

D.抬上救护车

E.包扎

139.心肺复苏后最重要的处理措施是（　　）

A.纠正酸中毒

B.应用抗生素

C.强心利尿

D.防止脑缺氧和脑水肿

E.持续心电监护

四、案例分析题

王女士，30岁。劳累后心悸、气促2年，一周前受凉后病情加重。体检：体温37.6℃，脉搏106次/分，呼吸28次/分，血压120/75mmHg。半卧位，两颧红紫，唇发绀，咽红，颈静脉怒张。心界向左扩大，心率106次/分，律齐，心尖部闻及Ⅲ级收缩期吹风样杂音和中等响亮的舒张期隆隆样杂音，两肺底湿性啰音。肝肋下2cm，质软，有触痛。双下肢凹陷性水肿。

问题：

1.初步诊断是什么？

2.主要的护理诊断及合作性问题有哪些？

3.叙述护理措施。

第四章

消化系统疾病病人的护理

【学习内容提炼，涵盖重点考点】

第一节 概 述

一、消化系统的解剖结构和生理功能

1.食管 是连接咽和胃的通道，长度约 25cm，其功能是把食物和唾液等送到胃内。食管起始部、与左主支气管交叉处及穿越膈肌处有 3 个生理性狭窄，是异物滞留嵌顿和肿瘤的好发部位。

2.胃 胃壁由黏膜层、黏膜下层、肌层、浆膜层组成。黏膜层腺体丰富，主要有：①壁细胞：分泌盐酸和内因子；②主细胞：分泌胃蛋白酶原；③黏液细胞：分泌碱性黏液，具有中和胃酸和保护胃黏膜作用。

3.小肠 包括十二指肠、空肠和回肠，主要功能是食物消化、吸收。十二指肠长约 25cm，呈 "C" 形环绕胰头，分球部、降部、横部和升部，球部是消化性溃疡的好发部位。

4.大肠 包括盲肠及阑尾、结肠、直肠、肛管，全长约 1.5m。大肠的功能主要是吸收水分、盐类及形成粪便。

5.肝脏和胆 肝脏的主要功能有：①分泌胆汁，促进脂肪在小肠内的消化、吸收及食物中维生素 K 的吸收；②参与糖、蛋白质、脂肪等众多物质的代谢；③生物转化（解毒）：外来的或体内代谢产生的有毒物质经肝脏的生

物转化后随胆汁或尿液排出体外。胆囊的功能是储存、浓缩和排泄胆汁。

6.胰腺 由胰头、胰体、胰尾组成。胰腺是由外分泌和内分泌腺组成的混合腺体，前者分泌含胰蛋白酶、胰淀粉酶、胰脂肪酶等。内分泌腺位于胰腺中的胰岛，其重要的内分泌细胞有：① A 细胞分泌胰高血糖素，使血糖升高；② B 细胞分泌胰岛素，使血糖降低；③ D 细胞分泌生长抑素，作用是抑制胃酸分泌，也可抑制 A 细胞和 B 细胞的分泌。

二、消化系统疾病常见症状和体征的护理

恶心与呕吐

（一）概要

恶心是一种紧迫欲吐的感觉，是呕吐的先兆，也可单独出现。呕吐是指胃内容物或部分小肠内容物通过食管逆流到口腔并排出体外的一种复杂反射动作。

（二）护理评估

1.健康史 病因以消化系统疾病最常见。

2.身心状况 *症状特点：①胃肠道炎症或消化性溃疡所致的呕吐，多在餐后短期内发生，吐后感轻松，常伴腹痛、腹泻；②肠梗阻所致者，多在进食后数小时，量大并含胆汁和粪臭味；③幽门梗阻所致者，常呕吐大量酸酵宿食；④中枢神经系统疾病所致者与进食无关，多无恶心先兆，为喷射性，吐后不感轻松；⑤前庭功能障碍所致者与头部位置改变有关，常伴发作性眩晕、耳鸣；⑥精神性呕吐，多见于青年女性，发作与精神或情绪有关。

（三）护理诊断及合作性问题

1.营养失调：低于机体需要量 与长期反复呕吐、食物摄入量不足有关。

2.有体液不足的危险 与呕吐导致体液丢失有关。

★（四）护理措施

1.一般护理　轻者可取坐位，病情重、全身衰弱体力难于支持或意识障碍者，取侧卧位或仰卧位、头偏向一侧，以避免吸入性肺炎和窒息的发生。

2.饮食护理　停止后可给清淡易消化饮食，少量多餐。频繁、剧烈呕吐不能进食或严重水电解质紊乱者，遵医嘱暂禁食，静脉补液。

3.对症护理　①指导病人进行缓慢的深呼吸，减少进入胃内的气体；②遵医嘱给予解痉药及止吐剂等；③吐后清理病人口鼻腔内的呕吐物，让病人用温开水或生理盐水漱口，口腔护理时避免刺激舌根部、咽及上腭等部位；④及时更换脏污的床单、衣被，开窗通风。

4.病情观察　观察呕吐的时间、方式和呕吐的次数，呕吐物的量及性状等，必要时留标本送检；观察有无水、电解质及酸碱紊乱的表现及实验室检查结果。

5.用药护理　服用抗胆碱能药后可有面部潮红、口干、心率加速等反应；应用甲氧氯普胺等镇吐药有时可出现直立性低血压，应嘱病人用药后由坐位站起时动作应缓慢，门诊病人用药后应嘱其避免从事驾驶等危险工作。

腹　痛

（一）概要

腹痛是指腹部感觉神经纤维受某些因素刺激后产生的一种疼痛或不适感。根据急缓及病程可分为急性腹痛和慢性腹痛。

（二）护理评估

1.健康史

（1）急性腹痛的病因：①腹腔器官急性炎症；②空腔器官阻塞或扩张；③脏器扭转或破裂；④腹膜急性炎症如胃肠急性穿孔等所致急性弥漫性腹膜炎；⑤腹腔内血管阻塞如肠系膜动脉栓塞；⑥胸腔脏器病变所致的牵涉性腹痛；⑦全身性疾病如腹痛型紫癜等。

（2）慢性腹痛的病因：①腹腔脏器慢性炎症；②空腔脏器的张力变化；③胃、十二指肠溃疡；④脏器包膜受牵张；⑤胃肠神经功能紊乱如胃肠神经症；⑥中毒与代谢障碍如慢性铅中毒等。

2.身心状况　*症状特点：①腹痛的部位：胃、十二指肠疾病、急性胰腺炎多在中上腹，肝胆疾病多在右上腹，急性阑尾炎多在右下腹，小肠疾病多在脐周，卵巢囊肿扭转、异位妊娠破裂多在下腹部，弥漫性腹痛或部位不定多见于急性弥漫性腹膜炎等。②疼痛的性质和程度：消化性溃疡多为隐痛、烧灼痛；阵发性绞痛多为胆石症或尿路结石；突发上腹刀割样剧痛，多为消化性溃疡急性穿孔；剑突下阵发性钻顶痛多见于胆道蛔虫症；持续、广泛剧烈腹痛伴肌紧张，提示急性弥漫性腹膜炎；向腰背部放射的持续性中上腹部剧痛，应考虑急性胰腺炎。③发作的时间：饥饿性疼痛呈周期性、节律性，见于十二指肠溃疡。④诱发因素：急性胰腺炎发作前常有酗酒或暴饮暴食；胆囊炎或胆石症常随进高脂肪餐而诱发。⑤与体位的关系：胃黏膜脱垂症右侧卧位时疼痛加剧，左侧卧位减轻；胰腺炎时仰卧位疼痛加剧，身体前倾位或弯腰蜷腿可减轻。⑥伴随症状：伴血尿应考虑尿路结石；伴寒战、发热、黄疸，多见胆囊炎、胆道感染、胆石症；伴呕吐、内容物含酸性宿食，多见于幽门梗阻；伴腹胀、呕吐、排便排气停止是肠梗阻的典型表现。

（三）护理诊断及合作性问题

1.疼痛：腹痛　与腹腔脏器或腹外脏器炎症、平滑肌痉挛、缺血等有关。
2.焦虑　与剧烈腹痛、反复或持续腹痛不易缓解有关。

*（四）护理措施

1.一般护理　急性者应卧床休息，并注意环境的舒适和安静；指导和协助病人取仰卧或侧卧位，下肢屈曲；对躁动不安者，应采取防护措施。

2.饮食护理　诊断未明确的急性病人宜暂禁食，必要时胃肠减压，遵医嘱静脉维持营养。

3.对症护理　疼痛部位用热水袋热敷，但急腹痛者除外；疼痛剧烈者遵医嘱使用镇痛药，并注意效果和不良反应；急性腹痛诊断未明不随便使用镇痛药；尽量少用麻醉性镇痛药，确需使用，疼痛缓解或消失后应及时停药。

4.病情观察　观察疼痛的部位及性质的演变、伴随症状、生命体征及有关检查结果的变化，发现恶化征象应及时报告医生并做好相应的诊治与护理。

腹　泻

（一）概要

腹泻是指某一病因使肠黏膜分泌亢进，或吸收障碍，或肠蠕动加速，致排便次数明显超过平日习惯的频率，粪质稀薄，或混有黏液、脓血，或含未消化食物者。根据起病急缓及病程，可分急性腹泻和慢性腹泻，前者起病急，病程在 3 周内，后者起病缓慢，病程超过 2 个月。

（二）护理评估

1.健康史

（1）急性腹泻：①急性感染；②急性中毒；③变态反应；④某些药物，如泻药、拟胆碱药、高渗性药、某些抗生素、肿瘤化疗药等。

（2）慢性腹泻：①胃源性因素；②肠源性因素；③胰源性因素，如胰腺癌；④肝胆因素；⑤内分泌代谢因素。

2.身心状况　*症状特点：①急性腹泻起病骤然，病程短，每天排便次数多达 10 次以上，细菌感染多为黏液血便或脓血便；阿米巴原虫感染多呈暗红或果酱样便。②慢性腹泻起病缓慢，病程长，每天排便数次，性状可为稀便，也可带黏液、脓血，若含大量黏液而无病理成分，常在清晨起床后和早餐后发生，多为肠易激综合征。③与伴随症状的关系，急性感染性腹泻常伴腹痛、发热，如急性菌痢、伤寒或副伤寒等；伴里急后重多见于急性菌痢、直肠炎症或肿瘤等；伴重度失水，常见于霍乱、细菌性食物中毒等。

（三）护理诊断及合作性问题

1.腹泻　与肠道疾病或全身性疾病所致的肠黏膜分泌亢进、或吸收障碍、或肠蠕动加速有关。

2.营养失调：低于机体需要量　与慢性腹泻影响营养物质的消化和吸收有关。

3.有体液不足的危险　与严重腹泻引起的失水有关。

★（四）护理措施

1.一般护理　急性严重腹泻、全身症状明显者应卧床休息，慢性腹泻宜增加休息时间并注意腹部保暖。消除病人的心理反应，稳定情绪。如为肠道传染病所致者，应严格隔离消毒。

2.饮食护理　急性轻症者可进少量流质或半流质饮食，好转后逐步过渡到普通饮食。严重腹泻者，遵医嘱暂禁食，静脉维持营养。慢性腹泻者，宜进营养丰富、纤维素少、低脂易消化饮食，忌食生冷及刺激性食物。

3.肛周皮肤的护理　嘱病人便后用温水清洗肛门，必要时涂无菌凡士林或抗生素软膏。

4.病情观察　观察大便的次数、量及性状，定时测量体重，注意食物摄入情况，每天准确记录出入量，测生命体征及血生化指标。

5.用药护理　原发病的治疗用药应注意疾病的改善情况及药物副作用。

第二节　胃炎病人的护理

胃炎是指各种病因引起的胃黏膜炎症。临床按发病急缓和病程可分为急性胃炎和慢性胃炎。

急性胃炎病人的护理

（一）概要

急性胃炎是指各种原因引起的胃黏膜急性炎症。按病因可分为急性外因性和内因性胃炎两类。按病理改变可分急性单纯性胃炎、急性糜烂出血性胃炎、特殊原因引起的急性胃炎。

（二）护理评估

1.健康史　常见病因有：①饮食因素，如进食过冷、过热、过硬或过于粗糙的食物，饮浓茶、浓咖啡、刺激性调味品等；②药物因素，如非甾体类抗炎药及糖皮质激素等；③急性应激，如严重创伤及烧伤、颅内高压、大手术、休克等；④感染因素。

2.身心状况

★（1）症状特点：①轻者仅出现上腹不适、饱胀、恶心、呕吐等表现；②沙门菌或金黄色葡萄球菌及其毒素所致者，多在进食不洁食物数小时后发病，常有畏寒、发热、腹痛、恶心及呕吐，多伴有肠炎而出现腹绞痛、水样便，重者出现水、电解质及酸碱平衡紊乱；③非甾体类抗炎药或急性应激所致者，胃出血常见，甚至首发，多为呕吐物略带血性、间歇性发作、自行停止，也可出现呕血和黑便。

（2）体征：轻症者上腹部轻微压痛，重者有脱水病容，伴肠炎时肠鸣音增强。

3.实验室及其他检查　纤维胃镜检查可见胃黏膜充血、水肿、渗出，多发性的点状出血和小糜烂灶等。

（三）护理诊断及合作性问题

1.疼痛：腹痛　与胃黏膜的急性炎症病变有关。

2.有体液不足的危险　与胃黏膜炎症所致的出血、呕吐有关。

★（四）护理措施

1.一般护理　轻症者注意休息并减少活动，重者保持环境安静、舒适，卧床休息。

2.饮食护理　轻症者可进流质或少渣、温凉、半流质饮食；少量出血者，可给米汤等流质饮食；呕吐剧烈、大量出血或伴有明显腹泻者，暂禁食。

3.病情观察　观察并记录24小时出入量；观察生命体征、皮肤弹性及温湿度；观察呕吐物、粪便的性状。

4.用药护理　遵医嘱给予抑制胃酸分泌药、胃黏膜保护药、解痉和镇吐药，并注意药物的副作用。

慢性胃炎病人的护理

（一）概要

慢性胃炎系指不同病因引起的胃黏膜慢性炎症或萎缩性病变。结合临床、内镜和病理组织学可分为浅表性、萎缩性和特殊类型三大类。无症状的浅表性胃炎无需进行治疗，有症状者的治疗主要是病因治疗和对症治疗。

（二）护理评估

1. 健康史　主要致病因素有：①幽门螺杆菌（HP）感染：是目前公认的致慢性胃炎的最主要病因；②免疫因素；③理化因素：长期吸烟、大量饮烈性酒、浓茶、浓咖啡，长期进过冷、过热、过粗糙的食物，常服非甾体类抗炎药、糖皮质激素等药物；④其他：如胆汁反流、老年人胃黏膜退行性病变等。

2. 身心状况

（1）症状特点：①多数病人无症状或轻度不等的餐后较为明显的上腹不适，无规律性上腹隐痛、食欲不振、嗳气、反酸、恶心和呕吐等症状，但缺乏特异性；②严重萎缩性胃炎者可有厌食、贫血、消瘦、舌炎、腹泻等症状；③少数可有少量上消化道出血。

（2）体征：可有上腹部轻微压痛。

3. 实验室及其他检查　胃镜及胃黏膜活组织检查是诊断慢性胃炎的最可靠方法；幽门螺杆菌检查可通过胃镜检查获取胃黏膜标本做快速尿素酶试验、组织培养，也可检测血清特异性抗体，^{13}C 或 ^{14}C 尿素呼吸试验等，阳性提示炎症的活动性。

（三）护理诊断及合作性问题

1. 疼痛：腹痛　与胃黏膜炎性病变有关。
2. 营养失调　低于机体需要量与食欲不振、厌食、消化吸收不良等有关。

★（四）护理措施

1. 一般护理　轻症者避免过度劳累，活动性或伴有上消化道出血者应卧床休息。

2. 饮食护理　①以高热量、高蛋白、高维生素、易消化食物为基本饮食原则。②注意饮食卫生，进食宜少量多餐，定时定量、细嚼慢咽、忌暴饮暴食。③避免粗糙、辛辣、过冷、过热等刺激性食物。④胃酸缺乏者最好食用完全煮熟的食物，多进刺激胃酸分泌的食物如肉汤、鸡汤等；胃酸偏高者避免进酸性、脂肪多的食物。

3. 对症护理　腹胀和腹痛病人，注意腹部保暖，避免腹部受凉；也可用热水袋局部热敷，轻按摩腹部。

★4. 用药护理　①用胃动力药如西沙必利等，应在餐前服用，不宜与阿托品、山莨菪碱等药合用。②用铁剂时，宜小剂量开始，逐渐增量，饭后用药，不宜与茶、碱性药、牛奶同服。③用抗胆碱药时注意口干、心率加快、汗闭、胃排空延缓等副作用。④用 1% 稀盐酸时，药物应送至舌根部咽下，服后温开水漱口。⑤根除幽门螺杆菌治疗：使用枸橼酸铋钾时，应在餐前 30 分钟服用；服药过程可使齿、舌变黑，部分病人出现便秘和大便呈黑色。用甲硝唑时注意恶心、呕吐，口腔金属味，舌炎和排尿困难等不良反应。

（五）健康教育

对胃黏膜萎缩严重伴肠腺上皮化生及重度异型增生者，告之定期做胃镜及胃黏膜活检。

第三节　消化性溃疡病人的护理

一、概　　要

消化性溃疡通常指发生在胃和十二指肠的慢性溃疡，因溃疡的形成与胃液的自身消化有关，故称为消化性溃疡。

二、护理评估

1. 健康史　主要的病因有：①幽门螺杆菌感染：是近年来较为公认的主要发病因素，尤其是十二指肠溃疡；②胃酸、胃蛋白酶：尤其是十二指肠溃疡发病的主要攻击性因素，特别是高胃酸；③非甾体抗炎药（NSAID）：是另一重要因素，特别是胃溃疡的发病；④其他因素：吸烟、无规律饮食、嗜酒等。

★2. 身心状况

（1）症状特点：腹痛为本病最主要症状。其特点为：部位胃溃疡多在上腹部偏左，十二指肠溃疡多在上腹部偏右；性质多呈钝痛、灼痛、或饥饿样疼痛；胃溃疡的节律为进食—疼痛—缓解，十二指肠溃疡为疼痛—进食—缓解，又称空腹痛，约半数病人夜间痛。

（2）体征：溃疡活动期上腹或相应脊柱旁可有局限性轻度压痛。

（3）并发症：①出血：是本病最常见的并发症；②急性和慢性穿孔（穿透性溃疡）：前者是最严重并发症；③幽门梗阻；④癌变。

3.实验室及其他检查

（1）粪便隐血试验：活动期可阳性，持续性阳性提示癌变的可能。

（2）X线钡餐检查：龛影是诊断溃疡病的可靠依据之一。

（3）纤维或电子胃镜及黏膜活检：是确诊消化性溃疡首选的检查方法。

（4）HP检测：阳性常提示活动期。

三、护理诊断及合作性问题

1.疼痛：腹痛　与胃酸刺激溃疡面或胃酸作用于溃疡引起化学性炎症，或病变区肌张力增强或痉挛有关。

2.营养失调：低于机体需要量　与疼痛或食后饱胀不适致摄入量减少及消化吸收障碍有关。

3.焦虑　与疾病反复发作、病程迁延，或出现并发症有关。

4.潜在并发症　出血、穿孔、幽门梗阻、癌变。

*四、护 理 措 施

1.一般护理　注意劳逸结合，避免过度身心劳累，腹痛剧烈者卧床休息。

2.饮食护理　少量多餐，细嚼慢咽，按时就餐，避免过饥过饱、餐间零食和睡前进食；禁饮酒、咖啡、浓茶等刺激性饮料，避免进食过冷、过热、过酸、过辣、油煎、油炸等刺激性大的食物和调味品；保证充足的营养、热量和维生素，牛奶富含钙质和脂肪可使胃排空延缓、胃窦扩张、胃酸分泌增多，应适量饮用；就餐时限定液体的入量，饭后2小时维持坐位；恶心、呕吐剧烈者暂禁食，按医嘱静脉营养。

3.病情观察　重点观察呕吐物及粪便性状，以尽早发现出血、幽门梗阻；观察腹痛的性质、部位及腹痛波及范围，有无腹膜刺激征等穿孔迹象；注意病人全身状态及治疗反应的变化，以尽早发现癌变的可能性。

4.用药护理 ①H$_2$受体拮抗剂，常见的副作用有乏力、转氨酶升高、粒细胞减少、皮疹、男子乳房发育、阳痿等，但雷尼替丁和法莫替丁无抗雄性激素作用。②质子泵抑制剂，注意肝损害、男性乳房发育等副作用，长期服用可有上腹饱胀、腹痛、便秘、恶心等消化不良反应。③胃黏膜保护剂，硫糖铝的副作用主要有便秘、口干、皮疹、眩晕、嗜睡；胶体铋主要有轻微头痛、头晕、腹泻、便秘、皮疹及一过性转氨酶升高等，此药可使粪色发黑，舌苔、牙齿黑染；前列腺素类药物可有轻微腹痛、腹泻等副作用，该药可致流产，孕妇应慎用。④制酸剂，可溶性制酸剂长期服用可引起碱中毒和钠潴留致高血压；不溶性含镁制酸剂可致腹泻；含钙、铝、铋的制剂可致便秘。⑤抗胆碱能药，不用于胃溃疡，合并幽门梗阻、近期溃疡出血、青光眼、前列腺增生者忌用，十二指肠溃疡病人使用时注意心率加快、口干、瞳孔散大、汗闭、尿潴留等副作用。

5.并发症的护理

（1）出血：量少者给温凉流质饮食，量大者暂禁食。密切观察血压、脉搏、呼吸、肤色、肢体温湿度、尿量和呕血、黑便的量及性状等。

（2）穿孔：禁食及胃肠减压；迅速建立静脉通道；做好术前准备工作。

（3）幽门梗阻：轻者进少量低脂流质，重者禁食、胃肠减压，连续72小时抽吸胃内容物和胃液；遵医嘱静脉维持营养，纠正水、电解质和酸碱平衡紊乱；好转后给少量流质，每天晚餐后4小时洗胃1次；无效者做好术前准备工作。

第四节　肝硬化病人的护理

一、概　　要

肝硬化由一种或多种病因长期或反复作用肝脏所致的、常见的、慢性、进行性、弥漫性肝病。

二、护理评估

1.健康史　病因有：①病毒性肝炎：是我国最主要而又常见病因，主要是乙型；②血吸虫病；③慢性酒精中毒；④循环障碍：如慢性心力衰竭、缩窄性心包炎等；⑤工业毒物或药物；⑥营养障碍；⑦胆汁淤积；⑧其他：如铜氧化酶缺陷、铁代谢障碍所致的肝损害。

★2. 身心状况

（1）症状与体征：①代偿期：以乏力和食欲减退出现最早且较突出。②失代偿期：以肝功能减退和门静脉高压为主要表现。肝功能减退表现主要有消瘦、乏力，皮肤干枯，面色晦暗；消化系统症状加重；鼻出血、牙龈出血，皮肤瘀点或淤斑及不同程度贫血；蜘蛛血管痣、肝掌、男性的性功能减退、睾丸萎缩、乳房发育，女性的月经失调、闭经、不孕，眼眶周围和其他暴露部位色素沉着等内分泌紊乱的表现。③门静脉高压症的表现主要有脾大与脾功能亢进；侧支循环的建立与开放，重要的有食管下端和胃底静脉曲张、腹壁静脉曲张、痔静脉曲张，前者最常见，易破裂发生上消化道大出血，后者破裂引起便血；腹水是失代偿期最突出的表现。

（2）并发症：主要出现在失代偿期。①上消化道出血：最为常见，多由食管下端胃底静脉曲张破裂所致；②感染：易并发肺感染、胆道感染、自发性腹膜炎等；③肝性脑病：是最严重的并发症及最常见的死因；④原发性肝癌；⑤肝肾综合征：又称功能性肾衰竭或肝循环不良；⑥电解质和酸碱平衡紊乱：常见有低钠血症和低钾、低氯血症，代谢性碱中毒。

3. 实验室及其他检查

（1）肝功能试验：失代偿期的后期或重症者血清胆红素增高，ALT增高，血清蛋白降低，球蛋白增多，清蛋白/球蛋白比值降低或倒置；凝血酶原时间延长。

（2）腹水检查：多为漏出液。

（3）内镜检查：腹腔镜可直视肝外形、表面、色泽、边缘和脾脏改变，对病变明显处做穿刺活组织检查可确诊。

三、护理诊断及合作性问题

1. 营养失调：低于机体需要量　与肝功能减退、门静脉高压引起食欲减退、消化不良和吸取障碍有关。

2. 体液过多　与肝功能减退引起的低清蛋白血症、门静脉高压、继发性醛固酮和抗利尿激素增多引起的钠水潴留有关。

3. 有皮肤完整性受损的危险　与营养不良、水肿、皮肤干枯粗糙、瘙痒、长期卧床有关。

4. 潜在并发症　上消化道出血、感染、肝性脑病、电解质和酸碱平衡紊乱。

*四、护理措施

1. 一般护理　代偿期可适度活动，参加轻工作；失代偿期或有并发症者以卧床休息为主，适当轻微活动。保持皮肤清洁。

2. 饮食护理　①保证每天供给的糖不少于300g；②保证每天1.0～1.5g/kg高生物效价的动物蛋白质，肝功能损害严重时暂禁蛋白质；③进富含B族维生素和维生素C的食物如绿豆、西红柿、柑橘等；④适当限制脂肪入量，以50g/d为宜；⑤尽量食用以蒸、煮、炖、熬、烩等方法制作的食物；⑥戒酒、忌饮含乙醇饮料及食用粗糙、坚硬、刺激性强的食物。

3. 腹水的护理　①腹水量少时取平卧位，大量时取平卧位，长时卧床应抬高下肢，阴囊水肿可用托带托起阴囊；②每天钠入量宜限制在500～800mg，水限制在1000ml左右；③严重腹水者应避免剧烈咳嗽、呕吐、用力排便；④遵医嘱正确使用利尿剂、血浆、清蛋白等；⑤放腹水治疗者，应协助做好腹腔穿刺的术前准备、手中配合及术后护理；⑥接受腹水浓缩回输者，应做好相应的护理。

4. 病情观察　营养状况及腹水消退情况，有无出血等情况。

第五节　原发性肝癌病人的护理

一、概　　要

原发性肝癌是指源于肝细胞或肝内胆管上皮细胞的恶性肿瘤，是我国常见恶性肿瘤之一。病理按形态分为肿块型、结节型和弥漫型，以结节型最多见；按组织学类型可分为肝细胞型、胆管细胞型和混合型。我国以肝细胞型为主。原发性肝癌转移途径包括血行转移、淋巴转移及种植转移，其中血行转移是肝癌转移最早、最常见的途径，肝外转移以肺癌多见。治疗上早期肝癌和小肝癌尽量手术治疗，不能手术者应采取综合治疗的模式。

二、护理评估

1. 健康史   常见的原因有：①病毒性肝炎，在我国慢性乙型病毒性肝炎被认为是最主要致病因素；②肝硬化；③黄曲霉毒素；④遗传；⑤饮用水污染等。

*2. 身心状况

（1）症状及体征：起病隐匿，早期缺乏特异性。①肝区疼痛：是肝癌最常见、最主要的症状；②肝脏进行性肿大，质地坚硬，表面凸凹不平，可触及结节，边缘钝，不整齐，压痛不明显，为本病重要体征；③黄疸多见于肝癌晚期；④肝硬化征象；⑤全身性表现：主要有进行性消瘦、发热、食欲不振、乏力、恶病质等；⑥转移灶症状：可转移至肺、骨、脑等处，产生相应症状。

（2）并发症：①肝性脑病，是原发性肝癌晚期最严重并发症；②上消化道出血，大出血还可诱发肝性脑病；③肝癌结节破裂出血；④继发感染。

3. 实验室及其他检查

（1）肝癌标志物检测：甲胎蛋白（APP）目前诊断原发性肝癌最常用、最重要的方法。APP 高浓度持续 4 周以上；或 AFP 中等水平持续 8 周以上；或 AFP 持续升高不降提示肝癌诊断。若 APP 长时间呈低浓度阳性而 ALT 正常，则考虑亚临床肝癌。

（2）影像学检查：①超声显像 B 型超声显像是目前肝癌定位检查的首选的方法；②电子计算机 X 线体层显像（CT）及肝血管造影：CT 结合动脉造影是目前诊断小肝癌和微小肝癌的最佳方法。

（3）肝穿刺活体组织检查：穿刺活体病变组织检查是确诊肝癌的最可靠方法。

三、护理诊断及合作性问题

1. 疼痛：腹痛   与肝癌迅速增长，牵拉肝包膜等有关。

2.营养失调：低于机体需要　与肝癌造成机体慢性消耗，化疗引起胃肠道反应等因素导致食欲下降有关。

3.绝望　与知道病情，担心预后有关。

4.潜在并发症　上消化道出血、肝性脑病、肝癌结节破裂出血、继发感染。

*四、护 理 措 施

1.对症护理　减轻或缓解疼痛。注意劳逸结合，消除不良情绪影响，遵医嘱合理使用止痛药物。

2.心理护理　注意加强护患沟通，通过各种心理护理措施缓解病人心理压力。

3.饮食护理　给予高蛋白、适当热量、高维生素饮食，避免摄入高脂、高热量和刺激性食物，少量多餐。

4.病情观察　注意观察肝区疼痛的性质和程度是否发生改变等。

5.肝动脉栓塞化疗病人的护理　①术后禁食2～3天，渐过渡到流质，少量多餐；②穿刺部位压迫止血15分钟再加压包扎，沙袋压迫6小时，保持穿刺侧肢体伸直24小时；③密切观察体温变化；观察穿刺部位有无血肿及渗血；注意有无出血、肝性脑病的前驱症状等；④高热者应降温；⑤准确记录出入量；⑥鼓励病人深呼吸、排痰，必要时吸氧；⑦栓塞术后1周，遵医嘱适当补充葡萄糖和蛋白质。

第六节　肝性脑病病人的护理

一、概　　要

肝性脑病又被称为肝昏迷，是指由肝脏严重病变引起的，以代谢紊乱为基础的中枢神经系统功能失调的综合征。对无明显肝性脑病表现，但可用精细智力测验或电生理检测发现异常者，称之为轻微肝性脑病。目前本病无特效疗法，主要以去除诱因、保护肝脏功能、减少肠腔内毒物的生成和吸收、促进有毒物质代谢清除、对症支持治疗及预防并发症为原则。

二、护 理 评 估

*1.健康史　病因多继发于各型肝硬化及门－体分流术后，尤以病毒性肝炎后肝硬化最多见。诱因有上消化道出血、高蛋白饮食、感染、药物（利尿剂、安眠药、含氮药物等）大量排钾利尿、放腹水、便秘等。

*2.身心状况

一期（前驱期）：以轻度性格改变和行为异常为突出表现。有扑翼样震颤。病理反射阴性，脑电图正常。

二期（昏迷前期）：以意识错乱，睡眠障碍，行为失常为主。有明显神经系统体征，脑电图异常。

三期（昏睡期）：以昏睡和精神错乱为主。有扑翼样震颤，肌张力高，腱反射亢进，锥体束征常阳性。脑电图异常。

四期（昏迷期）：神志完全丧失，不能唤醒。浅昏迷时生理反射存在，腱反射和肌张力亢进，扑翼样震颤无法引出；深昏迷时，各种反射消失，肌张力降低，瞳孔常散大。此期脑电图明显异常。

3.实验室及其他检查

（1）脑电图检查：前驱期脑电图大多正常，昏迷前期、昏睡期及昏迷期脑电图明显异常，典型表现为慢节律波。

（2）血氨检查：慢性肝性脑病病人血氨多增高，急性肝衰竭所致的肝性脑病血氨大多正常。

（3）简单智力测验及诱发电位：对于诊断轻微型肝性脑病最有价值。

三、护理诊断及合作性问题

1.意识障碍　与血氨浓度增高，大脑功能受抑制有关。

2.营养失调：低于机体需要量　与肝脏功能受损造成消化吸收功能下降等有关。

3.有皮肤黏膜完整性受损的危险　与黄疸导致皮肤瘙痒有关。

4.有受伤的危险　与疾病造成病人精神异常有关。

5.潜在并发症　脑水肿等。

★四、护 理 措 施

1. 一般护理 ①置于重症监护病房，绝对卧床休息，专人护理；②保持大便通畅，便秘者应给予生理盐水或弱酸溶液灌肠，但不宜用碱性溶液，忌用肥皂水灌肠；③慎用镇静药物及对肝脏有毒的药物；④避免及纠正电解质和酸碱平衡紊乱，有肝性脑病倾向的病人应避免快速和大量利尿及放腹水等；⑤预防感染；⑥及时清除肠道内积血、食物或其他含氮物质等。

2. 饮食护理 ①限制蛋白质摄入：病初数天内及昏迷病人应暂禁蛋白质（一、二期肝性脑病可限制在 20g/d 以内）；神志清楚后从蛋白质 20g/d 开始逐渐增加至 1g/（kg·d）；以植物蛋白为佳。②保证足够热量，以碳水化合物为主，不能进食者鼻饲或静脉补充葡萄糖，每天总热量保持在 5.0～6.7kJ。③减少脂肪的摄入量。④提供丰富的维生素尤其维生素 B、维生素 C、维生素 K 等。⑤调节水、电解质及酸碱平衡，钠限于 250mg/d，水入量一般为尿量加 1000ml/d。

3. 病情观察 注意观察肝性脑病早期表现及意识障碍程度等。

4. 对症护理 ①意识障碍：对于躁动不安者加强保护性措施，必要时给予地西泮等镇静药，但禁用鸦片类、巴比妥类等药物。②昏迷：应仰卧头偏向一侧，畅通呼吸道，必要时给氧；预防感染、褥疮、血栓形成及肌肉萎缩。③脑水肿：应限水、钠摄入量，降低脑部温度，严格执行医嘱降颅内压治疗。

5. 用药护理 ①降氨药物：谷氨酸钠或谷氨酸钾与游离氨结合形成谷氨酰胺从而降低血氨；该药碱中毒时慎用；用药时滴速不宜过快，否则可出现流涎、呕吐、面色潮红等反应；精氨酸，常用于血 pH 偏高病人的降氨治疗。②乳果糖：降低肠腔 pH；对有肾功能损害或耳聋、忌用新霉素的病人，或需长期治疗者，乳果糖常为首选药物；该药在肠内产气较多，多从小剂量开始服药，需观察服药后的排便次数。③必需氨基酸：静脉注射支链氨基酸为主的氨基酸混合液，抑制大脑中假神经递质的形成，滴速过快易出现流涎、呕吐、面色潮红等反应。④用左旋多巴时不宜与维生素 B_6 合用。⑤新霉素：少数出现听力和肾脏损害，故服用新霉素不宜超过 1 个月，同时监测听力和肾功能。⑥大量输注葡萄糖的过程中，必须警惕低钾血症、心力衰竭和脑水肿。

第七节　急性胰腺炎病人的护理

一、概　　要

急性胰腺炎是多种病因导致胰酶对胰腺及其周围组织自身消化所致的急性化学性炎症。其分为急性水肿型和急性出血坏死型，以急性水肿型多见。

二、护理评估

1. 健康史　常见的病因有：①胆道疾病：我国以胆道疾病为最常见，其中胆石症约占 90%；②暴饮暴食和酗酒；③胰管阻塞；④十二指肠及其周围疾病；⑤其他：手术与创伤，某些内分泌疾病、代谢疾病、急性传染病，某些药物等。

2. 身心状况

★（1）症状：①腹痛：为本病主要表现和首发症状，呈持续性钝痛或刀割样痛；可向腰背部呈带状放射；进食后加剧，弯腰、屈膝侧卧位减轻。②恶心、呕吐、腹胀：吐后腹痛不减轻。③发热：多有中度以上发热，可持续 3～5 天；若高热持续不退，考虑出血坏死型胰腺炎或继发性感染。④水、电解质及酸碱平衡紊乱：严重低血钙时引起手足抽搐，提示预后不佳。⑤低血压或休克：常见于重症胰腺炎。⑥黄疸：由胆石症所致者，可出现一过性黄疸。

（2）体征：①水肿型：腹部体征较轻，上腹部有中度压痛，无肌紧张和反跳痛。②急性出血坏死型胰腺炎：急性痛苦面容，呼吸急促，脉搏增快，血压下降，手足抽搐；并发急性腹膜炎时腹膜刺激征阳性；麻痹性肠梗阻时腹胀明显，肠鸣音减弱或消失；少数病人出现 Crey-Turner 征及 Cullen 征等体征。

3. 实验室及其他检查

（1）白细胞计数：多有白细胞及中性粒细胞增多，核左移。

（2）淀粉酶测定：血清淀粉酶在起病后 6～12 小时开始升高，48 小时开始下降，持续 3～5 天。血清淀粉酶超过正常值 3 倍可确诊为本病。但升高程度不一定反映病情轻重。

（3）血清脂肪酶测定：特异性较高，适用于就诊较迟的病例。

（4）生化检查：低血钙程度与严重程度平行，若血钙 < 1.5mmol/L 提示预后不良。暂时性血糖升高常见，持久的空腹血糖高于 10mmol/L 反映胰腺坏死。

（5）血清正铁清蛋白：出血坏死型胰腺炎起病 72 小时内常为阳性。水肿型胰腺炎为阴性。

三、护理诊断及合作性问题

1. 疼痛：腹痛　与胰腺及其周围组织炎症、水肿或出血坏死有关。
2. 体温过高　与胰腺坏死、继发感染有关。
3. 有体液不足的危险　与呕吐、禁食、胃肠减压有关。
4. 恐惧　与腹痛剧烈、病情进展急骤有关。
5. 潜在并发症　胰腺周围脓肿、胰腺假囊肿、电解质紊乱、急性呼吸衰竭、败血症等。

*四、护 理 措 施

1. 一般护理　绝对卧床休息；弯腰、取屈膝侧卧位以减轻疼痛；禁食与胃肠减压；按医嘱给予解痉镇痛药物阿托品治疗，但腹胀或肠麻痹药时，不宜使用阿托品；效果不佳者，可配合使用哌替啶，但禁用吗啡。

2. 饮食护理　急性期禁食、禁饮 1～3 天，腹胀明显者胃肠减压；禁食期间应静脉输液补充营养、水及电解质；病情稳定后逐渐恢复饮食，切忌暴饮暴食和酗酒；胃肠减压病人加强口腔护理。

3. 病情观察　观察生命体征、腹痛情况及有无腹肌紧张等；观察呕吐物和（或）引流物性质、量；有无水、电解质紊乱；计 24 小时液体出入量等。

4. 用药护理　①使用抑酶活性药加贝酯时，滴注速度不宜过快；药液切勿注入血管外。②合理使用抗生素，并注意观察疗效及副反应。③持续应用阿托品时，应注意观察有无心动过速、麻痹性肠梗阻加重等不良反应；有高度腹胀或肠麻痹药时，不宜使用阿托品。

5.抢救配合　①准备抢救物品。②取休克位或平卧位，并注意保暖。③吸氧，氧流量为 4～6L/min。④迅速建立静脉通路，按医嘱输液、血浆或全血，必要时给予血管活性药物。⑤严格执行医嘱，早期应用药物抑制胰液分泌及抗感染治疗。⑥密切观察病情变化，注意生命体征是否平稳；有无腹水及有无出血倾向等。⑦并发症的处理：急性呼吸窘迫综合征的病人应高流量给氧，配合做气管切开及使用人工呼吸机等治疗；并发肾衰竭者可进行透析等治疗。

五、健康教育

①帮助病人及其家属了解本病的诱因、病因及疾病过程。应积极治疗与之有关的疾病。②强调饮食卫生，宜进低脂易消化饮食，禁刺激性食物，禁暴饮暴食、戒酒，以免病情反复。若长期限制脂肪的摄入，应注意脂溶性维生素的补充。注意劳逸结合。③严格执行医嘱合理用药，定期复查。

第八节　溃疡性结肠炎病人的护理

一、概　要

溃疡性结肠炎系指原因不明的、病变主要累及直肠、乙状结肠黏膜和黏膜下层的慢性炎症和溃疡性病变，又称慢性非特异性溃疡性结肠炎。本病 20～40 岁的青壮年多见。

二、护理评估

1.健康史　病因有：①感染因素，但无依据证明是本病的特异性病原体；②遗传因素；③免疫因素；④环境因素：可能与快节奏生活，饮食习惯的变化等有关；⑤精神因素。

2.身心状况　*症状与体征：①消化系统表现：腹泻见于多数病人，性状多呈糊状或混有大量黏液或脓血，或与便秘交替出现；多数病人有里急后重症状，重者持续性剧烈腹痛；急性暴发型可有明显鼓肠、腹肌紧张、腹部压痛或反跳痛体征。②全身表现：中型或重型急性期或急性发作期常有低至中度发热，高热主要见于暴发型或合并感染。③常见的肠外表现有外周关节炎、结节性红斑、巩膜外层炎、前葡萄膜炎等。

3. 实验室及其他检查

（1）粪便检查：糊状和黏液脓血便最常见。镜检可见大量红细胞、白细胞或脓细胞，急性发作期有大量多核巨噬细胞。

（2）X 线钡剂灌肠检查：是诊断本病的重要方法。

（3）内镜检查及活检：是本病最有价值的检查，可确定病变部位及范围、病变性质、活动性及病变程度。

三、护理诊断及合作性问题

1. 腹泻　与肠道炎症致结肠黏膜对水钠吸收障碍及结肠运动功能异常有关。

2. 疼痛：腹痛　与肠道黏膜炎症、溃疡等有关。

3. 营养失调：低于机体需要量　与长期腹泻、食欲减退、吸收障碍等有关。

4. 潜在并发症　中毒性巨结肠、消化道大出血、急性肠穿孔、癌变。

*四、护理措施

1. 一般护理　安置病人离卫生间较近或有卫生间的病房，或病室内留置便器；轻者减少活动，防止劳累，重者卧床休息。

2. 饮食护理　饮食应以高热量、高蛋白、高维生素、易消化及纤维素少、刺激小的食物为原则，如稀粥、面包、细面条等；避免辛辣、生冷等刺激性饮食。活动期宜流质或半流质饮食，重症者禁食，按医嘱采用静脉高营养。忌食乳制品。

3. 病情观察　观察排便的次数、量和粪便的性状；腹痛的部位、性质、程度、进展与演变情况及生命体征的变化等。

4. 用药护理　遵医嘱正确使用柳氮磺吡啶（SASP）、5- 氨基水杨酸（5-ASA）、糖皮质激素及巯嘌呤等免疫抑制剂；注意药物的副作用。

第九节　肠结核病人的护理

一、概　　要

肠结核是结核杆菌侵犯肠道而引起的一种慢性特异性炎症。发病以青壮年多见。抗结核化疗是本病治疗的关键。

二、护理评估

1.健康史　90%以上由人型结核杆菌引起。感染途径有：①胃肠道感染为最主要的感染途径；②血行播散较少见；③盆腔结核病灶的直接蔓延。

2.身心状况

★（1）症状与体征：①右下腹的隐痛或钝痛为常见症状，进食可诱发或加重，排便后痛可缓解。②腹泻是溃疡型的主要表现，粪便多呈糊状或水样，无里急后重，每天排便2～4次，也可与便秘交替出现；增生型以腹胀、排便次数减少和粪便干硬等为主。③低热、盗汗、乏力等结核毒血症状。④右下腹较固定的、质中等伴轻至中度压痛的腹部肿块是增生型的主要体征。

（2）并发症：晚期可并发肠梗阻、肠瘘、结核性腹膜炎等。

3.实验室及其他检查

（1）血液检查：活动性病变血沉明显加速。

（2）粪便检查：溃疡型的粪便多呈糊状，镜下可见少量脓细胞和红细胞。粪便浓缩找结核菌对痰菌阴性的肠结核病人有诊断意义。

（3）结核菌素试验：强阳性反应有辅助诊断价值。

（4）X线胃肠钡餐造影或钡餐灌肠检查：对定性和定位诊断有重要价值。

（5）内镜检查和活检：病变部位活检发现干酪样坏死性肉芽肿或结核分枝杆菌可确定诊断。

三、护理诊断及合作性问题

1.疼痛：腹痛　与病变肠段的炎症刺激或肠梗阻引起的肠痉挛、肠蠕动加速有关。

2.腹泻 与病变肠段的炎症和溃疡使肠蠕动加速、排空过快有关。

3.便秘 与食物缺乏粗纤维或摄入量不足，或与肠腔内阻塞性肿块有关。

4.营养失调：低于机体需要量 与营养素的摄入减少、腹泻、消化吸收障碍和结核病对机体的慢性消耗有关。

5.潜在并发症 肠梗阻、结核性腹膜炎、肠系膜淋巴结结核等。

★四、护 理 措 施

1.饮食护理 给予高热量、高蛋白、低脂易消化食物；腹泻病人少食牛奶、豆制品及生冷食物；便秘者多吃南瓜、卷心菜、西红柿等含水分、纤维素多的食物；有肠梗阻者暂禁食，遵医嘱行胃肠减压，静脉补充营养及水电解质。

2.腹痛护理 休息并安置适宜体位，遵医嘱用抗胆碱能药并注意药物副作用，并发完全性肠梗阻致剧烈腹痛者做好手术的各项准备。

3.病情观察 重点观察腹痛的演变与腹胀情况，有无肠型和肠蠕动波，以及时发现肠梗阻、肠穿孔等并发症。

第十节 上消化道出血病人的护理

一、概 要

上消化道出血是指屈氏韧带以上消化道，包括食管、胃、十二指肠、胰腺、胆道，以及胃空肠吻合术后的空肠病变等引起的出血。上消化道大量出血一般指在数小时内失血＞1000ml或循环血容量的20%。临床主要表现为呕血和黑便。

二、护 理 评 估

1.健康史 常见的病因有：①上消化道疾病：食管、胃、十二指肠等疾病，以消化性溃疡最常见；②门静脉高压引起的食管胃底静脉曲张破裂或门静脉高压性胃病等；③上消化道邻近器官或组织的病变；④全身性疾病，如血液病、肾脏病、结缔组织病、应激相关胃黏膜损伤、急性感染等。

★2.身心状况

（1）临床表现：①呕血与黑粪：是上消化道出血的特征性表现。②失血性周围循环衰竭：急性大量出血，循环血容量迅速减少，导致周围循环衰竭。③发热：大多数病人在 24 小时内出现吸收热，持续 3 ～ 5 天。④氮质血症：为肠源性氮质血症。⑤血象变化：出血 24 小时内网织红细胞增高，出血停止后逐渐降至正常；白细胞计数升高，血止后 2 ～ 3 天恢复正常。

（2）出血量和程度的评估：①轻度失血：成人失血量＜ 500ml，失血量占总血容量 10% ～ 15%；血压、脉搏及血红蛋白正常，临床一般不引起全身症状或仅有头晕、乏力。②中度失血：成人失血量达 500 ～ 1000ml，失血量占总血容量 20% 左右；收缩压下降，脉搏 100 次 / 分左右，血红蛋白 70 ～ 100g/L，临床出现眩晕、口渴、心悸、烦躁、尿少等。③重度失血：成人失血量为＞ 1500ml，失血量占总血容量 30% 以上；收缩压在 80mmHg 以下，脉搏＞ 120次 / 分，且细弱或摸不清，血红蛋白＜ 70g/L，临床出现神志恍惚、四肢厥冷、少尿或无尿等。

（3）出血是否停止的评估：主要根据临床表现来判断出血是否停止。①活动性出血：呕血反复出现；柏油样便次数增加、变稀、转为暗红色；病人情绪烦躁或淡漠，意识模糊；皮肤黏膜颜色苍白，大汗淋漓，口渴；肢体温度湿冷；血压下降，脉压差变小，脉搏细速；肠鸣音亢进；尿量＜ 25ml/h。②已停止出血：呕血及柏油样便已停止；病人情绪安静，意识清醒；皮肤黏膜颜色转红，无大汗淋漓及口渴；肢体温度温暖；血压稳定，脉搏正常有力；肠鸣音正常；尿量＞ 30ml/h。

3.实验室及其他检查

（1）实验室检查：红细胞计数、血红蛋白浓度及血细胞比容下降。粪便隐血试验呈强阳性。血尿素氮浓度升高。

（2）胃镜检查：上消化道出血病因诊断的首选检查措施。多主张在出血后 24 ～ 48 小时内进行检查，并可通过内镜进行内镜止血治疗。

三、护理诊断及合作性问题

1.体液不足　与上消化道出血有关。

2.活动无耐力　与上消化道出血有关。

3.潜在并发症　休克。

*四、护理措施

1.一般护理　①呕血时采取半卧位或侧卧位，意识障碍者应去枕平卧位，头偏向一侧；②安慰病人，说明情绪安定有助于止血，必要时可使用镇静剂；③环境保持安静，避免噪声和强光刺激；④注意保暖，避免屏气防窒息；⑤避免引起上消化道大出血的病因及诱因。

2.饮食护理　严重呕血者，应暂时禁食；小量出血，一般不需禁食。

3.病情观察　密切注意生命体征的变化；注意皮肤颜色及温度的变化；观察呕血与黑便次数、性状及量；计24小时液体出入量。

4.对症护理

（1）止血：通过静脉给止血药物治疗。消化性溃疡出血可用去甲肾上腺素加生理盐水分次口服、冰盐水洗胃等方法止血；食管及胃底静脉破裂出血者可用三腔二囊管压迫止血；急性胃出血者需行纤维胃镜直视下止血。

（2）预防或纠正失血性休克：迅速建立静脉通道；监测输液速度，及时准确补充血容量。

5.用药护理　垂体后叶素常见不良反应有腹痛、血压升高、心律失常、心绞痛，严重者可发生心肌梗死等，故有冠状动脉粥样硬化性心脏病、高血压、孕妇忌用。

6.三腔二囊管压迫止血的护理　用于食管胃底静脉曲张破裂出血病人。气囊压迫12～24小时应放气15～30分钟；间断应用气囊压迫，一般以3～4天为限，继续出血者时间可适当延长；停止出血后放出囊内气体，继续留观24小时，无出血可拔管；拔管前口服石蜡油润滑，再抽尽囊内气体，轻轻拔管。

【模拟试题测试，提升应试能力】

一、名词解释

1.便秘　2.消化性溃疡　3.肝肾综合征

4.肝性脑病　5.急性胰腺炎

6.溃疡性结肠炎　7.上消化道出血

二、填空题

1.急性胰腺炎的治疗原则包括止痛、_____、_____。

2.消化性溃疡的并发症有_____、

_____、_____、_____。

3. 肝硬化失代偿期门静脉高压症的表现有_____、_____、_____。

4. 原发性肝癌的常见的原因有_____、_____、_____、_____及_____等。

5. 溃疡性结肠炎病变主要位于_____和_____。

6. 肠结核的感染途径有_____、_____、_____。

7. 成人上消化道出血轻度失血量为_____，中度失血量为_____，重度失血量为_____。

三、选择题

A₁ 型题

1. 腹泻病人应选择的饮食是（　　　）
A. 少渣饮食　　　B. 高脂肪饮食
C. 高膳食纤维饮食　D. 低盐饮食
E. 低胆固醇饮食

2. 呕吐物含有酸性宿食多见于（　　　）
A. 胃癌　　　　B. 幽门梗阻
C. 肠梗阻　　　D. 食物中毒
E. 急性胃炎

3. 慢性胃炎病人应避免应用（　　　）
A. 链霉素　　　B. 庆大霉素
C. 泼尼松　　　D. 吗丁啉
E. 甲氧氯普胺

4. 中枢性呕吐的特点不包括（　　　）
A. 呕吐呈喷射状　B. 无恶心先兆
C. 吐后感到轻松　D. 与饮食无关
E. 有神经系统原发疾病表现

5. 幽门梗阻所致呕吐常发生在（　　　）

A. 进食后不久
B. 每天晨起时
C. 进食后 6～12 小时
D. 体位改变后
E. 洗胃后

6. 出现呕血提示胃内积血至少超过（　　　）
A. 100ml　　　B. 200ml
C. 300ml　　　D. 400ml
E. 500ml

7. 胃溃疡的好发部位是（　　　）
A. 胃小弯　　　B. 胃大弯
C. 胃底　　　　D. 贲门
E. 幽门管

8. 解黑粪提示上消化道出血量至少超过（　　　）
A. 30ml　　　B. 40ml
C. 50ml　　　D. 60ml
E. 70ml

9. 引起呕血与黑粪最常见的病因是（　　　）
A. 急性胃黏膜损伤
B. 食管胃底静脉曲张破裂
C. 消化性溃疡
D. 胃癌
E. 慢性胃炎

10. 消化道有活动性出血或再出血的征象不包括（　　　）
A. 呕血颜色由咖啡色变成鲜红色
B. 黑粪次数增多
C. 中心静脉压不稳定
D. 红细胞计数下降

E. 网织红细胞计数下降

11. 溃疡性结肠炎的好发部位（　　　）

A. 升结肠　　　　　B. 横结肠

C. 降结肠　　　　　D. 乙状结肠

E. 盲肠

12. 上消化道大出血病人应采取的休息体位是（　　　）

A. 半卧位

B. 端坐位

C. 平卧位、下肢抬高

D. 侧卧位

E. 俯卧位

13. 阵发性剑突下钻顶样疼痛多见于（　　　）

A. 急性胃炎　　　　B. 胆道蛔虫症

C. 胆石症　　　　　D. 急性胰腺炎

E. 急性胃肠穿孔

14. 肝性脑病病人禁用的维生素是（　　　）

A. 维生素 A　　　　B. 维生素 B

C. 维生素 C　　　　D. 维生素 B_1

E. 维生素 B_6

15. 急性胆囊炎所致腹痛一般放射至（　　　）

A. 右肩部　　　　　B. 左肩部

C. 颈部　　　　　　D. 胸部

E. 下腹部

16. 急性腹痛诊断未明时，饮食宜（　　　）

A. 禁食　　　　　　B. 流质饮食

C. 半流质饮食　　　D. 软食

E. 普通饮食

17. 血氨升高会诱发肝性脑病，氨吸收的主要部位在（　　　）

A. 胃　　　　　　　B. 十二指肠

C. 空肠　　　　　　D. 结肠

E. 回肠

18. 肝性脑病昏迷前期的病人不宜食用的食物是（　　　）

A. 小米粥，炒生菜

B. 小松糕，什锦菜

C. 蔬菜汁，小馒头

D. 西红柿面条，拌蘑菇

E. 肉末蛋羹，拌菠菜

19. 慢性胃炎最主要的病因是（　　　）

A. HP 感染　　　　　B. 理化因素

C. 自身免疫　　　　D. 胃黏膜退行性变

E. 胃黏膜营养因子缺乏

20. 慢性胃炎伴恶性贫血，宜应用的维生素是（　　　）

A. 维生素 A　　　　B. 维生素 B_1

C. 维生素 B_{12}　　　D. 维生素 E

E. 维生素 C

21. 诊断慢性胃炎最可靠的依据是（　　　）

A. 胃液分析

B. 血清学检查

C. 胃镜及胃黏膜活检

D. HP 检测

E. X 线钡餐检查

22. 慢性胃炎胃酸高者应避免食用（　　　）

A. 碱性、多脂肪食物

B. 酸性、多维生素食物　　　　　（　　）

C. 酸性、多脂肪食物

D. 酸性、低脂肪食物

E. 碱性、低脂肪食物

23. 近年来公认的致消化性溃疡的主要因素是（　　）

A. 胃酸、胃蛋白酶分泌增多

B. 幽门螺杆菌感染

C. 黏液 - 黏膜屏障削弱

D. 非甾体抗炎药

E. 吸烟

24. 抑制胃酸分泌作用最强的药物是（　　）

A. 哌仑西平　　　　B. 西咪替丁

C. 丙谷胺　　　　　D. 阿托品

E. 兰索拉唑

25. 对诊断消化性溃疡最有价值的检查是（　　）

A. 胃液分析　　　　B. 粪便隐血试验

C. X 线钡餐检查　　D. 胃镜及黏膜活检

E. 幽门螺杆菌检查

26. 可导致孕妇流产的药物是（　　）

A. 前列腺素　　　　B. 罗沙替丁

C. 奥美拉唑　　　　D. 潘托拉唑

E. 拉贝拉唑

27. 不属于胃黏膜保护剂的药物是（　　）

A. 前列腺素　　　　B. 丙谷胺

C. 硫糖铝　　　　　D. 罗沙替丁

E. 胶体铋

28. 在我国引起肝硬化的最主要病因是（　　）

A. 病毒性肝炎　　　B. 乙醇中毒

C. 药物中毒　　　　D. 日本血吸虫病

E. 慢性肠道炎症

29. 肝硬化的典型病理组织改变是（　　）

A. 假小叶的形成　　B. 细胞变性坏死

C. 再生结节形成　　D. 弥漫性纤维化

E. 肝脏内血管床扭曲

30. 肝硬化内分泌紊乱的表现是（　　）

A. 黄疸　　　　　　B. 肝掌

C. 牙龈出血　　　　D. 夜盲

E. 消瘦

31. 肝硬化失代偿期最突出的表现是（　　）

A. 脾大　　　　　　B. 腹水

C. 肝掌　　　　　　D. 贫血

E. 出血

32. 肝硬化最常见的并发症是（　　）

A. 上消化道出血　　B. 感染

C. 肝性脑病　　　　D. 原发性肝癌

E. 功能性肾衰竭

33. 不属于肝硬化门静脉高压的表现是（　　）

A. 脾大　　　　　　B. 肝大

C. 腹水　　　　　　D. 痔静脉扩张

E. 食道下段静脉曲张

34. 肝硬化最严重的并发症是（　　）

A. 上消化道出血　　B. 感染

C. 肝性脑病　　　　D. 原发性肝癌

E. 功能性肾衰竭

35. 引起自发性腹膜炎的病原体多为
（　　　）

A. 革兰阴性杆菌　　B. 革兰阳性球菌

C. 支原体　　　　　D. 真菌

E. 衣原体

36. 对肝硬化有确诊价值的检查是
（　　　）

A. 肝功能检查　　B. 免疫功能检查

C. 影像学检查　　D. 内镜检查

E. 肝穿刺活组织检查

37. 急性胰腺炎病人禁食、胃肠减压的主
要目的是（　　　）

A. 防止感染蔓延　　B. 减少胃酸分泌

C. 减少胰液分泌　　D. 避免胃扩张

E. 减轻腹痛

38. 肝硬化病人每天每千克体重蛋白质适
宜摄入量为（　　　）

A. 1.0g 以下　　　　B. 1.0 ～ 1.5g

C. 2.0 ～ 2.5g　　　D. 3.0 ～ 3.5g

E. 3.5g 以上

39. 肝硬化大量腹水病人宜采取的卧床体
位是（　　　）

A. 平卧位　　　　B. 半卧位

C. 头低脚高位　　D. 膝肘位

E. 左侧卧位

40. 治疗腹水应用最广泛的方法是
（　　　）

A. 限制水、钠摄入　B. 应用利尿剂

C. 腹腔穿刺放液　　D. 输注清蛋白

E. 腹水浓缩回输

41. 肝硬化腹水病人使用利尿剂每天体重
减轻不应超过（　　　）

A. 1kg　　　　　　B. 2kg

C. 3kg　　　　　　D. 4kg

E. 5kg

42. 肝硬化腹水病人每天进水量应限制在
（　　　）

A. 500ml　　　　　B. 750ml

C. 1000ml　　　　 D. 1250ml

E. 1500ml

43. 减少肝性脑病病人肠道毒物生成和吸
收的方法是（　　　）

A. 灌肠和导泻　　B. 应用降氨药

C. 输注葡萄糖　　D. 肝移植

E. 输新鲜血

44. 治疗各种终末期肝病的有效方法是
（　　　）

A. 禁食蛋白质　　B. 灌肠与导泻

C. 口服抗生素　　D. 人工肝

E. 肝移植

45. 肝性脑病的最主要的病因是（　　　）

A. 病毒性肝炎后肝硬化

B. 门静脉高压分流术

C. 原发性肝癌

D. 重症病毒性肝炎

E. 药物性肝病

46. 肝性脑病最具有特征性的体征是
（　　　）

A. 腱反射亢进　　　B. 肌张力增加

C. 扑翼样震颤　　　D. 踝阵挛

E. 巴宾斯基征阳性

47. 肝性脑病前驱期的主要表现是（　　）

A. 轻度性格和行为异常

B. 意识错乱、睡眠障碍

C. 昏睡、精神错乱

D. 神志完全丧失

E. 嗜睡、精神失常

48. 为减少肝性脑病病人肠道毒物生成和吸收，首选的口服抗生素是（　　）

A. 新霉素　　　　B. 巴龙霉素

C. 利福昔明　　　D. 甲硝唑

E. 去甲万古霉素

49. 肝性脑病病人需慎用或禁用谷氨酸钾的情况是（　　）

A. 严重水肿　　　B. 严重腹水

C. 心力衰竭　　　D. 脑水肿

E. 尿少、尿闭

50. 肝性脑病病人每天入液总量一般不应超过（　　）

A. 500ml　　　　B. 1000ml

C. 1500ml　　　D. 2000ml

E. 2500ml

51. 肝性脑病病人灌肠液禁用（　　）

A. 石蜡油　　　　B. 弱酸性溶液

C. 生理盐水　　　D. 肥皂水

E. 新霉素液

52. 急性胰腺炎属于（　　）

A. 感染性疾病　　B. 遗传性疾病

C. 内分泌疾病　　D. 免疫性疾病

E. 自身消化性疾病

53. 引起急性胰腺炎最常见的病因是（　　）

A. 胆道疾病

B. 胰管阻塞

C. 酗酒和暴饮暴食

D. 十二指肠及周围疾病

E. 腹部手术

54. 急性胰腺炎的首发症状是（　　）

A. 腹痛　　　　　B. 恶心、呕吐

C. 发热　　　　　D. 腹胀

E. 黄疸

55. 急性胰腺炎病人出现手足搐搦提示病人有（　　）

A. 低血钙　　　　B. 低血钾

C. 低血钠　　　　D. 低血镁

E. 低血糖

56. 确诊急性胰腺炎，血清淀粉酶（Somogyi法）增高至少应超过（　　）

A. 200U　　　　　B. 300U

C. 400U　　　　　D. 500U

E. 600U

57. 急性胰腺炎起病后 6 小时，对诊断最有价值的检查项目是（　　）

A. 血清淀粉酶　　B. 尿淀粉酶

C. 血清脂肪酶　　D. 血清钙离子

E. 血白细胞

58. 最能提示出血坏死型胰腺炎的表现是（　　）

A. 上腹痛向腰背部放射

B. 两侧胁腹部皮肤呈暗灰蓝色瘀斑

C. 上腹部压痛、反跳痛

D. 频繁呕吐

E. 黄疸

59. 具有抑制胰酶活性作用的药物是（　　）

A. 生长抑素　　　B. 降钙素

C. 胰高血糖素　　D. 加贝酯

E. 西咪替丁

60. 需要常规禁食的疾病是（　　）

A. 急性胰腺炎　　B. 急性胃炎

C. 慢性胃炎　　　D. 溃疡病出血

E. 溃疡性结肠炎

61. 急性胰腺炎病人急性期需严格禁食禁饮的时间是（　　）

A. 12 小时　　　　B. 1～3 天

C. 4～5 天　　　　D. 6 天

E. 7 天

62. 急性胰腺炎禁食病人每天应补液（　　）

A. 500～1000ml　　B. 1500ml

C. 2000～3000ml　D. 3500ml

E. 4000ml 以上

63. 缓解急性胰腺炎病人腹痛症状，不宜使用的药物是（　　）

A. 阿托品　　　　B. 哌替啶

C. 吗啡　　　　　D. 地西泮

E. 山莨菪碱

64. 肝硬化病人的贫血因素，不包括（　　）

A. 营养不良　　　B. 脾功能亢进

C. 肠道吸收障碍　D. 血清胆红素升高

E. 胃肠道出血

65. 肝肾综合征的相关因素是（　　）

A. 肾小球坏死

B. 肾小管坏死

C. 肾间质炎性病变

D. 肾皮质血流量和肾小球滤过率减少

E. 高胆红素血症

66. 肝癌的常见病因不包括（　　）

A. 甲型病毒肝炎　　B. 乙型病毒肝炎

C. 丙型病毒肝炎　　D. 华支睾吸虫病

E. 酒精性肝病

67. 不属于原发性肝癌肿瘤标志物的是（　　）

A. AFP　　　　　B. γ-GT

C. AFU　　　　　D. ALT

E. AP

A₂型题

68. 李先生，40 岁。患消化性溃疡合并上消化道出血，出血量大约 400ml。可能出现（　　）

A. 血压下降　　　B. 脉搏增快

C. 血红蛋白减少　D. 口渴

E. 头晕、乏力

69. 张先生，50 岁，肝硬化病史 10 年。食用油炸食品引起上消化道出血。体检：收缩压 80mmHg、心率 126 次 / 分、神志恍惚、四肢厥冷、少尿。其出血量至少大于（　　）

A. 500ml　　　　B. 1000ml

C. 1500ml　　　 D. 2000ml

E. 2500ml

70. 李女士，28 岁。上腹胀痛、食欲减退 6 个月余就诊。纤维胃镜检查胃窦部黏膜呈红白相间，以红为主、黏液较多，活检可

见黏膜浅层炎症细胞浸润。诊断应考虑为（　　）

A. 慢性浅表性胃炎

B. 慢性萎缩性胃炎

C. 早期胃癌

D. 急性糜烂出血性胃炎

E. 急性单纯性胃炎

71. 刘先生，31 岁，消化性溃疡病史 8 年。近 1 周来出现腹痛、腹胀逐渐加重，频繁呕吐，呕吐物有酸性宿食。首先考虑的病情是（　　）

A. 慢性胃炎

B. 胃溃疡活动期

C. 十二指肠溃疡活动期

D. 消化性溃疡并发癌变

E. 消化性溃疡并发幽门梗阻

72. 黄先生，50 岁，患肝硬化。3 天来畏寒、发热、腹痛，腹水量增加。腹水检查：黄色、稍混，相对密度 1.017，Rivalta 试验阳性，细胞总数 $600 \times 10^6/L$，白细胞 $500 \times 10^6/L$，其最可能的诊断是（　　）

A. 结核性腹膜炎　　B. 门静脉血栓形成

C. 自发性腹膜炎　　D. 肝肾综合征

E. 原发性肝癌

73. 姜先生，40 岁。腹胀、乏力 4 年余。体检：脾大肋下 3cm，乳房增大，未及包块。引起乳房增大的疾病最可能是（　　）

A. 肝硬化　　　　B. 乳腺癌

C. 乳腺囊肿增生病　D. 乳腺纤维瘤

E. 肾上腺皮质减退症

74. 程先生，46 岁，患原发性肝癌。突然右上腹剧痛，其后血压下降，最可能是（　　）

A. 肝癌脑转移

B. 肝癌并发上消化道大出血

C. 肝癌结节破裂

D. 肝癌并发肝性脑病

E. 肝癌并发败血症

75. 黄先生，50 岁，肝硬化合并肝性脑病。2 天来言语不清，不能完成简单的计算，昼睡夜醒。疾病分期属于（　　）

A. 前驱期　　　　B. 昏迷前期

C. 昏睡期　　　　D. 浅昏迷

E. 深昏迷

76. 李先生，40 岁，肝性脑病。现躁动不安、抽搐。镇静治疗最好选用（　　）

A. 水合氯醛　　　B. 地西泮

C. 吗啡　　　　　D. 哌替啶

E. 速效巴比妥

77. 尹先生，以昏迷入院。体检：轻度黄疸，口有腥臭味，双侧肢体肌张力对称性增高及膝腱反射亢进，瞳孔等大。尿蛋白及尿糖均阴性。应首先考虑的疾病是（　　）

A. 脑血管意外　　B. 糖尿病昏迷

C. 尿毒症昏迷　　D. 肝性脑病

E. 低血糖昏迷

78. 孙先生，50 岁。晚宴后，次晨发现猝死床上，右侧腹部发现大片瘀斑。病人的死因最可能是（　　）

A. 急性心肌梗死

B. 脑出血

C. 消化性溃疡急性穿孔

D. 急性出血性坏死型胰腺炎

E. 糖尿病酮症酸中毒

79. 某女，60 岁。肝硬化 10 年伴大量腹水，现昏迷急诊平车入院。该病人应安置的体位是（　　）

　　A. 中凹卧位，头偏向一侧

　　B. 半卧位，头下加枕

　　C. 俯卧位，膝下垫枕

　　D. 左侧卧位，头下加枕

　　E. 仰卧位，头偏向一侧

80. 某男，50 岁。患肝硬化入院。自诉"皮肤瘙痒，睡觉的时候会把皮肤挠破"。皮肤瘙痒的原因最可能是（　　）

　　A. 叶酸缺乏　　　B. 凝血时间延长

　　C. 胆红素水平提高　D. 高钾血症

　　E. 低蛋白血症

81. 某男，52 岁。确诊为肝性脑病，现给予乳果糖口服，目的是为了（　　）

　　A. 导泻　　　　　B. 酸化肠道

　　C. 抑制肠菌生长　D. 补充能量

　　E. 保护肝脏

82. 某男，56 岁。肝硬化病史 5 年，今日饮酒后突然大量呕血，伴神志恍惚、四肢湿冷、血压下降，医嘱予以输血、补液，该病人输新鲜血的主要目的是防止发生（　　）

　　A. 自发性腹膜炎　B. 心力衰竭

　　C. 肾衰竭　　　　D. 肝性脑病

　　E. 水、电解质紊乱

83. 某男，37 岁。饱餐饮酒后出现上腹部持续性剧痛并向左肩、腰背部放射，伴恶心、呕吐 10 小时，拟诊为急性胰腺炎。为明确诊断最重要的检查是（　　）

　　A. 外周血象　　　B. 腹腔穿刺

　　C. 胰腺 B 超　　　D. 血淀粉酶

　　E. X 线胸腹联合透视

84. 某男，28 岁。大量饮酒后诱发急性胰腺炎急诊入院。为该病人采取的最重要的措施是（　　）

　　A. 抗感染　　　　B. 减少胰腺分泌

　　C. 手术治疗　　　D. 纠正水电解质紊乱

　　E. 解痉止痛

85. 某女，45 岁。因严重肝硬化伴门静脉高压症已行脾肾分流术。现病人病情平稳明日即将出院，对病人进行预防上消化道出血的健康指导，最重要的是（　　）

　　A. 选择细软不烫食物

　　B. 低蛋白低脂饮食

　　C. 饮食由少到多

　　D. 避免引起腹内压增高的因素

　　E. 避免劳累和较重体力活动

86. 某男，55 岁。因"上消化道出血伴休克"入院，医嘱予以补液、止血治疗，下列表现中提示输血、输液速度可适当减慢的是（　　）

　　A. 脉搏＞ 120 次 / 分

　　B. 收缩压＞ 100mmHg

　　C. 血红蛋白 80g/L

　　D. 尿量 20ml/h

　　E. 呕吐物为暗红色

A₃/A₄ 型题

（87、88 题共用题干）

李先生，42 岁，患消化性溃疡 16 年。近 1 个月持续性上腹疼痛，经口服抗溃疡药物治疗未见好转，体重较前下降3kg，并断续解黑便。

87. 首先应考虑的病情是（　　）

A. 消化性溃疡合并慢性胃炎

B. 消化性溃疡并发出血

C. 消化性溃疡并发幽门梗阻

D. 消化性溃疡并发癌变

E. 消化性溃疡合并慢性胆囊炎

88. 为明确诊断，首先应采取的检查是（　　）

A. X线钡餐检查　　B. 胃液分析

C. 幽门螺杆菌检测　D. 胆囊造影

E. 胃镜及胃黏膜活检

（89、90题共用题干）

陶先生，50岁。进食烧饼后突然呕血约800ml。既往有饮酒史15年，平时消化功能欠佳，进油腻食物后常常出现恶心、呕吐、腹胀，无反酸。体检：面色灰暗，脾肋下3cm，腹壁静脉曲张。

89. 最可能的诊断是（　　）

A. 肝硬化食道胃底静脉曲张破裂出血

B. 十二指肠溃疡合并出血

C. 胃溃疡合并出血

D. 急性糜烂性胃炎

E. 胃癌合并出血

90. 关于消化道出血的处理措施，下列错误的一项是（　　）

A. 进软食

B. 静卧

C. 迅速补充有效血容量

D. 加强监护

E. 采取有效的止血措施

（91、92题共用题干）

黄先生，50岁，"乙型肝炎"病史12年。1年来腹胀，腹部逐渐增大。前天起，神志恍惚、情绪低落，口齿不清，嗜睡。昨晚开始进入深昏迷状态，诊断为肝性脑病。

91. 根据首优原则，该病人最主要的护理诊断是（　　）

A. 急性意识障碍

B. 营养失调：低于机体需要量

C. 体液过多

D. 有皮肤完整性受损的危险

E. 恐惧

92. 每天蛋白质给予量应控制在（　　）

A. 20g　　　　　B. 30g

C. 40g　　　　　D. 50g

E. 暂不给

（93、94题共用题干）

葛女士，43岁。宴会后上腹剧痛、呕吐，服解痉药后疼痛不止。血压80/52mmHg，全腹肌紧张、压痛及反跳痛，肠鸣音消失。血白细胞12.9×10^9/L，中性粒细胞89%，血清淀粉酶350U，血钙1.5mmol/L。

93. 最可能的诊断是（　　）

A. 溃疡病急性穿孔

B. 急性水肿型胰腺炎

C. 急性出血坏死型胰腺炎

D. 急性心肌梗死

E. 绞窄性肠梗阻

94. 目前最主要的护理诊断（　　）

A. 疼痛：腹痛

B. 体温过高

C. 营养失调：低于机体需要量

D. 组织量灌注不足

E. 恐惧

（95～97 题共用题干）

病人，男性，45 岁。右上腹隐痛近半年。检查：呈慢性病容，前胸上部可见数个蜘蛛血管痣。肝肋下 3.5cm，质硬、无压痛、边缘钝，表面有结节状，叩击痛（±）。AKP 和 γ-GT 明显升高。AFP 大于 400μg/L。

95. 该病例最可能的临床诊断是（　　）

A. 慢性肝炎　　　　B. 慢性脂肪肝

C. 门静脉肝硬化　　D. 原发性肝癌

E. 肝血管瘤

96. 为确定诊断应采取的检查是（　　）

A. 血清蛋白测定　　B. 血清胆红素测定

C. B 型超声检查　　D. CT 检查

E. 肝穿刺活检

97. 该病例如为早期，最佳的治疗是（　　）

A. 全身化疗　　　　B. 肝动脉栓塞化疗

C. 手术治疗　　　　D. 反射治疗

E. 免疫调节治疗

（98～102 题共用题干）

邓先生，45 岁。肝硬化 12 年，进食过硬食品后突然引起上消化道出血。病人血压 80/50mmHg，心率 125 次/分，神志恍惚，四肢厥冷、少尿。

98. 该病例最可能的诊断是（　　）

A. 消化性溃疡并发出血

B. 胃癌并发出血

C. 肝硬化并发出血

D. 慢性出血性胃炎

E. 食管癌出血

99. 造成出血的最主要原因是（　　）

A. 止血功能障碍　　B. 凝血功能障碍

C. 纤溶障碍　　　　D. 胃黏膜炎症

E. 食管下端胃底静脉曲张破裂

100. 其出血量约在多少以上（　　）

A. 400ml　　　　　B. 600ml

C. 800ml　　　　　D. 1200ml

E. 1500ml

101. 目前最主要的护理诊断是（　　）

A. 活动无耐力　　　B. 紧张或恐惧

C. 急性意识障碍　　D. 体液不足

E. 有窒息的危险

102. 为迅速恢复有效循环血量，最主要的治疗是（　　）

A. 输注新鲜血浆

B. 输注干冻血浆

C. 输注新鲜血液

D. 输注低分子右旋糖酐

E. 输注生理盐水

（103、104 题共用题干）

病人，男性，50 岁，因肝硬化食管静脉曲张、腹水入院治疗。放腹水后出现精神错乱、幻觉，伴有扑翼样震颤，脑电图异常。

103. 此时病人可能处于肝性脑病时期是（　　）

A. 前驱期　　　　　B. 昏迷前期

C. 昏睡期　　　　　D. 浅昏迷期

E. 深昏迷期

104. 目前对病人的饮食护理是（　　　）

A. 给予低蛋白饮食

B. 保证总热量和糖类摄入

C. 补充大量维生素 A

D. 给予富含粗纤维饮食

E. 限制含钾食物的植入

（105～109 题共用题干）

邵先生，35 岁。反复排黏液血便 1 年余，纤维结肠镜检查示直肠、乙状结肠黏膜充血、水肿、质脆、易出血，有散在浅小溃疡。

105. 最可能的诊断是（　　　）

A. 大肠癌

B. 慢性痢疾

C. 慢性阿米巴痢疾

D. 过敏性结肠炎

E. 溃疡性结肠炎

106. 目前病人最主要的护理诊断是
（　　　）

A. 疼痛：腹痛

B. 腹泻

C. 焦虑

D. 营养失调：低于机体需要量

E. 活动无耐力

107. 饮食上宜忌用的是（　　　）

A. 高蛋白质　　　B. 高热量

C. 高维生素　　　D. 适量脂肪

E. 乳制品

108. 为明确诊断，应尽快做的检查是
（　　　）

A. 粪便常规检查　　B. 粪便培养

C. 钡灌肠 X 线检查　D. 纤维结肠镜检查

E. 免疫学检查

109. 该病例首选的药物是（　　　）

A. 抗生素　　　　B. 糖皮质激素

C. 免疫抑制剂　　D. 止泻药

E. 柳氮磺胺吡啶

（110～114 题共用题干）

邱女士，39 岁。30 岁时曾患肺结核，近 2 日来，经常不规则发热、腹痛，排便无规律，时而腹泻，性状呈糊状，每天 3～6 次，时而大便干硬。神志清楚，慢性病容，体温 37.9℃，脉搏 88 次 / 分，呼吸 22 次 / 分，血压 100/80mmHg。右下腹有轻微压痛，肠鸣音稍增强。

110. 最可能的诊断是（　　　）

A. 慢性阑尾炎　　B. 慢性阿米巴肠炎

C. 过敏性结肠炎　D. 溃疡性结肠炎

E. 肠结核

111. 其最主要的感染途径是（　　　）

A. 经呼吸道感染　　B. 经消化道感染

C. 经血运感染　　　D. 直接蔓延

E. 接触性感染

112. 为尽快确定诊断，宜采用的检查是
（　　　）

A. 红细胞沉降率测定

B. 粪便常规检查

C. 结核菌素试验

D. 钡灌肠 X 线检查

E. 内镜检查及活检

113. 该病人最重要的治疗是（　　　）

A. 退热药的使用

B. 解痉镇痛药的使用

C. 止泻剂的使用

D. 抗结核药物治疗

E. 饮食治疗

114. 该病例的饮食上宜少吃（　　）

A. 高蛋白食物　　B. 高热量食物

C. 高维生素食物　　D. 高纤维素食物

E. 低脂肪食物

四、案例分析题

龚先生，34 岁。饮酒饱餐后上腹部剧痛 7 小时，伴呕吐、大汗急诊入院。查体：面色苍白，体温 38℃，血压 80/60mmHg，心率 132 次 / 分，全腹肌紧张、压痛及反跳痛，移动性浊音阳性。血白细胞 12.7×10^9/L，中性 0.86，血淀粉酶 740U/dl（Somogyi 法）。

问题：

1. 临床诊断是什么？

2. 主要护理诊断是什么？

3. 简述健康教育要点。

第五章

泌尿系统疾病病人的护理

【学习内容提炼，涵盖重点考点】

第一节 概 述

一、泌尿系统的解剖结构和生理功能

泌尿系统由肾脏、输尿管、膀胱、尿道及有关的血管和神经组成，主管机体尿液的生成和排泄功能。肾脏不仅是人体主要的排泄器官，也是一个重要的内分泌器官，对维持机体内环境的稳定起相当重要的作用。

二、泌尿系统疾病常见症状和体征的护理

肾 性 水 肿

（一）概要

肾性水肿是肾小球疾病最常见的症状。肾性水肿可分为肾炎性水肿和肾病性水肿两大类。肾炎性水肿主要是由于肾小球滤过膜受损，滤过率下降导致"球-管失衡"引起。肾病性水肿主要是由于大量蛋白尿引起低蛋白血症，血浆胶体渗透压下降所致。

（二）护理评估

1.健康史 了解水肿发生或加重前有无感染史，水肿起始部位、特点及伴随症状。

*2.身体评估 肾炎性水肿首先发生在组织疏松部位，轻者仅于晨起时眼睑及颜面水肿，呈"肾炎面容"，久立之后常有胫前、足背水肿，以后可发展为全身性水肿。肾病性水肿常呈全身性，因受重力影响，以体位最低处为甚，常伴胸水和腹水，指压凹陷明显。

（三）护理诊断及合作性问题

1.体液过多 与肾小球滤过率下降、低蛋白血症有关。
2.有皮肤完整性受损的危险 与皮肤水肿、抵抗力下降有关。

（四）护理措施

1.重度水肿病人应卧床休息，轻度水肿者也应多卧床，避免劳累。
2.水肿及卧床休息的病人，应注意皮肤护理。护理操作时须动作轻巧，防止擦伤病人皮肤。用热水袋保暖水温不宜过高，以免烫伤。
*3.肾性水肿病人需限制钠盐的摄入，尿少时尚需限制含钾、含磷食物。若每天尿量＜500ml或有严重水肿，每天液体入量不应超过前一天24h尿量加上约500ml，对于有氮质血症的水肿病人，应摄取高热量（以糖为主）优质低蛋白饮食，以免引起负氮平衡。
4.限制进液量，保持体液平衡。

尿 量 异 常

（一）概要

尿量异常是指24小时排尿量的异常。

（二）护理评估

1.健康史 少尿与无尿可分为肾前性、肾性和肾后性3种。肾前性主要见于休克、心力衰竭等引起肾血流量灌注不足，导致肾小球滤过率降低；肾性主要见于急性肾小球肾炎及各种慢性肾脏疾病所致的肾衰竭等；肾后性则见于尿路结石、肿瘤压迫等引起尿路梗阻。多尿常见于各种肾脏疾病引起肾小管浓缩功能受损所致，也见于糖尿病、尿崩症等。

2. 身体评估

★（1）少尿和无尿：少尿指尿量＜400ml/d，若尿量＜100ml/d 称无尿。

★（2）多尿指尿量＞2500ml/d。主因肾小管功能不全所致，见于慢性肾小球肾炎、糖尿病肾病及急性肾衰竭多尿期。

★（3）夜尿增多：指夜间尿量超过白天尿量或夜间尿量＞750ml。本症提示肾小管浓缩功能减退。

（三）护理诊断及合作性问题

1. 体液过多　与肾小球滤过率下降、尿量减少有关。
2. 有体液不足的危险　与肾功能不全、尿量过多有关。

（四）护理措施

1. 饮食护理　肾功能不全时应选择优质低蛋白饮食，供给足够的热量和必需氨基酸，以减少自体蛋白质分解，限制钠盐和含钾高的食物及药物。

2. 观察病情　准确记录 24 小时出入液量，维持水、电解质、酸碱平衡。严格控制饮水量和输液量，防止体内水过多。观察补液量适中的指标为皮下无脱水或水肿征象。每天体重不增加，若增加超过 0.5kg 或以上，提示补液过多；中心静脉压在 6 ～ 10cmH$_2$O，若高于 12cmH$_2$O，提示体液过多；呼吸频速、心率增快、血压升高，若无感染征象，应怀疑体液过多。当有体液不足时，则应及时补充水、电解质；监测血压，注意有无脱水等表现。

尿路刺激征

（一）概要

膀胱颈和膀胱三角区受到炎症或理化因素刺激而发生痉挛，出现尿频、尿急、尿痛和排尿不尽感，称为尿路刺激征。

（二）护理评估

1. 健康史 常由尿路感染所致，也见于泌尿系结石、结核、肿瘤和前列腺炎等。

2. 身体评估 注意昼夜排尿次数、每次尿量及排尿时是否伴有尿痛。若排尿次数明显增多，昼夜无区别，尿量不多且有排尿不尽和下腹坠痛，常有尿路感染所致；白天尿频，夜间排尿次数不增多，多属非器质性病变；夜间排尿次数增加，总尿量也增多，则可能为肾小球浓缩功能受损而引起的多尿；尿急伴有尿痛多系炎症或异物刺激所致；尿急不伴尿痛常由于精神因素引发。

（三）护理诊断及合作性问题

1. 排尿异常 与炎症或理化因素刺激膀胱有关。
2. 体温过高 与尿路感染有关。

（四）护理措施

1. 一般护理 指导病人充分休息，进食清淡富有营养的食物，补充多种维生素。多饮水，每天饮水量＞2000ml，以增加尿量，是减轻尿路刺激征的重要措施之一。

2. 对症护理

（1）高热的护理：出汗后及时更衣，注意保暖。高热时，应进行物理降温，必要时遵医嘱给予药物降温。

（2）缓解尿痛不适：指导病人做局部热敷或按摩，以缓解疼痛。分散病人的注意力，听音乐、看电视、看小说等，也可起到缓解症状的作用。

3. 用药护理 按医嘱给予抗生素，如复方磺胺甲噁唑、诺氟沙星、氨苄青霉素或头孢菌素等，注意了解治疗效果和药物副作用。

第二节　尿路感染病人的护理

（一）概要

尿路感染通常是指由病原微生物直接侵袭尿路引起的感染性疾病，根据感染发生的部位分类分为：上尿路感染和下尿路感染。

（二）护理评估

1. 健康史

★（1）致病菌：以大肠埃希菌最为多见。

★（2）感染途径：①上行感染是最常见的感染途径；②血行感染；③淋巴管感染，更少见；④直接感染。

★（3）易患因素：①尿路梗阻，如结石、肿瘤等，是最主要的易患因素；②尿路畸形；③机体抵抗力降低；④女性；⑤泌尿系统局部损伤与防御机制的破坏。

2. 身体评估

★（1）膀胱炎：主要表现为尿频、尿急、尿痛，伴有耻骨弓上不适。一般无全身症状。

（2）急性肾盂肾炎：①全身表现：如畏寒、发热、体温可达40℃。②泌尿系统表现：尿频、尿急、尿痛及下腹部不适，可有腰痛、肾区叩击痛、脊肋角压痛，尿液浑浊或有血尿。

（3）慢性肾盂肾炎：①大多数因急性肾盂肾炎治疗不彻底发展而来。②临床表现多不典型，病程长，迁延不愈，反复发作。③急性发作时可有全身及尿路刺激症状，与急性肾盂肾炎相似。④部分病人仅有低热、乏力，多次尿细菌培养阳性，称为"无症状性菌尿"，另有病人以高血压、轻度水肿为首发表现。⑤慢性肾盂肾炎后期有肾功能减退症状。

（4）并发症：多见于严重急性肾盂肾炎，可有肾周围炎、肾脓肿和败血症等。

3. 实验室及其他检查

（1）尿常规和尿细胞计数：尿白细胞大于5个每高倍镜视野，若见白细胞（或脓细胞）管型，可对肾盂肾炎有诊断价值。

（2）血常规：急性期血白细胞计数增高并可见中性粒细胞核左移，慢性期血红蛋白可降低。

（3）尿细菌定量培养：临床常用清洁中段尿做细菌培养、菌落计数。尿细菌定量培养的临床意义为：菌落计数≥105/ml为有意义，104～105/ml为可疑阳性，＜104/ml则可能是污染。

（4）肾功能检查：慢性期可出现持续性肾功能损害、肾浓缩功能减退，如夜尿多，肌酐清除率降低，血尿素氮、肌酐增高。

（三）护理诊断及合作性问题

1. 排尿异常 与膀胱颈和膀胱三角区受炎症刺激有关。
2. 体温过高 与细菌感染引起体温调节障碍有关。

（四）护理措施

1. 一般护理 急性发作期的第 1 周应卧床休息，慢性肾盂肾炎一般也不宜从事重体力活动。进食清淡并含丰富营养的食物，多饮水。一般每天饮水量在 2500ml 以上，每 2 小时排尿 1 次。

2. 对症护理 肾区疼痛为肾炎症所致，应卧床休息，采用屈膝位，尽量不要站立或坐立。

3. 用药护理 按时、按量、按疗程用药，注意药物的副作用。

*4. 清洁中段尿培养标本的采集 做尿细菌定量培养时，最好用清晨第 1 次清洁、新鲜中段尿液送检。留取标本须在使用抗生素前或停药后 5 天收集标本；先充分清洁外阴、包皮，尿道口消毒，再留取中段尿，并在 1 小时内做细菌培养，或冷藏保存；标本中勿混入消毒药液，女性病人留尿时勿混入白带。

（五）健康教育

注意个人清洁卫生，尤其会阴部及肛周皮肤的清洁；避免劳累；多饮水、勤排尿是最简便而有效的预防尿路感染的措施；若局部有炎症应及时治疗；如果炎症的反复发作与性生活有关，应注意性生活后即排尿，并口服抗生素预防。

第三节 慢性肾小球肾炎病人的护理

（一）概要

慢性肾小球肾炎简称慢性肾炎，是一种病情迁延、病变进展缓慢，最终将发展成为慢性肾衰竭的原发性肾小球疾病。

（二）护理评估

1.健康史　仅有少数是由急性肾炎发展所致，绝大多数的确切病因尚不清楚，起病即属慢性。起始因素多为免疫介导炎症。感染劳累、妊娠及应用肾毒性药物（如氨基糖苷类）等可加重肾损害。

*2.身体评估　临床表现多样性，蛋白尿、血尿、高血压、水肿为其基本临床表现，可有不同程度肾功能减退，病情时轻时重，渐进性发展为慢性肾衰竭。

（1）蛋白尿：是本病必有的表现，尿蛋白常在 $1 \sim 3g/d$。

（2）血尿：多为镜下血尿，红细胞可上升，可见管型，也可见肉眼血尿。

（3）水肿：可有可无，一般不严重，多为眼睑肿和（或）下肢轻、中度可凹性水肿。

（4）高血压：部分病例高血压也可出现于肾功能正常时。高血压型除以上一般表现外，以血压（尤其舒张压）持续中度以上升高为特点。

（5）肾功能损害：呈慢性进行性损害。

（6）其他：慢性肾衰竭可出现贫血，长期高血压可引起心脑血管并发症。

3.实验室及其他检查

（1）血液检查：肾功能不全的病人可有内生肌酐清除率下降，血尿素氮、血肌酐增高，血红蛋白下降，部分病人可有血脂升高、血浆白蛋白降低。

（2）尿液检查：有蛋白尿、肉眼血尿或镜下血尿及管型尿。

（3）B超检查：双肾可有结构紊乱、缩小等改变。

（4）肾活检：可以确定慢性肾炎的病理类型。

（三）护理诊断及合作性问题

1.体液过多　与肾小球滤过率下降、尿量减少、血浆蛋白丢失有关。

2.营养失调：低于机体需要量　与肾功能损害、蛋白质丢失及低蛋白饮食有关。

3.有感染的危险　与大量蛋白丢失、糖皮质激素治疗有关。

4. 潜在并发症 慢性肾衰竭。

（四）护理措施

1. 一般护理，卧床休息，可减轻肾脏负担，减少蛋白尿及水肿。对有氮质血症的病人，应限制蛋白摄入 $0.6 \sim 0.8g/(kg \cdot d)$，以优质蛋白为主。饮食应注意易消化、热量充足、富含维生素的食物。盐的摄入量为 $1 \sim 3g/d$。

2. 控制和预防感染。

3. 合理用药，注意药物的作用和副反应。

4. 加强心理支持。

（五）健康教育

帮助了解本病易反复发作，有些因素可加重病情，如感染、劳累，使用抗真菌药、氨基糖苷类药等因素，应注意避免；指导病人合理膳食；指导病人养成良好的生活习惯。

第四节　肾病综合征病人的护理

（一）概要

肾病综合征是指由各种肾脏疾病所致的，以大量蛋白尿（尿蛋白定量＞3.5g/d）、低蛋白血症（血浆白蛋白＜30g/L）、水肿和高脂血症为主要特征的一组临床综合征。

（二）护理评估

1. 健康史 肾病综合征按病因分为原发性和继发性。原发性肾病综合征是指原发于肾本身疾病。继发性肾病综合征是指继发于全身系统疾病或先天遗传性疾病。

*2. 身体评估 典型临床表现如下：

（1）大量蛋白尿：由于肾小球滤过膜通透性增加，大量血浆蛋白漏出，远远超过近曲小管的回收能力，形成大量蛋白尿。

（2）低白蛋白血症：因为血浆蛋白从尿中丢失，如肝白蛋白合成增加不足以克服丢失和分解，则出现低白蛋白血症。

（3）水肿：低白蛋白血症导致胶体渗透压减低，水分外渗。另外，部分水肿病人循环血容量不足，激活肾素－醛固酮系统，水、钠潴留加重，产生水肿。水肿是肾病综合征病人最常见临床体征。

（4）高脂血症：低白蛋白血症刺激肝合成脂蛋白代偿性增加，加之脂蛋白分解减少，导致高脂血症。

（5）并发症：①感染是常见的并发症，也是导致肾病综合征复发及疗效不佳的主要原因之一；②血栓及栓塞，多见于肾静脉、下肢静脉；③急性肾衰竭。

3.实验室及其他检查

（1）尿液检查：尿蛋白定性一般为（+++ ～ ++++），尿中可有红细胞、管型等。24 小时尿蛋白定量测定＞3.5g。

（2）血液检查：血清白蛋白低于 30g/L，血清胆固醇、三酰甘油、低及极低密度脂蛋白可升高。

（3）肾功能检查：肾衰竭时血尿素氮、血肌酐升高。

（4）肾活检病理检查：可以明确肾小球的病理类型，对指导治疗及明确预后有重要意义。

（5）肾 B 超检查：双肾正常或缩小。

（三）护理诊断及合作性问题

1.体液过多　与低蛋白血症、肾小球滤过率下降、血栓形成导致血液回流受阻有关。

2.营养失调：低于机体需要量　与蛋白质丢失、摄入不足有关。

3.有感染的危险　与大量蛋白丢失、皮肤水肿、免疫抑制剂治疗有关。

4.自我形象紊乱　与严重水肿、糖皮质激素治疗有关。

★（四）护理措施

1.一般护理　合理休息和活动。全身严重水肿，合并胸腔积液、腹水，出现呼吸困难者应绝对卧床休息，取半卧位。为防止肢体血栓形成，应保持肢体的适度活动。

2.饮食护理　蛋白质为高生物效价的优质蛋白，但当肾功能不全时，应根据肌酐清除率调整蛋白质的摄入量。供给的热量要充足，不少于 126 ～ 147kJ/（kg·d）。高度水肿而尿量少者应严格控制入量，入量等于前 1 天尿量加 500ml。及时补充各种维生素及微量元素。

3.用药护理　糖皮质激素应用时需遵从下列用药原则：起始用量要足；减撤药物要慢；维持用药要久，服半年至 1 年或更久。

（五）健康教育

加强口腔及皮肤护理，教育病人皮肤不宜用力擦洗，以防皮肤破损；严格无菌操作，预防交叉感染。

第五节　慢性肾衰竭病人的护理

（一）概要

慢性肾衰竭，是发生在各种慢性肾脏疾病的基础上缓慢出现肾功能进行性减退，最终以代谢产物潴留，水、电解质和酸碱平衡紊乱并产生各系统症状为主要表现的一组临床综合征。慢性肾功能不全分为 4 期：

（1）肾功能不全代偿期：肾小球滤过率（GFR）减至正常的 50% ～ 80%，血肌酐正常，临床除原发疾病表现外，无其他症状。

（2）氮质血症期：是肾衰竭早期，GFR 减至正常的 25% ～ 50%，出现氮质血症，血肌酐升高，但小于 450μmol/L，此时仍无明显症状，可有轻度贫血、多尿和夜尿。

（3）肾衰竭期：GFR 减至正常的 10% ～ 25%，血肌酐显著升高（为 450 ～ 707μmol/L），贫血较明显，夜尿增多及水、电解质失衡，并可有轻度胃肠道、心血管和中枢神经系统症状。

（4）尿毒症期：是肾衰竭晚期，GFR 减至正常的 10% 以下，血肌酐＞ 707μmol/L，临床出现显著的各系统症状和生化异常。

（二）护理评估

1.健康史　常见的病因有原发性肾脏疾病；继发于全身疾病的肾脏病变。其中以慢性肾小球肾炎引起者最为常见。诱因有感染、劳累、紧张、摄入过多蛋白质、水盐代谢紊乱等，其中感染为最常见的诱因。

2.身体评估 肾衰竭早期仅有基础疾病表现，尿毒症期各脏器和组织均可受累，并产生相关的症状和体征。

（1）消化系统表现：为本病最早和最常见的症状，初有厌食、恶心、呕吐，以后出现口腔氨臭味、口腔溃疡、舌炎、腹泻，甚至消化道出血等。

（2）心血管系统表现：以高血压最为常见，与水、钠潴留及肾素-血管紧张素分泌增多有关；其次为心力衰竭和心律失常。

（3）血液系统表现：贫血是尿毒症病人必有的表现，并因酸中毒致毛细血管脆性增加和血小板功能异常引起出血倾向；部分病人可有白细胞减少。

（4）神经系统表现：早期多有疲乏、失眠、记忆力下降、头晕头痛，继之出现性格改变、抑郁、记忆力减退、判断错误等。晚期可有周围神经病变。

（5）呼吸系统表现：可出现尿毒症性支气管炎、肺炎、胸膜炎，体液过多可引起肺水肿，酸中毒时呼吸深而长。

（6）皮肤表现：尿素通过汗腺排出，在皮肤上凝成尿素霜，或因继发性甲状旁腺功能亢进，钙沉积于皮肤刺激局部产生皮肤瘙痒，甚至痒痛难忍，称之为尿毒症性皮炎。

（7）肾性骨营养不良症：又称肾性骨病。肾性骨病是由于缺乏活性维生素 D_3、继发性甲状旁腺功能亢进、营养不良等因素引起。

（8）内分泌、代谢失调：病人常有性功能障碍，小儿性成熟延迟，女性出现闭经或不孕，男性性欲缺乏和阳痿。体温过低、高尿酸血症、碳水化合物代谢异常引起空腹血糖升高，糖耐量可异常，称之为尿毒症性假性糖尿病。

（9）水、电解质和酸碱平衡失调表现。

（10）并发感染：为主要死亡原因之一，以肺部和尿路感染常见。

3.实验室及其他检查

（1）血液检查：红细胞数目下降，血红蛋白降低，白细胞可升高或降低，血小板偏低或正常，血肌酐和血尿素氮升高，电解质增高或降低。

（2）尿常规：尿比重降低，大多在 1.018 以下。尿沉渣出现颗粒管型、蜡样管型等。

（3）B超、放射性核素检查：可了解肾脏形态和功能。

（三）护理诊断及合作性问题

1. 体液过多　与肾小球滤过率降低、水和钠盐摄入过多有关。

2. 营养失调：低于机体需要量　与长期限制蛋白质摄入、代谢产物潴留有关。

3. 有感染的危险　与营养障碍、白细胞功能降低有关。

4. 有皮肤完整性受损的危险　与长期卧床、尿毒症皮炎有关。

5. 有体液不足的危险　与肾对水的调节功能障碍、呕吐、腹泻和使用利尿剂、摄水不足有关。

6. 潜在并发症　心力衰竭、心律失常、高血压脑病、肾性骨病、电解质紊乱、代谢性酸中毒。

（四）护理措施

1. 一般护理　慢性肾衰竭病人应以卧床休息为主，协助其完成日常自理活动。活动时以不引起心慌、气喘、疲乏为宜。对长期卧床的病人应进行适当的床上主动或被动的活动，避免发生静脉血栓和肌肉萎缩。

*2. 饮食护理

（1）尽早采用优质低蛋白、低磷饮食，要求 60% 以上的蛋白质是含人体必需氨基酸的动物蛋白质（即高生物效价优质蛋白），可部分采用麦淀粉为主食。

（2）保证足够热量的供给，热量每日至少需 126kJ/kg（30kcal/kg），碳水化合物占总热量的 2/3，其余由脂肪（植物油）供给。

3. 协助治疗与护理

（1）维持水、电解质、酸碱平衡：①水肿者应限制盐和水的摄入，使用呋塞米。②如水肿伴有稀释性低钠血症，则需严格限制水的摄入。*③高钾血症：限制饮食中钾的摄入，如高钾血症＞6.5mmol/L，出现心电图高钾表现，甚至肌无力，必须紧急处理。

（2）降低血尿素氮的治疗：低蛋白饮食加必需氨基酸疗法。

（3）替代疗法：透析和肾移植治疗。

【模拟试题测试，提升应试能力】

一、名词解释

1. 尿路刺激征   2. 无症状细菌尿

3. 慢性肾小球肾炎   4. 大量蛋白尿

5. 氮质血症期

二、填空题

1. 肾炎性水肿常从_____处开始，逐步发展至_____。

2. 尿路刺激征的主要表现为_____、_____、_____和_____。

3. 正常人 24 小时尿量为_____。24 小时尿量超过_____为多尿，少于_____为少尿，不足_____为无尿。

4. 慢性肾小球肾炎以_____、_____、_____及_____为基本临床表现。

三、选择题

A₁ 型题

1. 急性肾衰竭病人最常见的电解质紊乱是（   ）

A. 低钾血症   B. 高钾血症

C. 低钠血症   D. 低钙血症

E. 高磷血症

2. 下列哪项是急性肾衰竭最常见的病因（   ）

A. 肾前性病变   B. 肾后性病变

C. 急性肾小管坏死   D. 急性肾间质病变

E. 肾小球和肾小血管病变

3. 慢性肾衰竭临床表现中最早、最常见的症状是（   ）

A. 贫血

B. 尿毒症性心肌病

C. 代谢性酸中毒

D. 胃肠道症状如食欲不振、恶心、呕吐等

E. 高血压

4. 我国慢性肾衰竭最常见的病因为（   ）

A. 慢性肾小球肾炎 B. 糖尿病肾病

C. 狼疮肾炎   D. 高血压肾病

E. 梗阻性肾病

5. 慢性肾炎治疗的主要目标是（   ）

A. 消除管型   B. 消除蛋白尿

C. 消除血尿   D. 控制高血压

E. 延缓肾功能进行性减退

6. 治疗慢性肾炎病人肾素依赖性高血压，首选（   ）

A. 血管紧张素 II 受体拮抗剂

B. 血管紧张素转换酶抑制剂

C. 钙通道阻滞剂

D. 受体阻滞剂

E. 利尿剂

7. 肾功能不全的病人在使用血管紧张素转换酶抑制剂时要注意监测有无出现（   ）

A. 高血钾   B. 高血压

C. 水肿   D. 出血

E. 低血钾

8. 肾病综合征病人最常见的并发症是（   ）

A. 感染   B. 急性肾衰竭

C. 高血压　　　　D. 低血容量性休克

E. 血栓形成

9. 肾小球肾病最常见的临床表现是（　　）

A. 血尿　　　　B. 高血压

C. 肾性水肿　　　　D. 蛋白尿

E. 少尿

10. 各型慢性肾炎均可出现（　　）

A. 严重高血压　　B. 显著水肿

C. 大量蛋白尿　　D. 肉眼血尿

E. 不同程度的肾功能损害

11. 少尿是指 24 小时的尿量少于（　　）

A. 100ml　　　　B. 200ml

C. 400ml　　　　D. 300ml

E. 500ml

12. 血尿是指离心后尿沉渣每高倍视野红细胞为（　　）

A. 3 个以上　　　　B. 5 个以上

C. 6 个以上　　　　D. 8 个以上

E. 10 个以上

13. 对膀胱刺激征的饮食护理中，要求病人多饮水，即每日的饮水量至少超过（　　）

A. 2000ml　　　　B. 1000ml

C. 1500ml　　　　D. 2500ml

E. 3000ml

14. 下列关于尿细菌定量培养的说法，错误的是（　　）

A. 最好用清晨第 1 次的中段尿液送检

B. 可在使用抗生素过程中留取尿标本

C. 留取尿液时应严格无菌操作

D. 尿液留取后应在 1 小时内做细菌培养

E. 尿标本中勿混入消毒药液

15. 肾小球病的发病机制主要为（　　）

A. 感染性炎症疾病

B. 细胞免疫异常

C. 与体液免疫无关

D. 非免疫非炎症疾病

E. 免疫介导性炎症疾病

16. 下列哪项有助于急、慢性肾衰竭的鉴别（　　）

A. 蛋白尿程度　　　　B. 血尿程度

C. 高血压程度　　　　D. 肾脏大小

E. 酸中毒程度

17. 关于急性肾炎的治疗，下列哪项不正确（　　）

A. 对症治疗

B. 急性期卧床休息

C. 必须使用青霉素治疗

D. 急性肾衰竭时透析治疗

E. 禁止使用肾毒性药物

18. 不会引起肾病综合征的疾病是（　　）

A. 急慢性肾小球肾炎

B. 慢性肾盂肾炎

C. 糖尿病肾病

D. 系统性红斑狼疮肾炎

E. 过敏性紫癜肾炎

19. 下列哪项不是肾病综合征时的共同临床表现（　　）

A. 高脂血症　　　　B. 高血压

C. 大量蛋白尿　　　　D. 低血浆白蛋白

E. 水肿

20. 关于原发性肾病综合征应用激素治疗的注意事项, 下列不正确的是 (　　)

　　A. 始量要足　　　　B. 减药要慢

　　C. 维持用药要久　　D. 抗生素预防感染

　　E. 无效时加用细胞毒药物

21. 尿毒症必有的临床表现是 (　　)

　　A. 口腔氨臭味　　　B. 贫血

　　C. 尿毒症性心包炎　D. 尿毒症性肺炎

　　E. 皮肤瘙痒

22. 尿毒症病人酸碱平衡紊乱常表现为 (　　)

　　A. 呼吸性酸中毒　　B. 呼吸性碱中毒

　　C. 代谢性酸中毒　　D. 代谢性碱中毒

　　E. 混合性酸中毒

23. 尿路感染最常见致病菌是 (　　)

　　A. 变形杆菌　　　　B. 副大肠杆菌

　　C. 大肠埃希菌　　　D. 粪链球菌

　　E. 葡萄球菌

24. 下列哪项对诊断尿路感染最有意义 (　　)

　　A. 尿频、尿急、尿痛

　　B. 畏寒、发热、头痛

　　C. 血白细胞总数升高

　　D. 清洁中段尿白细胞 > 5 个 /HP

　　E. 清洁中段尿培养细菌计数 ≥ 105/ml

25. 尿毒症病人最适宜的饮食是 (　　)

　　A. 富含钙、磷

　　B. 高热量、低植物蛋白

　　C. 高热量、低动物蛋白

　　D. 富含钠、钾

　　E. 高热量、高脂肪

26. 急性肾炎的病人应给予 (　　)

　　A. 低盐饮食　　　　B. 高脂饮食

　　C. 低胆固醇饮食　　D. 高蛋白饮食

　　E. 少渣饮食

27. 急性肾盂肾炎病人最常见的是 (　　)

　　A. 尿蛋白（++）

　　B. 尿红细胞 > 3 个 /HP

　　C. 菌落计数 10^4/ml

　　D. 尿白细胞 > 5 个 /HP

　　E. 尿素氮升高

28. 诱发尿毒症的主要原因是 (　　)

　　A. 贫血　　　　　　B. 心力衰竭

　　C. 酸中毒　　　　　D. 继发感染

　　E. 电解质紊乱

29. 护理慢性肾衰竭, 最重要的是 (　　)

　　A. 每天测血压 2 次

　　B. 每天测体重 1 次

　　C. 每天测体温 1 次

　　D. 每天记出入液量

　　E. 每天尿液检查 1 次

30. 急性肾盂肾炎最重要的护理措施是 (　　)

　　A. 卧床休息　　　　B. 观察药物副作用

　　C. 多饮水　　　　　D. 每天留尿送检

　　E. 高锰酸钾坐浴

31. 慢性肾炎的必有表现是 (　　)

　　A. 镜下血尿　　　　B. 下肢水肿

　　C. 高血压　　　　　D. 蛋白尿

　　E. 尿路感染

32. 无尿是指（ ）

A. 24 小时尿量＜100ml

B. 24 小时尿量＜200ml

C. 24 小时尿量＜300ml

D. 24 小时尿量＜400ml

E. 24 小时尿量＜500ml

33. 下列不符合肾病综合征诊断标准的是（ ）

A. 大量蛋白尿（＞3.5g/d）

B. 高脂血症

C. 高血压

D. 水肿

E. 低白蛋白血症

34. 肾功能不全的早期表现是（ ）

A. 内生肌酐清除率＜20ml/min

B. 血尿素＞5mmol/L

C. 血肌酐＞50μmol/L

D. 夜尿量＞750ml

E. 15 分钟酚红排泌率＜25%

35. 慢性肾小球肾炎发病的起始因素是（ ）

A. 病毒感染　　　　B. 链球菌感染

C. 免疫介导炎症　　D. 感染后毒素作用

E. 代谢产物潴留

36. 形成肾炎性水肿的主要原因是（ ）

A. 蛋白质合成障碍　B. 低蛋白血症

C. 高脂血症　　　　D. 循环血容量不足

E. 肾小球滤过率降低

37. 某尿毒症病人，每天晨间出现恶心、呕吐，对症护理措施为（ ）

A. 临睡勿进食，勿进水

B. 临睡前吃少量点心

C. 睡前饮水 1～2 次

D. 晨间饮水 1～2 次

E. 起床前先服止呕剂

38. 急性肾衰竭病人出现的电解质失调中，最为严重的是（ ）

A. 低血钠　　　　B. 高血磷

C. 低血钙　　　　D. 高血镁

E. 高血钾

39. 肾盂肾炎的主要感染途径是（ ）

A. 血行感染　　　B. 淋巴道感染

C. 上行感染　　　D. 直接感染

E. 院内感染

40. 下列哪项不能作为肾衰竭病人少尿期输液量是否适当的衡量标准（ ）

A. 体重每日减轻 0.5kg

B. 血钠维持 130mmol/L

C. CVP 在正常范围

D. 无呼吸困难、肺水肿

E. 血钾恢复正常

41. 急性肾炎病人病情加重多在发病后（ ）

A. 1～2 周　　　　B. 3 周

C. 4 周　　　　　D. 5 周

E. 6 周

42. 引起尿毒症贫血最重要的原因是（ ）

A. 毒素使红细胞寿命缩短

B. 铁、叶酸缺乏

C. 严重呕血、便血

D. 肾产生促红细胞生成素减少

E. 代谢产物抑制骨髓造血

43. 对肾盂肾炎病人健康教育不妥的是 （　　）

A. 鼓励多饮水，少憋尿

B. 防止劳累及便秘

C. 每天清洗会阴部

D. 治愈后仍需长期用小剂量抑菌药物预防

E. 性生活后排尿并口服抗生素

44. 急性肾炎合并症多发生在起病后 （　　）

A. 第 1～2 周　　B. 第 2 周后

C. 第 3 周　　　D. 第 4 周

E. 第 1～2 月

45. 护士在对肾盂肾炎病人进行健康指导时，鼓励其多饮水是为了（　　）

A. 减少药物毒性反应

B. 维持体液平衡

C. 减轻不适感

D. 加速退热

E. 促进细菌、炎症物质排出

46. 易引起肾盂肾炎的疾病是（　　）

A. 原发性高血压　　B. 肺炎链球菌肺炎

C. 慢性肝炎　　　　D. 缺铁性贫血

E. 糖尿病

47. 急性肾衰竭少尿期每天补液量应等于 （　　）

A. 尿量

B. 显性失水量

C. 显性失水量 + 不显性失水量 + 内生水

D. 显性失水量 + 不显性失水量 - 内生水

E. 显性失水量 + 不显性失水量

48. 尿毒症病人出现手足抽搐多是因为 （　　）

A. 高血钾　　　　B. 高血钙

C. 高血磷　　　　D. 低血钾

E. 低血钙

49. 引起肾前性肾衰竭的病因是（　　）

A. 大出血，休克　　B. 肾中毒

C. 双侧输尿管结石　D. 前列腺增生

E. 盆腔肿瘤压迫输尿管

50. 急性肾小球肾炎最常见的并发症为 （　　）

A. 营养不良、慢性肾衰竭、严重循环充血

B. 营养不良、高血压脑病、慢性肾衰竭

C. 继发感染、营养不良、急性肾衰竭

D. 继发感染、营养不良、慢性肾衰竭

E. 严重循环充血、高血压脑病、急性肾衰竭

51. 尿毒症少尿期病人忌输库存血，主要是为防止引起（　　）

A. 出血倾向　　　　B. 输血反应

C. 血尿素氮升高　　D. 血钙降低

E. 血钾升高

52. 慢性肾小球肾炎病人适应的饮食是 （　　）

A. 优质高蛋白饮食

B. 高磷饮食

C. 低蛋白低盐半流质饮食

D. 高热量饮食

E. 高热量优质低蛋白饮食

53. 责任护士对肾病综合征病人给予的饮

食指导中，下列不妥的是（　　　）

A. 蛋白质摄入量应为正常人入量即每日每千克体重 1.0g

B. 应尽量摄入动物蛋白

C. 保证摄入的热量应为每日每千克体重不少于 126 ~ 147kJ

D. 水肿时应限制盐的摄入＜ 3g/d

E. 应多进食富含饱和脂肪酸的食物

54. 肾病综合征的病人应给予（　　　）

A. 高热量饮食　　　B. 低脂饮食

C. 低胆固醇饮食　　D. 高蛋白饮食

E. 少渣饮食

A₂ 型题

55. 吴先生，表现为高度水肿、低蛋白血症、高胆固醇血症、大量蛋白尿，可考虑（　　　）

A. 慢性肾盂肾炎

B. 急性肾盂肾炎

C. 急性肾炎

D. 慢性肾炎高血压型

E. 肾病综合征

56. 病人，男性，17 岁。全身重度水肿，尿蛋白 6.4g/d，血浆白蛋白 23g/L，血压 80/60mmHg，肾功能血尿素氮 9.1mmol/L、血肌酐 100μmol/L，疾病诊断为（　　　）

A. 急性肾炎　　　　B. 慢性肾炎

C. 急性肾衰竭　　　D. 慢性肾衰竭

E. 肾病综合征

57. 病人，男性，53 岁。全身轻度水肿 5 年，血压 140/90mmHg，尿常规：尿蛋白（＋＋），红细胞 18 个 /HP，颗粒管型（＋＋）。

血尿素氮 10mmol/L。关于此病人的护理措施中，下列错误的是（　　　）

A. 绝对卧床休息

B. 限制食物中蛋白和磷的摄入量

C. 防止感染

D. 注意监测水肿和血压的变化

E. 避免使用对肾功能有害的药物

58. 病人，女性，35 岁。反复低热，夜尿多 2 年，3 次尿培养均为大肠埃希菌生长，为确诊疾病，首选检查是（　　　）

A. 肾小球滤过率　　B. 肾 B 超

C. 腹部平片　　　　D. 静脉肾盂造影

E. 肾活检

59. 病人，女性，36 岁。因呕吐、腹泻后突然出现少尿（10ml/h），血尿素氮 15mmol/L，肌酐 178μmol/L，尿比重 1.025，尿钠 13mmol/L，尿量减少最可能的原因是（　　　）

A. 肾前性急性肾衰竭

B. 肾后性急性肾衰竭

C. 慢性肾衰竭

D. 急性肾小管坏死

E. 急性间质性肾炎

60. 病人，女性，30 岁，慢性肾小球肾炎，为减轻肾小球的高灌注、高压、高滤过状态，其饮食应选择（　　　）

A. 普通蛋白饮食即可

B. 低蛋白低磷低钠饮食

C. 高蛋白饮食

D. 高蛋白低钠饮食

E. 高蛋白低磷饮食

61. 病人，男性，57 岁。肾盂肾炎反复

发作已4年，今腰痛、低热就诊。护士收集到以下护理资料，其中与发病密切相关的是（　　）

A. 性别　　　　　B. 年龄

C. 职业　　　　　D. 口服雌三醇

E. 患有前列腺增生症

62. 病人，女性，20岁。发热伴尿急、尿频、尿痛，尿液检查示：白细胞8个/HP，其结果为（　　）

A. 镜下脓尿　　　B. 镜下血尿

C. 正常尿液　　　D. 血红蛋白尿

E. 乳糜尿

A₃/A₄型题

（63～67题共用题干）

病人，女性，28岁。近3天发热、腰痛，伴尿频、尿急、尿痛，尿镜检示白细胞25个/HP。

63. 你认为该女性患了什么病（　　）

A. 急性肾炎　　　B. 肾病综合征

C. 肾盂肾炎　　　D. 慢性肾炎

E. 急进型肾小球肾炎

64. 为预防本病复发，应重点做好哪项（　　）

A. 做好会阴部卫生　B. 戒烟、酒

C. 加强营养　　　D. 长期锻炼

E. 长期服抗生素

65. 该病人多饮水的目的是（　　）

A. 降低体温　　　B. 营养需要

C. 缓解尿频　　　D. 冲洗尿路

E. 治疗腰痛

66. 出院时尿常规正常，尿培养阴性，此时应指导病人（　　）

A. 定时复查尿培养

B. 继续用抗生素治疗

C. 长期服用碳酸氢钠

D. 每晚服抗生素1次

E. 卧床休息至腰痛消失

67. 本病如何预防（　　）

A. 做好会阴部卫生

B. 长期锻炼

C. 加强营养

D. 常服抗生素

E. 戒烟、酒

（68、69题共用题干）

某女，46岁。多年前反复上呼吸道感染，近日出现恶心、呕吐、腿肿、尿少、血压180/105mmHg，尿蛋白（+++），尿红细胞2.5×10^{12}/L。

68. 该病人可能的诊断是（　　）

A. 慢性肾小球肾炎　B. 急性肾盂肾炎

C. 慢性肾盂肾炎　　D. 急性肾小球肾炎

E. 高血压

69. 该病人发病可能的原因是（　　）

A. 病毒感染

B. 免疫介导炎症反应

C. 大肠埃希菌感染

D. 高血压

E. 摄入水过多

四、案例分析题

沈先生，30岁。"慢性肾炎"史3年，近1个月来乏力、头昏、腰酸、水肿加重，昨日因发热就诊。体检：体温38.8℃，脉搏 108 次 / 分，呼吸率 24 次 / 分，血压 180/120mmHg（24/16kPa），颜面水肿，全身水肿明显，腹部移动性浊音阳性。辅助检查：尿液检查中蛋白（++++），白细胞 2 个 /HP，红细胞 3 个 /HP，24 小时尿蛋白定量 5.5g；血液检查血红蛋白 90g/L，白细胞 8.5×10^9/L，血肌酐 168μmol/L，血尿素氮 16mmol/L，血浆白蛋白 24g/L，血清胆固醇 7.5mmol/L，三酰甘油 2.4mmol/L。现收治入院，拟用糖皮质激素、免疫抑制剂、利尿剂等治疗，病人对住院无思想准备。

问题：

1. 病人可能的医疗诊断是什么？

2. 根据病情，列出 3 个主要的护理诊断。

3. 如何进行健康教育？

第六章

血液系统疾病病人的护理

【学习内容提炼，涵盖重点考点】

第一节 概 述

一、血液系统的解剖结构和生理功能

造血系统由造血器官和造血细胞组成。造血器官主要包括骨髓、肝、脾、淋巴结等，骨髓为人体主要造血器官。血液是由红细胞、白细胞、血小板和血浆组成。血液的主要功能：红细胞具有携带氧气和二氧化碳，运送营养物质和代谢物功能；白细胞具有防御和免疫功能；血小板具有止血、愈合伤口等凝固功能。红细胞进入血循环后的寿命约为 120 天，成熟粒细胞在外周血流中半衰期为 6～7 小时，血小板在循环血中寿命为 8～11 天。

二、血液系统疾病常见症状和体征的护理

贫 血

(一) 概要

贫血是指外周血液单位容积中血红蛋白浓度、红细胞计数和（或）红细胞比容低于同龄、同性别、同地区的正常标准，以血红蛋白浓度最重要。贫

血时，成年男性血红蛋白＜ 120g/L、红细胞计数＜ 4.0×10^{12}/L、红细胞比容＜ 40%；成年女性血红蛋白＜ 110g/L、红细胞计数＜ 3.5×10^{12}/L、红细胞比容＜ 35%。

（二）护理评估

1. 健康史　病因有：红细胞生成减少、红细胞破坏过多、失血等。

2. 身体评估

★（1）症状：神经系统对缺氧最敏感，常出现头晕、耳鸣、头痛、记忆力减退、注意力不集中。呼吸、循环系统表现为活动后心悸、气短，严重贫血可诱发心绞痛、发生贫血性心脏病。

★（2）体征：皮肤黏膜苍白是贫血最突出的体征。观察甲床、口唇、睑结膜较为明显。

（3）贫血的程度：轻度血红蛋白为 91 ～ 120g/L，中度血红蛋白为 61 ～ 90g/L，重度血红蛋白为＜ 60g/L，极重度血红蛋白为＜ 30g/L。

（三）护理诊断及合作性问题

活动无耐力：与组织缺氧有关。

（四）护理措拖

①轻度贫血无需限制活动，应增加休息时间，避免疲劳；重度贫血应卧床休息。②应给予高蛋白、高热量、富含维生素及易消化食物，并针对不同贫血原因，补充相应的营养成分。③重度贫血者给予输氧，以缓解机体缺氧症状。④观察生命体征和全身情况，尤其是心血管和神经系统的变化。

出 血 倾 向

（一）概要

出血倾向是指机体自发性多部位出血和（或）血管损伤后出血不止。

（二）护理评估

1. 健康史　常见的原因有血小板数量减少或功能异常、血管壁异常、凝血功能障碍等。

2. 身体评估　出血常见部位是皮肤黏膜、关节腔、内脏出血，严重时可发生颅内出血。①口腔黏膜血疱，提示血小板明显减少，是严重出血征兆。②呕血、黑便，提示消化道出血。③突发视物模糊，喷射状呕吐，甚至昏迷，血小板 $< 20 \times 10^9/L$。提示颅内出血。④肝脾淋巴结肿大、胸骨叩击痛，提示血液系统恶性肿瘤。

（三）护理诊断及合作性问题

组织完整性受损：与止血、凝血功能障碍导致皮肤黏膜出血有关。

（四）护理措施

①限制活动，多卧床休息以防再次出血。床单平整，被褥衣裤轻软。②应给予高热量、高蛋白、高维生素、少渣软食，以避免口腔黏膜擦伤。③如病人突然出现头痛、视物模糊、喷射性呕吐甚至昏迷、双侧瞳孔大小不等颅内出血征象时，及时通知医生，做好急救配合工作。④皮肤出血的护理：抬高肢体，以减少出血，深部组织血肿也可应用局部压迫方法，促进止血。尽量少用注射药物，必须使用时在注射后用消毒棉球充分压迫局部直至止血。⑤鼻出血的护理：少量出血可用干棉球或 1：1000 肾上腺素棉球塞鼻腔压迫止血，并局部冷敷。若出血不止，用油纱条作后鼻孔填塞，压迫出血部位。嘱病人不要用手挖鼻痂。⑥口腔、牙龈出血的护理：牙龈渗血时，可用肾上腺素棉球或明胶海绵片贴敷齿龈，牙龈出血时易引起口臭，可用 1% 过氧化氢液体漱口。不要用牙刷、牙签清理牙齿，可用棉签蘸漱口液擦洗牙齿。用液体石蜡油涂抹口唇，以防干裂。

（五）健康教育

减少活动量，避免过度负重和易致创伤的运动；沐浴或清洗时避免水温过高和过于用力擦洗；勤剪指甲，不用剃须刀片刮胡须；用软毛刷刷牙，忌用牙签剔牙；进食过程中要细嚼慢咽；勿用力擤鼻。一旦出现出血征象，立即就医。

继 发 感 染

（一）概要

继发感染是由于正常的白细胞数量减少和（或）质量异常，机体免疫力下降及营养不良，血液病病人容易发生感染。继发感染是白血病病人最常见的死亡原因之一。

（二）护理评估

1.健康史　多见于急性白血病、淋巴瘤、再生障碍性贫血、粒细胞缺乏症等血液病。

*2.身体评估　发热是继发感染最常见的症状。感染部位多见于口腔黏膜、咽及扁桃体、肺部、泌尿道及肛周皮肤，严重者可发生败血症。

（三）护理诊断及合作性问题

体温过高：与继发感染有关。

（四）护理措施

1.一般护理　保持病室整洁、空气清新，定时开窗通风，用紫外线或臭氧照射，每周2～3次，每次20～30分钟。定期用消毒液擦拭家具、地面。限制探视人数及次数。严格执行各项无菌操作，必要时实行保护性隔离。鼓励病人进食，选用高蛋白、高热量、富含维生素的易消化饮食，多饮水，以补充水分的消耗。

2.高热护理　卧床休息，减少机体的消耗。高热病人可给予物理降温或遵医嘱药物降温，禁用乙醇擦浴。

3.病情观察　观察病人有无感染征象，注意体温变化和热型。

4.用药护理　遵医嘱局部或全身用抗生素治疗，注意用药反应。

第二节　缺铁性贫血病人的护理

（一）概要

缺铁性贫血是指储存铁缺乏，导致血红蛋白合成量减少而引起的一种小细胞低色素性贫血。缺铁性贫血是最常见的一种贫血。

（二）护理评估

★1. 健康史　病因有：①慢性失血是成人缺铁性贫血最多见、最重要的原因；②需铁量增加而摄入不足；③铁吸收不良。

★2. 身体评估

（1）症状：①贫血的表现，如面色苍白、乏力、易倦、头晕、心悸气短、耳鸣等。②组织缺铁的表现：出现口角炎、舌炎及慢性萎缩性胃炎胃酸缺乏；儿童还可有神经、精神系统异常表现；少数病人有异食癖，喜吃生米、泥土等。

（2）体征：皮肤黏膜苍白、干燥、无光泽，毛发干枯易脱落，指（趾）甲扁平、不光整、脆薄易裂，严重呈"反甲"。

3. 实验室及其他检查

（1）血象：为小细胞低色素性贫血，红细胞体积较正常小且形态不一，中心淡染区扩大。

（2）骨髓象：红细胞系增生活跃，以中晚幼红细胞为主。骨髓涂片染色示骨髓细胞外铁消失，铁粒幼细胞极少或消失。

（3）铁代谢指标：血清铁下降，血清总铁结合力升高，血清铁蛋白降低。

（三）护理诊断及合作性问题

1. 活动无耐力　与贫血引起全身组织缺氧有关。

2. 营养失调：低于机体需要量　与体内铁不足有关。

（四）护理措施

1. 一般护理　轻、中度贫血活动量以不感到疲劳、不加重症状为度；重度贫血卧床休息，给予氧气吸入。进食高蛋白、高维生素、高热量、含铁丰富易消化饮食，如肝、肉类、蛋黄、豆类、紫菜、海带、木耳及香菇等。

2. 病情观察　注意观察病人贫血的症状、体征，评估其活动的耐受能力，了解病人的主要化验结果，以判断病人贫血程度。

*3.用药护理　①口服铁剂易引起胃肠道反应，故宜在饭后服用，从小剂量开始。②避免与牛奶、茶、咖啡同时服，否则影响铁的吸收。③口服液体铁剂时须使用吸管，避免牙齿染黑。④服铁剂期间大便会变成黑色，应做好解释，以消除病人顾虑。⑤注射铁剂剂量要准确，宜深部肌内注射。因副作用多，很少用。⑥铁剂治疗后自觉症状可很快减轻；1周左右网织红细胞数上升，可作为铁剂治疗有效的早期指标；2周左右血红蛋白开始升高，1～2个月恢复至正常。在血红蛋白正常后，病人仍需继续服用铁剂3～6个月，目的是补足体内储存铁。

第三节　再生障碍性贫血病人的护理

（一）概要

再生障碍性贫血（简称再障），是由多种原因导致骨髓功能衰竭，以及造血微环境损伤、外周全血细胞减少为特征的一组综合征。本病多见于青壮年，按病程分急性再障和慢性再障。

（二）护理评估

1.健康史　常见的病因有：①药物：最常见的是氯霉素，其他的有抗肿瘤药、解热止痛药、抗惊厥药、链霉素、异烟肼等；②化学物质：苯及其衍生物、有机磷农药、染发剂、油漆等；③物理因素：X线、γ射线及其他放射性物质；④其他：病毒感染（各型肝炎病毒、EB病毒）、遗传因素、SLE等。

*2.身体评估　临床表现为进行性贫血、出血和继发感染。多无肝、脾、淋巴结肿大。按患病的缓急分为：①急性再障：起病急，进展迅速，早期表现为出血与感染，随病程的延长出现进行性贫血；②慢性再障：此型较多见，贫血往往是首发和主要表现。出血较轻，以皮肤黏膜为主，经积极治疗可缓解。

3.实验室及其他检查

（1）血象：全血细胞减少，贫血为正常细胞正色素性贫血。

（2）骨髓象：急性再障骨髓显示增生低下或极度低下，脂肪滴增多；慢性再障不同部位骨髓象不一致，但均有巨核细胞减少。

（三）护理诊断及合作性问题

1.活动无耐力　与贫血引起全身组织缺氧有关。

2.出血　与血小板减少有关。

（四）护理措施

1.一般护理　重度以上贫血以卧床休息为主；中轻度贫血应劳逸结合，活动中如出现心慌、气短应立刻停止。进食高蛋白、高维生素、高热量饮食。重度贫血应注意保暖，必要时给氧、输血或成分输血。

2.病情观察　观察贫血表现、监测生命体征，若有异常及时报告医生。

*3.用药护理　遵医嘱给予丙酸睾酮，疗程为 3～6 个月，才能判断疗效。①该药为油剂，需深层注射。②由于吸收慢，注射部位易发生肿块，甚至发生无菌性坏死，需经常检查注射部位。③副作用有男性化，如毛须增多、声音变粗、痤疮、女性闭经等；通常药物治疗 1 个月左右网织红细胞开始上升，接着血红蛋白升高，3 个月后红细胞开始上升，而血小板上升需更长时间。

第四节　特发性血小板减少性紫癜病人的护理

（一）概要

特发性血小板减少性紫癜（ITP）是一种自身免疫性出血综合征，也称自身免疫性血小板减少，是由于外周血的血小板免疫性破坏过多及其寿命缩短，造成血小板减少性出血疾病。临床分为急性型和慢性型。可能与下列因素有关：①免疫因素，病人产生抗血小板抗体，导致血小板破坏和减少；②肝脾因素；③其他，如雌激素水平增高、感染（细菌、病毒）等。

（二）护理评估

1.健康史　了解病人起病前 1～2 周有无呼吸道感染、特别是病毒感染史，有无使用对血小板量和功能有影响的药物如阿司匹林、保泰松等，了解既往健康状况和家族史、个人史。

*2.身体评估

（1）急性型：半数以上见于儿童，起病前 1～4 周常有上呼吸道病毒感染史，出现畏寒、发热、出血严重，全身皮肤、黏膜广泛出血，多有内脏较轻的出血，当血小板 $< 20 \times 10^9$/L 时，可有颅内出血、消化道及泌尿道出血，可危及生命。病程多为自限。

（2）慢性型：青年女性多见。起病缓慢隐匿。出血症状较轻，表现为反复发作皮肤黏膜瘀点、瘀斑，伴轻度脾大，女性病人常以月经过多为主要表现。

3.实验室及其他检查

（1）血象：血小板计数减少，体积偏大，功能多正常。失血多时可出现贫血，白细胞计数多正常。

（2）骨髓象：骨髓巨核细胞数量增多或正常，形成血小板的巨核细胞减少。

（3）其他：出血时间延长，血块回缩不良，束臂试验阳性。血小板相关免疫球蛋白（PAIgG）增高。血小板寿命明显缩短。

（三）护理诊断及合作性问题

1.组织完整性受损　与血小板减少有关。
2.潜在并发症　颅内出血等。

（四）护理措施

1.一般护理　血小板计数在（30～40）$\times 10^9$/L 以上者，出血不重，可适当活动；血小板在（30～40）$\times 10^9$/L 以下者，卧床休息，保持心情平静。进食富含高蛋白、高维生素、少渣饮食。

2.病情观察　注意出血部位、范围、出血量及出血是否停止，有无内脏出血，监测血小板计数、出血时间。观察并记录生命体征、意识及瞳孔大小。

*3.对症护理　皮肤出血者不可搔抓皮肤，鼻腔出血不止要用油纱条填塞。便血、呕血、阴道出血时需卧床休息，对症处理；血小板计数 $< 20 \times 10^9$/L 应警惕颅内出血，便秘、剧烈咳嗽会诱发颅内出血，故便秘时要用泻药或开塞露，剧咳者可用镇咳药。

第五节　白血病病人的护理

（一）概要

白血病是造血干细胞恶性克隆性疾病，其主要表现为异常的白血病细胞在骨髓及其他造血组织中不受限制地增生，并转移、浸润其他脏器和组织。本病为儿童及 35 岁以下人群最常见的恶性疾病。我国急性白血病比慢性白血病多见，男性发病率略高于女性，成人以急非淋多见，儿童以急淋多见。

（二）护理评估

1. 健康史　病因有：①生物因素：病毒和免疫功能异常；②物理因素：包括 X 线及电离辐射；③化学因素：一些化学物质有致白血病的作用；④遗传因素；⑤某些血液病，如骨髓增生异常综合征、淋巴瘤等可能发展为白血病。

★2. 身体评估

（1）急性白血病表现：①贫血：为首发症状，呈进行性发展。②发热：是白血病最常见的症状。感染的最主要原因是成熟粒细胞缺乏。感染以口腔炎、咽峡炎最为常见。③出血：以皮肤、牙龈、鼻腔出血最常见；颅内出血最严重，出血主要原因是正常血小板减少。④白血病细胞浸润其他器官：中枢神经系统白血病多在缓解期出现，是因为化疗药物不易通过血 - 脑屏障，以急淋最多见。

（2）慢性白血病表现：自然病程可分为慢性期、加速期和急变期。①慢性期起病缓慢，早期常无明显症状，脾大为最突出的体征，此期可持续 1～4 年；②加速期表现为发热、多汗、进行性体重下降、骨骼疼痛、逐渐出现贫血和出血、脾持续性或进行性肿大，对原来治疗有效的药物失效；③急变期为慢粒的终末期，表现类似于急性白血病，预后较差。

3. 实验室及其他检查

（1）血象：多数病人白细胞增高，甚至可超过 $100 \times 10^9/L$，少部分病人白细胞数正常或减少。急性白血病分类中可发现较多原始细胞和幼稚细胞；慢性白血病以中、晚幼粒细胞为主，原始及早幼粒细胞＜10%。

（2）骨髓象：骨髓象是白血病的确诊依据，多数骨髓增生明显活跃或极度活跃。急性白血病主要细胞为原始细胞和幼稚细胞增生，慢性则以中、晚幼粒细胞为主。

（三）护理诊断及合作性问题

1.体温过高　与继发感染有关。

2.活动无耐力　与白血病引起贫血、消耗、化疗药不良反应等有关。

3.组织完整性受损　与血小板减少有关。

4.有感染的危险　与正常粒细胞减少、免疫力低下有关。

（四）护理措施

1.一般护理　急、慢性白血病病人治疗期间应卧床休息，安排在隔离室治疗。给予高热量、高蛋白、高维生素、清淡易消化的饮食。

2.病情观察　观察皮肤黏膜苍白程度；有无牙龈肿胀，肝、脾、淋巴结肿大等白血病细胞浸润症状；注意各系统可能出现的感染症状。

★3.用药护理

（1）化疗药物的选择：①急性白血病：分为诱导化疗和巩固治疗两个阶段。诱导缓解：是指从化疗开始到完全缓解。完全缓解的标准是白血病的症状、体征消失，血象和骨髓象基本正常，体内白血病细胞数减少到 $10^8 \sim 10^9$/L 以下。急淋白血病首选 VP 方案（长春新碱、泼尼松）。急非淋白血病一般常用 DA 方案（柔红霉素、阿糖胞苷）。巩固强化的目的是继续消灭体内残存的白血病细胞，防止复发，延长缓解期。中枢神经系统白血病要求缓解后鞘内注射甲氨蝶呤，可同时注入地塞米松。②慢性白血病：首选羟基脲。

（2）化疗不良反应的护理：①胃肠道反应：静脉滴注时控制滴速，必要时可给镇吐剂；治疗前后 1 小时内避免进食。②骨髓抑制：严密观察血象变化，监测有无骨髓抑制的发生，白细胞少于 3×10^9/L 应暂停化疗。③化疗期间鼓励病人多饮水，每天饮水 1500ml 以上以防高尿酸性肾病，并服碳酸氢钠以碱化尿液，以防尿酸性肾病。④鞘内注射药物后应去枕平卧 6 小时。⑤保护静脉血管：如有药液外渗，立即回抽 2～3ml 血液，然后拔出针头更换注射部位，外渗局部立即冷敷或以 0.5% 普鲁卡因局部封闭。⑥柔红霉素可引起心脏损害，注意观察心率及心电图；长春新碱可引起末梢神经炎、手足麻木，停药即可消失；甲氨蝶呤可引起口腔溃疡，可用 0.5% 普鲁卡因含漱；环磷酰胺可见出血性膀胱炎，应多喝水，严重者停药。

第六节　弥散性血管内凝血病人的护理

（一）概要

弥散性血管内凝血（DIC）是由多种致病因素激活机体的凝血系统，导致机体弥漫性微血栓形成、凝血因子大量消耗并继发纤溶亢进，从而引起全身性出血、微循环障碍乃至多器官功能衰竭的一种临床综合征。本病可分为高凝血期、消耗性低凝血期、继发性纤溶亢进期 3 个阶段。

（二）护理评估

1. 健康史　病因以感染性疾病最多见，其他如恶性肿瘤、手术及创伤、羊水栓塞、胎盘早剥、感染性流产等有关。

　★2. 身体评估

（1）出血：是 DIC 最常见的症状，为广泛、多发的皮肤黏膜自发性、持续性出血，严重者可有内脏出血。若出现 3 个或以上无关部位的出血有诊断意义。

（2）低血压、休克或微循环障碍：休克的严重程度与出血量不一定成正比，且抗休克处理效果不佳。顽固性休克是 DIC 病情严重及预后不良的先兆。

（3）栓塞：与微血栓形成有关，为本病病理特征。

（4）溶血：为微血管病性溶血。早期一般较轻，不易察觉，大量溶血时可出现黄疸。

3. 实验室及其他检查

（1）消耗性凝血障碍方面的检测：血小板计数减少；凝血酶原时间（PT）延长，纤维蛋白原定量减少；抗凝血酶Ⅲ含量及活性降低；凝血因子Ⅷ：C 活性降低；活化部分凝血活酶时间（APTT）延长。

（2）继发性纤溶亢进方面的检测：纤溶酶及纤溶酶原激活物的活性增高，纤维蛋白（原）的降解产物（FDP）明显增多，血浆鱼精蛋白副凝试验（3P 试验）阳性。

（3）其他：红细胞形态常呈盔形、多角形、三角形或碎片等改变。

（三）护理诊断及合作性问题

1.有损伤的危险：出血 与 DIC 凝血因子消耗、纤溶亢进有关。

2.气体交换受损 与肺栓塞有关。

3.潜在并发症 休克、多器官功能衰竭。

（四）护理措施

1.一般护理 卧床休息，休克病人取中凹位，呼吸困难严重者可取半坐卧位；进食流质或半流质，必要时禁食。给予吸氧。

2.病情观察 观察生命体征、出血症状、有无微循环障碍症状、有无黄疸溶血症状、有无高凝和栓塞症状。

3.用药护理 有效治疗基础疾病的前提下，与补充凝血因子治疗同时进行。

4.出血的护理 按医嘱给予抗凝剂、补充凝血因子、成分输血或抗纤溶药物治疗；严密观察治疗效果，监测凝血时间等实验室各项指标。

5.微循环衰竭的护理 建立两条静脉通道，按医嘱扩容、纠正酸中毒。

【 模拟试题测试，提升应试能力 】

一、名词解释

1.再障 2.全血细胞减少

3.特发性血小板减少性紫癜 4.贫血

5.白血病

二、填空题

1.缺铁性贫血按红细胞形态分类属于_____贫血。

2.慢性再障首选治疗为_____，需坚持_____月，才能判断是否有效。

3.引起出血性疾病的主要因素除血小板异常外，还有_____和_____。

4.过敏性紫癜紫癜型主要表现皮肤瘀点、瘀斑，多位于_____。

5.贫血按病因分类可分为_____、_____、_____。

6.急性白血病化疗可分为_____、_____两个阶段，急性白血病完全缓解的标准是_____、_____消失，_____基本正常。

7.我国最常见的慢性白血病是_____，其临床分期为慢性期、_____和急变期三期。

8.再生障碍性贫血外周血中_____、_____、_____明显减少。

9. 缺铁性贫血常见病因有三方面：_____、

_____、_____。

10. 急性白血病主要表现为：_____、

_____、_____、_____。

三、选择题

A₁ 型题

1. 急性血液病最常见的感染部位是
（　　）

A. 胃肠道、皮肤　　B. 口腔黏膜

C. 肺部、口腔　　　D. 皮肤、泌尿系统

E. 以上都不是

2. 下列关于鼻出血的护理措施中不妥的
是（　　）

A. 少量出血，可用于棉球填塞压迫止血

B. 嘱病人及时将鼻痂挖出，以免引起感染

C. 出血不止可用油纱条做后鼻道填塞

D. 油纱条填塞后要定时向鼻孔内滴注无
菌石蜡油

E. 少量出血，前额冷敷也可帮助止血

3. 引起缺铁性贫血的主要原因是（　　）

A. 慢性失血　　　B. 营养不良

C. 慢性腹泻　　　D. 吸收障碍

E. 需要增多

4. 铁的吸收部位主要是（　　）

A. 胃黏膜

B. 十二指肠和空肠上段

C. 空肠

D. 回肠

E. 结肠

5. 治疗缺铁性贫血的主要目的是（　　）

A. 血红蛋白恢复正常

B. 血清铁水平恢复正常

C. 补足储存铁

D. 红细胞水平恢复正常

E. 血清铁和总铁结合力均恢复正常

6. 含铁量较低的食物是（　　）

A. 肉类　　　　　B. 豆类

C. 乳类　　　　　D. 蛋类

E. 海带

7. 口服铁剂护理欠妥的是（　　）

A. 开始量宜小　　B. 饭后服

C. 服铁剂忌浓茶　D. 可与牛奶同服

E. 同时服用维生素 C

8. 急性淋巴细胞白血病首选的化疗方案
是（　　）

A. GP　　　　　B. 羟基脲 + 柔红霉素

C. VP　　　　　D. DA

E. HOAP

9. 下列哪种药物为防治中枢神经系统白
血病的首选（　　）

A. 泼尼松　　　　B. 紫杉醇

C. 环磷酰胺　　　D. 甲氨蝶呤

E. 柔红霉素

10. 慢性再生障碍性贫血病人的首发症状
是（　　）

A. 贫血　　　　　B. 出血

C. 感染　　　　　D. 乏力

E. 消瘦

11. 丙酸睾酮不可能引起（　　）

A. 肝功能损害　　B. 毛发增多

C. 体重增加　　　D. 骨髓造血功能抑制

E. 注射局部硬结

12. 关于丙酸睾酮肌内注射，下列不正确的方法是（　　）

A. 深部注射　　　　　B. 缓慢注射

C. 分层注射　　　　　D. 更换部位注射

E. 局部冷敷注射

13. 对特发性血小板减少性紫癜病人健康教育错误的是（　　）

A. 定期复查血压、血小板

B. 坚持服药，注意药物不良反应

C. 认识本病与自身免疫有关

D. 坚持运动，增强体质

E. 禁用阿司匹林

14. 治疗慢性粒细胞白血病，目前首选下列哪种药物（　　）

A. 羟基脲　　　　　B. 阿糖胞苷

C. 环磷酰胺　　　　D. 白消安

E. 泼尼松

15. 急性白血病和慢性白血病的主要区别是（　　）

A. 肝大程度

B. 时间长短

C. 白血病细胞成熟程度

D. 贫血严重程度

E. 出血严重程度

16. DIC 最主要的病理特征是（　　）

A. 凝血物质大量消耗

B. 纤溶亢进

C. 凝血功能障碍

D. 大量微血栓形成

E. 溶血性贫血

17. 在 DIC 过程的晚期发生明显出血时，体内（　　）

A. 纤溶系统被激活

B. 纤溶系统的活性大于凝血系统的活性

C. 激肽系统被激活

D. 凝血系统被激活

E. 凝血系统的活性远大于纤溶系统活性

18. DIC 时血液凝固功能的改变正确的是（　　）

A. 血液凝固性增高

B. 先高凝后转为低凝

C. 先低凝后转为高凝

D. 纤溶活性增高

E. 血液凝固性降低

19. 下列哪项不是引起 DIC 的直接原因（　　）

A. 血管内皮细胞受损

B. 血液高凝状态

C. 异物颗粒大量入血

D. 内毒素血症

E. 组织因子入血

20. 急性 DIC 病人不可能出现下列哪项结果（　　）

A. 血小板计数减少

B. 纤维蛋白降解产物浓度增高

C. 凝血酶时间明显延长

D. 纤维蛋白原浓度增加

E. 凝血酶原时间延长

21. 弥散性血管内凝血最常见的病因是（　　）

A. 羊水栓塞　　　　　B. SLE

C. 急性白血病　　　　D. 严重感染

E. 毒蛇咬伤

22. DIC 最常见的表现是（　　）

A. 休克　　　　　B. 出血

C. 发热　　　　　D. 低血压

E. 贫血

23. 关于血友病的治疗和护理，下列不正确的是（　　）

A. 出现深部组织血肿和关节腔出血时，应避免活动，可加压冷敷或压迫止血，并固定患肢

B. 可以输新鲜血、血浆、抗血友病球蛋白浓缩剂补充缺乏的凝血因子

C. 颈部或喉部软组织出血时，应注意呼吸道是否通畅

D. 平时活动要适量

E. 头痛、发热时可以服用阿司匹林

24. 血友病最主要的表现为（　　）

A. 休克　　　　　B. 出血

C. 贫血　　　　　D. 感染

E. 疼痛

25. 血友病甲的遗传特征为（　　）

A. 男性遗传，女性发病

B. 女性遗传，男性发病

C. 男女均遗传

D. 隔代遗传

E. 都有可能

26. 下列血友病的辅助检查正确（　　）

A. 血小板计数减少　B. 出血时间延长

C. 凝血时间延长　　D. 纤维蛋白原减少

E. 3P 试验阳性

27. 血友病不可能由以下因子缺乏导致

（　　）

A. F Ⅷ C　　　　B. F Ⅸ Ⅹ

C. F Ⅸ　　　　　D. F Ⅷ

E. F Ⅲ

28. 慢性粒细胞白血病早期最突出的体征是（　　）

A. 出血　　　　　B. 发热

C. 胸骨压痛　　　D. 脾大

E. 贫血

29. 急性白血病病人突然出现高热，主要原因是（　　）

A. 严重贫血

B. 中枢神经系统白血病

C. 出血

D. 感染

E. 化疗过敏反应

A₂ 型题

30. 王女士，24 岁。患"缺铁性贫血"，去除病因及经口服铁剂治疗后，血红蛋白已恢复正常。为补足体内储存铁，需继续服用铁剂的疗程是（　　）

A. 1 个月　　　　B. 2 个月

C. 3 ～ 6 个月　　D. 12 个月

E. 先服 1 个月，到 6 个月时再服 1 个月

31. 某女，15 岁。面色苍白，疲乏无力 3 个月。体格检查：球结膜无黄染，脾轻度增大。血象红细胞 3.0×10^{12}/L，血红蛋白 66g/L，白细胞 5.6×10^9/L，中性粒细胞 70%，淋巴细胞 30%，血小板 170×10^9/L，网织红细胞 2%，该病人最可能的诊断是（　　）

A. 慢性肝炎　　　B. 溶血性贫血

C. 再生障碍性贫血　D. 巨幼细胞性贫血

E. 缺铁性贫血

32. 刘女士，44岁。患慢性再障2年，2周来乏力、牙龈出血加重，伴发热、咳嗽、食欲下降。其护理诊断或合作性问题应除外（　　）

A. 组织完整性受损

B. 营养失调：低于机体需要量

C. 体液过多

D. 活动无耐力

E. 潜在并发症：感染

33. 李女士，28岁。下肢有紫癜，无其他部位出血。血常规检查：血小板减少。应首选的检查项目是（　　）

A. 抗核抗体　　　B. 出血时间

C. 骨髓穿刺　　　D. 凝血时间

E. 血清肌酐

34. 患儿，5岁。2岁开始出现反复皮下及鼻腔出血。可在轻碰后出现，也可自然发生。实验室检查结果：凝血时间延长，APTF延长，凝血酶原消耗不良，血小板正常。该患儿可能为（　　）

A. DIC　　　　　B. 过敏性紫癜

C. 白血病　　　　D. 再生障碍性贫血

E. 血友病

35. 朱先生，29岁。因被后八轮工程车撞伤住院，入院第2日神志不清，血压75/55mmHg，尿量24小时约400ml，抽血标本时，发现血液黏稠易凝固。该病人可能并发（　　）

A. 败血症　　　　B. 感染性休克

C. 急性肾衰竭　　　D. 心功能不全

E. 弥散性血管内凝血（DIC）

36. 患儿，生后1周，因发热、脐部化脓1天入院。查体：体温39℃，血压60/40mmHg，嗜睡，躯干皮肤可见大量出血点，口鼻有红色泡沫溢出。双肺少许湿啰音。脐部可见脓性分泌物。辅助检查示：血小板减少，凝血酶原时间延长。该患儿诊断为（　　）

A. 败血症并发DIG

B. 上感

C. 白血病

D. 再生障碍性贫血

E. 血友病

A₃/A₄型题

（37～39题共用题干）

张某，男性，农民，25岁。面色苍白，疲乏无力1年。血象红细胞 2.0×10^{12}/L，血红蛋白 50g/L，白细胞 7.6×10^{9}/L，中性粒细胞 0.50，淋巴细胞 0.26，嗜酸粒细胞 0.14，血片中成熟红细胞中央淡染区扩大，拟诊为缺铁性贫血。

37. 此病人给予硫酸亚铁 0.3g/次，3次/天，口服，治疗1个月效果不佳，其原因为（　　）

A. 诊断不正确

B. 病因未去除

C. 所给铁剂剂量不够

D. 未合并应用维生素C

E. 未使用注射铁剂

38. 根据题干所提供的线索，该病人可能

的病因为（　　）

A. 营养不良　　　B. 吸收障碍

C. 消化性溃疡　　D. 肠道钩虫病

E. 胃肠道肿瘤

39. 假设为女性病人，病史方面应补充
（　　）

A. 现病史　　　　B. 个人营养史

C. 月经生育史　　D. 婚姻史

E. 家族史

（40、41 题共用题干）

陈女士，20 岁。感冒后持续高热、咳嗽、胸痛、鼻出血、面色苍白，抗生素治疗无效。体检：右中肺叩诊浊音，闻及湿啰音，肝脾肋下未触及。化验：全血细胞减少。胸片显示右中肺片状渗出性改变。

40. 该病人高度怀疑患有（　　）

A. 急性白血病　　B. 肺炎

C. 败血症　　　　D. 再生障碍性贫血

E. 淋巴瘤

41. 护士对其进行体检时，病人突然出现头痛、头晕、视物模糊、呕吐，疑为颅内出血。护士首先采取的护理措施是（　　）

A. 头部置冰袋　　B. 低流量吸氧

C. 头低脚高位　　D. 保持口腔清洁

E. 鼻饲流质饮食

（42、43 题共用题干）

林女士，23 岁。高热不退、鼻出血 1 周。体检：扁桃体肿大，表面有脓苔覆盖、肝脾不大。实验室检查：全血细胞减少。病人情绪烦躁，经常在父母面前哭泣，诉说自己近几日常做噩梦。

42. 确诊需进一步检查的项目是（　　）

A. 血象　　　　　B. 骨髓象

C. 血涂片　　　　D. 凝血酶原时间

E. 血培养

43. 该女士目前存在的主要心理问题是
（　　）

A. 焦虑　　　　　B. 预感性悲哀

C. 孤独　　　　　D. 绝望

E. 无能为力

（44、45 题共用题干）

吴女士，30 岁。1 年多来反复发生双下肢瘀斑，月经量增多。血红蛋白 90g/L，红细胞 3.0×10^{12}/L，血小板 50×10^9/L，既往身体健康。初步诊断为"慢性特发性血小板减少性紫癜"。

44. 治疗时应首选（　　）

A. 血浆置换

B. 脾切除

C. 糖皮质激素

D. 大剂量丙种球蛋白

E. 静脉输注血小板悬液

45. 与目前病情不符的护理诊断或合作性问题是（　　）

A. 组织完整性受损　B. 有受伤的危险

C. 有感染的危险　　D. 知识缺乏

E. 潜在并发症：颅内出血

（46 ～ 48 题共用题干）

张某，男性，15 岁。因发热、咳嗽、乏力、皮肤出血 3 天入院。辅助检查结果：血红蛋白 70g/L，白细胞 2000×10^9/L，分类 90% 为原始、幼稚淋巴细胞，血小板

$30 \times 10^9 /L$，骨髓白细胞系增生活跃，分类中见大量原始、幼稚淋巴细胞。

46. 该病人的诊断是（　　）

A. 血友病　　　　B. 再生障碍性贫血

C. 感冒　　　　　D. 白血病

E. 巨幼细胞贫血

47. 当病人出现剧烈头痛、呕吐，应警惕（　　）

A. 流感　　　　　B. 肠梗阻

C. 脑出血　　　　D. 关节出血

E. 胃出血

48. 病人应用了药物治疗后出现心脏损害，最有可能是（　　）

A. 长春新碱的不良反应

B. 泼尼松的不良反应

C. 柔红霉素的不良反应

D. 紫杉醇的不良反应

E. 多柔比星的不良反应

（49～51 题共用题干）

欧阳先生，32 岁。1 周前因大面积烧伤入院，观察病情时发现其皮肤上有瘀点、瘀斑，昏迷状态、脉搏细速、呼吸浅促、血压 75/50mmHg、少尿。立即抽血进行实验室检查，结果血小板 $30 \times 10^9 /L$，纤维蛋白原明显减少，凝血酶原时间延长，3P 试验阳性。

49. 该病人出血的主要原因是（　　）

A. 血小板减少　　B. 血管损伤

C. 败血症　　　　D. 血小板减少性紫癜

E. 弥散性血管内凝血（DIC）

50. 该病人最主要的护理诊断是（　　）

A. 组织完整性受损

B. 排尿异常

C. 体温改变

D. 有窒息的危险

E. 营养失调：低于机体需要量

51. 为了控制病情，应立即使用（　　）

A. 肝素

B. 维生素 K

C. 糖皮质激素

D. 氨甲苯酸（止血芳酸）

E. 氨基己酸

（52、53 题共用题干）

黄女士，28 岁。因反复低热、食欲下降、乏力 2 个月入院。查体：面色、甲床苍白，胸骨下段压痛，心肺听诊无异常，腹软，肝脾肋下未触及。血常规：白细胞 $120 \times 10^9 /L$，血红蛋白 80g/L，血小板 $40 \times 10^9 /L$。

52. 黄女士最可能是下列哪种疾病（　　）

A. 缺铁性贫血

B. 多发性骨髓瘤

C. 骨髓增生异常综合征

D. 再生障碍性贫血

E. 白血病

53. 要进一步确诊，首选的检查为（　　）

A. 生化检查

B. ECT 全身骨显像检查

C. 免疫学检查

D. 肝肾功能

E. 骨髓检查

（54、55 题共用题干）

陈某，男性，3 岁。出生后出现持续性

皮下出血及反复膝关节出血。其外公有类似发作疾病。经诊断为血友病。

54.血液检查可出现的结果为（　　　）

A.血小板计数减少

B.出血时间延长

C.凝血时间延长

D.纤维蛋白原减少

E.3P 试验阳性

55.最主要的治疗为（　　　）

A.补充 F Ⅸ　　　　B.补充 F Ⅺ

C.补充血小板　　　D.F Ⅷ

E.补充 F Ⅲ

四、案例分析题

1.病人，男性，20 岁，因反复发热 1 个月余入院。曾用青霉素治疗，体温下降后又回升，最高达 40℃。查体：T39℃、P100 次/分、R25 次/分，精神委靡，贫血貌，未见皮下出血点，全身浅表淋巴结未及，胸骨下端明显压痛，心肺（-），肝脾均肋下 2cm，无压痛，余（-）。化验：血 WBC110×10^9/L，Hb65g/L，血小板计数 70×10^9/L。外周血中可见到原始及早幼粒细胞，确诊为"急性粒细胞性白血病"。

问题：

（1）为确诊医生需要做什么检查？

（2）若该病人选用 DA 化疗方案，写出化疗药的主要不良反应及护理措施。

（3）写出该病人的三个主要护理问题。

2.病人，女性，33 岁，常感头晕乏力，心悸气促。追问病史，平素月经较多。查体：生命体征正常，中度贫血貌，无出血，WBC5×10^9/L，Hb72g/L，BPC130×10^9/L，RBC2.5×10^{12}/L，细胞形态偏小，染色较浅。

请问：病人可能患有什么疾病？简述护理要点。

第七章

内分泌及代谢疾病病人的护理

【学习内容提炼，涵盖重点考点】

第一节 概 述

一、内分泌腺及其生理功能

内分泌系统由内分泌腺（如下丘脑、垂体、甲状腺、甲状旁腺、胰岛、肾上腺、性腺）和分布于全身各组织中的激素分泌细胞及其分泌的激素组成。其主要功能是在神经支配和物质代谢反馈调节的基础上，合成、分泌各种激素，调节人体的新陈代谢、生长发育、思维、运动等，保持机体内环境相对平衡，以适应体内外的变化。

二、内分泌代谢疾病常见症状和体征的护理

消 瘦

（一）概要

消瘦是指实际体重低于标准体重的 20% 或体重指数 $< 18.5\text{kg/m}^2$。常见于甲状腺功能亢进症、肾上腺皮质功能减退症、内分泌腺的恶性肿瘤等。

（二）护理评估

1.健康史　了解经济状况、食欲状况、消化功能和精神状态，有无导致消瘦的因素。

2.身体评估　根据病人体重与标准体重的差值，以及皮下脂肪的分布情况判断消瘦的程度。轻度消瘦主要有体力、精力不足，贫血，记忆力下降等；重度消瘦主要有皮下脂肪消失，劳动能力丧失，抵抗力下降等表现。

（三）护理诊断及合作性问题

营养失调——低于机体需要量：与营养摄入不足及消耗性疾病有关。

（四）护理措施

心理护理上应纠正病人对消瘦的错误认识，建立正确的进食行为；提供高热量、高蛋白、易消化的饮食，增加维生素摄入；皮肤护理上避免骨骼突出部位碰伤或引起褥疮。

肥　　胖

（一）概要

肥胖是指体内脂肪堆积过多和（或）分布异常，体重超过理想体重的20%。

（二）护理评估

1.健康史　肥胖是遗传因素和环境因素共同作用的结果。肥胖分为单纯性和继发性肥胖。前者由摄入过多或运动过少引起，后者由某些内分泌疾病引起。

2.身体评估　表现特点：①单纯性肥胖者，脂肪分布均匀，幼年期发胖者称为体质性肥胖，成年发胖者，治疗效果较佳，称为获得性肥胖；②继发性肥胖其脂肪分布有明显特征性，如肾上腺皮质功能亢进的向心性肥胖。肥胖者常伴气急、关节痛、水肿等，极度肥胖者可有严重呼吸困难，甚至出现嗜睡等症状。

（三）护理诊断及合作性问题

营养失调——高于机体需要量：与遗传、营养摄入过多、活动量少有关。

（四）护理措施

加强心理支持，使病人正确对待肥胖，积极配合治疗；饮食护理应少食多动，改善饮食习惯，节制进食量，避免高热量饮食，重度肥胖者给予低糖、低脂、低盐、适量蛋白质饮食；饥饿时可给低热量蔬菜，增加饱腹感；运动疗法应选择有氧运动，逐渐增加运动量，循序渐进，长期坚持，2 个月后可奏效。

第二节　单纯性甲状腺肿病人的护理

（一）概要

单纯性甲状腺肿是因缺碘、先天性甲状腺激素合成障碍或致甲状腺肿物质等各种原因引起的非炎症性或非肿瘤性甲状腺肿大。本病不伴甲状腺功能减退或亢进的表现，呈地方性分布，多由缺碘引起，称为地方性甲状腺肿。

（二）护理评估

1. 健康史　重点评估病人是否来自地方性甲状腺肿流行地区；碘盐及富含碘食物的摄入情况；有无对甲状腺素需要量增加等情况。

2. 身体评估

（1）甲状腺肿大：常呈轻或中度肿大，表面光滑，质地柔软；进一步增大，可出现颈部增粗和颈前肿块，扪及有多个结节。肿大的甲状腺无震颤及连续性收缩期血管杂音。

（2）压迫症状：如压迫气管可引起咳嗽、呼吸困难；压迫食管引起吞咽困难；压迫喉返神经引起声音嘶哑；胸骨后甲状腺肿可出现上腔静脉综合征，表现为面部青紫、水肿，颈部与胸部浅静脉扩张。

（3）在地方性甲状腺肿流行地区，如自幼长期缺碘严重，可出现地方性呆小病。

3.实验室检查及其他检查

（1）甲状腺功能检查：血清 T_3、T_4 正常，血清 TSH 水平正常。

（2）甲状腺摄 ^{131}I 率及 T_3 抑制试验：摄 ^{131}I 率增高但无高峰前移，可被 T_3 所抑制。

（三）护理诊断及合作性问题

自我形象紊乱：与甲状腺肿大引起身体外形改变有关。

（四）护理措施

1.一般护理　让病人了解该病的相关知识，多食海带、紫菜等海产品及含碘丰富的食物。

2.病情观察　观察病人甲状腺肿大的程度、质地，有无压痛和结节，以及颈部增粗的进展情况。

3.用药护理　①指导病人遵照医嘱准确服药，不可随意增加和减少；②观察甲状腺药物治疗的效果和不良反应，如出现心动过速、呼吸急促、食欲亢进、怕热多汗、腹泻等甲状腺功能亢进表现，应及时报告处理；③结节性甲状腺肿病人避免大剂量使用碘治疗，以免诱发碘甲亢。

（五）健康教育

指导病人补充碘盐，多食含碘丰富的食物，避免摄入阻碍甲状腺激素合成的食物和药物；嘱病人按医嘱准确和坚持长期服药；教会病人观察药物的疗效和不良反应处理。

第三节　甲状腺功能亢进症病人的护理

（一）概要

甲状腺功能亢进症（简称甲亢）是由多种病因导致甲状腺激素（TH）分泌过多，引起以神经、循环、消化等系统兴奋增高和代谢亢进为主要表现的一种临床综合征。以 20～40 岁女性多见。

（二）护理评估

1. 健康史　了解病人的家族史，以及发病前有无精神刺激、病毒感染等诱因存在。

★2. 身体评估

（1）甲状腺分泌过多症状：①高代谢表现：疲乏无力、怕热多汗、低热等表现；②心血管症状：如心悸气促、脉压增加，重者心律失常，以期前收缩和房颤多见，可致甲亢性心脏病；③消化系统症状：以食欲亢进、多食消瘦为主；④精神症状：焦虑易怒，失眠不安，注意力不集中，记忆力下降等；⑤其他：可出现肌无力，肌萎缩，老年人可出现骨质疏松、月经减少或闭经。

（2）体征：①甲状腺肿大，可触及震颤，听及连续性收缩期的血管杂音，为甲亢重要特征性体征；②眼征。

（3）特殊类型：①甲状腺危象：可能与交感神经兴奋、垂体－肾上腺皮质轴应激反应减弱，大量 T_3、T_4 释放入血有关。诱因有应激状态、严重躯体疾病、口服过量 TH 制剂、严重精神创伤、手术中过度挤压甲状腺等。临床表现有高热、大汗淋漓；心率 140～240 次/分，可出现心房扑动或纤颤；消化系统可有恶心、呕吐、腹泻，或因大量失水导致虚脱、休克；严重者出现极度烦躁、最终昏迷。②淡漠型甲状腺功能亢进症：多见于老年病人。③甲状腺功能亢进性心脏病：主要表现为心脏增大，心律失常或者心力衰竭。

3. 实验室检查及其他检查　基础代谢率（BMR）升高（基础代谢率 %=脉率＋脉压 -111）；摄 ^{131}I 量增高且高峰前移；血清 T_3、T_4、FT_3 和 FT_4 增高，尤其是 FT_3 和 FT_4 的增高对疾病的诊断具有重要意义；促甲状腺素降低。

（三）护理诊断及合作性问题

1. 营养失调：低于机体需要量　与机体代谢率增高而消化吸收障碍有关。
2. 自我形象紊乱　与突眼、甲状腺肿大引起身体外形改变有关。

★（四）护理措施

1. 一般护理　①避免言语等刺激，缓解病人紧张焦虑心理；②帮助病人建立良好的休息环境；③提供高蛋白、高热量、富含维生素饮食，补足水分；④禁食富含碘的食物。

2. 眼睛护理　①加强眼睛的保护，防止眼睛受到刺激和伤害，如佩戴有色眼镜等；②避免眼睛过度干燥；③睡觉时抬高头部，减轻球后水肿；④有异物时勿揉搓眼睛。

3. 用药护理　①抗甲状腺药物：硫脲类和咪唑类药物主要是阻断甲状腺的合成，对已合成的甲状腺素无效，故用药2周左右才起效，疗程要长，需1.5～2年时间。不良反应主要为白细胞减少。使用前后需检查白细胞计数。②普萘洛尔：可迅速改善心悸、震颤等症状，同时可减慢心率，但哮喘者禁用。③放射性^{131}I：主要是破坏甲状腺滤泡上皮细胞而减少甲状腺素的分泌，妊娠、哺乳妇女、粒细胞减少者，严重心、肝功能衰竭者禁用，同时注意治疗前后的护理，以减轻病人不适感。

4. 甲状腺危象的护理　①绝对卧床休息，避免不良刺激；②给予高蛋白、高热量、高维生素饮食，补充足够的液体；③持续低流量氧气吸入；④遵医嘱给予抗甲状腺药物及复方碘化钾溶液；⑤观察病情和生命体征，做好对症护理，防止褥疮和肺炎的发生。

（五）健康教育

告之病人甲亢的发病基本知识和要点，并懂得如何消除和避免。嘱病人坚持长期服药，并按时按量服药。嘱病人每隔1～2个月测定甲状腺功能。教会病人病情自我监护和护理。

第四节　Cushing 综合征病人的护理

（一）概要

Cushing 综合征是指由多种原因引起肾上腺皮质分泌过量糖皮质激素引起的临床综合征。以20～40岁女性多见。

（二）护理评估

1. 健康史　主要询问有无糖皮质激素治疗史及症状开始的时间。

★2. 身体评估

（1）代谢紊乱表现：①脂代谢紊乱：脂肪合成增加，呈特征性堆积；

②蛋白质代谢障碍：蛋白质分解增加，过度消耗，皮肤菲薄形成紫纹，分布于臀外侧、下腹部、大腿内外侧等部位；③糖代谢障碍：血糖升高，出现糖尿病症状；④电解质紊乱：出现低钾。

（2）多器官功能障碍：高血压常见，长期高血压可出现心力衰竭、脑血管意外；出现性功能障碍；情绪不稳定，严重者精神异常；皮肤色素沉着。

（3）感染：免疫力下降，病人容易出现感染，而炎症反应不明显，发热不高。

3.实验室检查及其他检查　血浆皮质醇水平增高且节律性消失，对疾病诊断具有重要意义。

（三）护理诊断及合作性问题

1.自我形象紊乱　与皮质醇增多症所致的形象改变有关。
2.体液过多　与糖皮质激素过多引起水钠潴留有关。

（四）护理措施

*1.一般护理　做好解释和疏导，多给予关心照顾，减少情绪波动；给予高蛋白、高钾、高钙、低钠、低热量、低糖类饮食，同时避免刺激性食物，戒烟、酒。

2.病情观察　注意观察血压、心率等变化，观察有无低血钾、糖尿病表现及体温变化。

3.用药护理　应用肾上腺皮质激素合成阻滞药治疗时，注意观察疗效和该药的食欲不振、恶心、嗜睡、共济失调等副作用。

4.并发症护理　预防感染和外伤，注意保暖，保持病室通风，定期进行消毒。

第五节　糖尿病病人的护理

（一）概要

糖尿病是指多种原因致胰岛素分泌或作用缺陷而引起的一组以慢性血葡萄糖水平增高为特征的代谢紊乱性疾病。病因未完全阐明，可能是遗传及环境等多因素共同作用的结果。糖尿病分型有：①1型糖尿病：β细胞破坏导致胰岛素绝对缺乏；②2型糖尿病：胰岛素抵抗为主伴胰岛素分泌不足和以胰岛素分泌不足为主伴胰岛素抵抗导致胰岛素相对缺乏。治疗措施包括糖尿病教育、饮食治疗、运动疗法、药物治疗等。糖尿病的主要死因是心血管并发症。

（二）护理评估

1. 健康史　重点询问病人的家族史、生活状态及饮食习惯，有无明显感染史等。

*2. 身体评估

（1）典型表现：主要为代谢紊乱症状群，表现是"三多一少"，即多尿、多饮、多食和体重减轻。

（2）并发症：急性并发症主要有①糖尿病酮症酸中毒：多由感染、胰岛素治疗中断或不适当减量、饮食不当，各种应激如创伤、手术、妊娠和分娩等诱发，表现为库氏呼吸，呼气有烂苹果味，后期严重失水。晚期意识障碍，血糖一般为 16.7～33.3mmol/L，血酮＞3.0mmol/L。②高渗性非酮症糖尿病昏迷：多由血糖过高和脱水的因素，如感染、外伤、手术、脑血管意外等应激状态，使用激素、免疫抑制剂、利尿剂、甘露醇等诱发；表现为失水严重、精神神经症状突出；血糖一般为 33.3～66.8mmol/L，血浆渗透压一般为 320～430mOsm/L。③急性感染：常发生疖、痈等皮肤化脓性感染，皮肤真菌感染等。慢性并发症有①大血管病变：动脉粥样硬化主要侵犯主动脉、冠状动脉、脑动脉、肾动脉和肢体外周动脉等。②微血管病变：微血管病变是糖尿病的特异性并发症，主要表现在视网膜、肾、神经和心肌组织，其中以糖尿病肾病和视网膜病为重要。糖尿病肾病是1型糖尿病病人的主要死亡原因；心脑血管病变是2型糖尿病病人的主要死因。③神经系统病变：以周围感觉神经病变最为常见。④糖尿病足：主要有与下肢远端神经异常和不同程度周围血管病变相关的足部溃疡、感染和（或）深层组织破坏。轻者表现为足部畸形、皮肤干燥和发凉、胼胝（高危足）；重者足部溃疡、坏疽。糖尿病足是糖尿病病人致残的主要原因。

3. 实验室检查及其他检查

（1）血糖测定：空腹血糖≥7.0mmol/L 是诊断糖尿病的主要标准。

（2）口服葡萄糖耐量试验（OGTT）：主要用于可疑糖尿病病人。OGTT2

小时血糖≥ 11.1mmol/L 为诊断糖尿病的标准。

（3）尿糖测定：阳性提示血糖值超过肾糖阈（大约 10mmol/L），因而尿糖阴性不能排除糖尿病可能。

*4.诊断标准 糖尿病症状加任意时间血浆葡萄糖≥ 11.1mmol/L（200mg/dl），或 FPG（空腹血糖）≥ 7.0mmol/L（126mg/dl），或 OGTT2 小时血糖≥ 11.1mmol/L（200mg/d1）。需重复一次确认，诊断才能成立。

(三) 护理诊断及合作性问题

1.营养失调：高于或低于机体需要量 与糖、脂肪、蛋白质代谢紊乱有关。

2.有感染的危险 与营养不良及微循环障碍有关。

★（四）护理措施

1.饮食护理 ①原则是少量多餐，控制主食，定时定量。②计算总热量：成人休息状态下每天总热量为每千克理想体重 105 ～ 125.5kJ；轻体力劳动为每千克理想体重 125.5 ～ 146kJ；中度体力劳动为每千克理想体重 146 ～ 167kJ；重体力劳动为每千克理想体重 167kJ 以上。③营养物质含量：糖类占饮食总热量 50% ～ 60%，忌食葡萄糖、蔗糖、蜜糖及其制品。④合理分配：将热量换算为食品后制订食谱，并按每天三餐分配为 1/5、2/5、2/5 或 1/3、1/3、1/3。

2.体育锻炼 对 1 型糖尿病病人，体育锻炼宜在餐后进行，运动量不宜过大，持续时间不宜过长；对 2 型糖尿病病人，适当运动有利于减轻体重、提高胰岛素敏感性。

3.病情观察 糖尿病的病情监测，是治疗糖尿病的重要内容和进展。要定期监测血糖、尿糖、血压、血脂、血黏度等，以判断病情；要加强急、慢性并发症的观察。

4.用药护理

（1）磺脲类：通过刺激胰岛 B 细胞分泌胰岛素而降血糖，适应于 2 型糖尿病经饮食和运动治疗血糖控制不理想者，低血糖反应是最常见的不良反应。

（2）双胍类：通过抑制肝葡萄糖输出，改善外周组织对胰岛素的敏感性，增加对葡萄糖的摄取和利用达到降血糖的目的，是肥胖和超重 2 型糖尿病病人的第 1 线药物，不良反应以消化道反应为最常见，乳酸性酸中毒为最严重的副作用。

（3）α- 葡萄糖苷酶抑制剂：延迟糖吸收，降低餐后高血糖，为 2 型糖尿病第 1 线药物，尤其适用于空腹血糖正常（或不太高）而餐后血糖明显升高者，以胃肠反应为常见的不良反应。

（4）胰岛素治疗的护理：①适应证：1 型糖尿病；酮症酸中毒；高血糖高渗状态和乳酸性酸中毒伴高血糖；严重的糖尿病；糖尿病并发急或慢性并发症；手术、妊娠和分娩；2 型糖尿病经饮食和降糖药治疗无效者。②治疗方法和部位：应选择腹壁、上臂外侧、大腿前外侧和臀部等部位皮下注射。治疗时应注意经常变换部位、剂量准确、按时注射、教会病人及家属正确进行胰岛素注射、保存、疗效观察及有关护理。③副作用及护理：低血糖反应最常见而主要，多由剂量过大引起，一旦发生，应及时给病人食用能摆脱低血糖状态的食物，或立即静脉注射 50% 的葡萄糖；过敏反应，主要有注射部位瘙痒，出现荨麻疹，可用抗组胺药治疗。

5. 并发症的护理

①感染：强调注意个人卫生，严格无菌操作；②酮症酸中毒：立即建立两条静脉通道，补液及小剂量使用胰岛素，同时注意纠正水、电解质平衡紊乱；③高渗性非酮症昏迷：补充等渗氯化钠溶液，同时应用小剂量胰岛素治疗；④糖尿病病足：注意保持足部的清洁卫生；观察皮肤颜色，有无溃疡等。

（五）健康教育

指导病人生活规律，定期复查；熟悉药物的使用、不良反应及其护理；学会尿糖测定和血糖测定仪的使用；识别并发症，并及时处理或就医。

第六节　痛风病人的护理

（一）概要

痛风是嘌呤代谢障碍引起的常见代谢性疾病。本病可分原发性和继发性，前者多由先天性嘌呤代谢异常所致，常与肥胖、糖脂代谢紊乱、高血压、动脉硬化和冠心病合并发生；后者多由某些系统性疾病或者药物引起。原发性痛风常见，大多数由尿酸排泄障碍引起，病人常有家族史，属多基因遗传缺陷。

（二）护理评估

1. 健康史　询问病人的家族史及饮食习惯，同时注意病人有无肥胖等。

2. 身体评估

（1）临床分期：①无症状期：仅有波动性或持续性高尿酸血症；*②急性关节炎期：急性关节炎为痛风首发症状，多于午夜或清晨发病，多见剧痛，数小时内出现受累关节红、肿、热、痛和功能障碍，单侧跖趾及第1跖趾关节最为常见；③痛风石及慢性关节炎期：痛风石是痛风的特征性临床表现。

（2）肾脏病变：①痛风性肾病：早期仅有间歇性蛋白尿，随病情发展而呈持续性，晚期可发展为肾功能不全；②尿酸性肾石病：10% ～ 25% 痛风病人有肾尿酸结石，呈泥沙样，结石大者可发生肾绞痛、血尿。

3. 实验室检查及其他检查

（1）血尿酸测定：血尿酸男性 > 420 μmol/L，女性 > 350 μmol/L 可确定为高尿酸血症。

（2）尿酸测定：在限制嘌呤饮食5天后，每天尿酸排出量超过3.57mmol，认为尿酸生成增多。

（三）护理诊断及合作性问题

1. 疼痛：关节痛　与嘌呤刺激有关。

2. 有皮肤完整性受损的危险　与痛风石等引起关节损伤有关。

（四）护理措施

1. 一般护理　急性关节炎期应绝对卧床休息，抬高患肢，避免受累关节负重，待关节痛缓解72小时后，逐渐恢复活动；也可局部夹板固定以减轻疼痛；受累关节在发病24小时内可使用冰敷或25%硫酸镁湿敷以减少渗出，消除关节的肿胀和疼痛，24小时后可热敷，以促进渗出物的吸收。

*2. 饮食护理　①饮食宜清淡、易消化，忌辛辣和刺激性饮食；②避免进食高嘌呤食物，如动物内脏、鱼虾类、肉类、菠菜、豌豆、浓茶、饮酒等；③指导进食碱性食物，如牛奶、鸡蛋、马铃薯、各类蔬菜等，使尿液 pH 在

7.0 或以上；④多饮水，每天应饮水 2000ml 以上，以促进尿酸排泄。

3. 病情观察　观察关节疼痛的部位、性质、间隔时间，关节局部有无红、肿、热、痛和功能障碍等。

4. 用药护理　①秋水仙碱是治疗急性痛风关节炎的特效药物，病人服用秋水仙碱 48 小时后缓解，不良反应发生率高，表现为恶心、厌食等消化道反应，还可引起血细胞减少等骨髓抑制，后者出现后应及时减量或停药。②非甾体抗炎药，症状缓解后的 5 ～ 7 天后停药；禁止同时服用两种或多种；活动性消化性溃疡、消化道出血者禁用。③糖皮质激素用于不能使用秋水仙碱和非甾体类抗炎药时或治疗无效者。

（五）健康教育

教育病人保持心情愉快，避免情绪紧张，生活规律；指导病人严格控制饮食，避免食用高蛋白和高嘌呤的食物，多饮水，忌饮酒；指导病人保护关节，学会自我护理。

【模拟试题测试，提升应试能力】

一、名词解释

1. 甲亢　　2. 糖尿病（DM）

3. 糖耐量异常　4. 甲状腺危象

5. 糖尿病酮症酸中毒

二、填空题

1. 目前，比较准确、方便、快速的监测血糖的方法是使用_____监测。

2._____是诊断糖尿病的主要依据。

3. 甲状腺功能亢进典型表现有_____、_____、_____。

4. 应给予甲亢病人高_____、_____、_____饮食，避免进食含_____丰富的食物。

5. 磺脲类口服降糖药的主要副作用是_____。

6. 抗甲状腺药物主要有_____和_____。

三、选择题

A₁ 型题

1. 硫脲类抗甲状腺药物最常见的副作用是（　　）

A. 胃肠反应　　　B. 白细胞减少

C. 肾脏损害　　　D. 肝脏损害

E. 皮疹

2. 下列哪项符合淡漠型甲亢（　　）

A. 心悸、多食、多汗、无力明显

B. 突眼征明显

C. 甲状腺肿大明显

D. T_4 不增高，而只有 T_3 增高

E. 常见于老年人，易于发生甲亢危象

3.甲亢性心脏病最常见的心律失常是
（　　）

A.房性期前收缩

B.室性期前收缩

C.交界性期间收缩

D.心房颤动

E.房室传导阻滞

4.甲状腺功能亢进症引起的单纯性突眼
不表现为（　　）

A.眼睑肌收缩，眼裂增宽

B.目光炯炯，瞬目减少

C.往上看前额皮肤不能皱起

D.视力下降，视近物不清

E.集合反射减弱

5.甲状腺功能亢进症病人的饮食宜给予
（　　）

A.高热量、高蛋白、高维生素

B.高热量、高蛋白、低维生素

C.高热量、高蛋白、高盐

D.高热量、低蛋白、低盐

E.低热量、低蛋白、低盐

6.糖尿病病人控制饮食的目的是（　　）

A.减轻体重，防止肥胖

D.减慢肠蠕动

C.延缓消化吸收

D.减少胰液的分泌

E.减轻胰岛β细胞负担

7.下列哪项不是低血糖反应的表现
（　　）

A.饥饿感　　　　　B.高热

C.心悸　　　　　　D.软弱，出汗

E.面色苍白

8.糖尿病酮症酸中毒的特征性表现为
（　　）

A.极度口渴　　　　B.厌食恶心

C.呼吸加速　　　　D.眼球下陷

E.呼气有烂苹果味

9.注射过量胰岛素常可引起（　　）

A.高血糖　　　　　B.低血糖反应

C.胰岛素瘤　　　　D.酮症酸中毒

E.高渗性昏迷

10.抗甲状腺药物治疗甲亢的总疗程通常
是（　　）

A.1～2周　　　　　B.3～4周

C.1～2个月　　　　D.3～4个月

E.1.5～2年

11.呆小症与侏儒症不同的特点是
（　　）

A.身材矮小　　　　B.骨龄落后

C.性发育迟缓　　　D.面容幼稚

E.智力低下

12.关于甲亢危象的治疗，下列哪项是错
误的（　　）

A.口服复方碘或静脉滴注碘化钠，停用
抗甲状腺药

B.利血平或普萘洛尔

C.纠正水电解质失衡，物理降温

D.地塞米松静脉滴注

E.防治感染

13.与糖尿病周围神经病变的表现不符的
是（　　）

A.四肢麻木　　　　B.关节酸痛

C. 感觉过敏　　　D. 皮肤蚁走感

E. 舞蹈症

14. 主要通过增加外周组织对葡萄糖摄取和利用的降糖药物是（　　）

A. 磺脲类

B. 双胍类

C. 葡萄糖苷酶抑制剂

D. 胰岛素增敏剂

E. 硫脲类

15. 对可疑糖尿病病人最有诊断价值的是（　　）

A. 尿糖定性试验

B. 尿糖定量测定

C. 空腹血糖测定

D. 口服葡萄糖耐量试验

E. 胰岛细胞抗体测定

16. 治疗糖尿病时，胰岛素制剂的最常用方式是（　　）

A. 皮内注射　　　B. 皮下注射

C. 肌内注射　　　D. 静脉注射

E. 口服胶囊

17. 每个糖尿病病人必需的治疗是（　　）

A. 胰岛素治疗

B. 胰岛素＋降糖药

C. 饮食治疗

D. 饮食疗法＋降糖药

E. 胰岛素＋饮食治疗

18. 关于 1 型糖尿病，下列错误的是（　　）

A. 起病较急，症状明显

B. 对胰岛素不敏感

C. 大多消瘦

D. 有发生酮症酸中毒的倾向

E. 血浆胰岛素水平显著降低，依赖胰岛素治疗

19. 甲状腺功能亢进症的一般护理措施应除外的是（　　）

A. 充分休息　　　B. 心理疏导

C. 多进饮料　　　D. 避免劳累

E. 控制感染

A₂ 型题

20. 某女，37 岁，甲亢 3 年，短期服甲巯咪唑后病情好转，自动停药。其后又复发，3 天来，每天大便 5～7 次，无腹痛，发热 39～40℃，多汗、湿衣被，兴奋不安，脉搏 160 次 / 分，期前收缩，诊断应首先考虑（　　）

A. 甲亢复发　　　B. 细菌性痢疾

C. 甲亢性心脏病　D. 甲亢伴感染

E. 甲状腺功能亢进症危象

21. 胡女士，24 岁，有明显基础代谢增高表现，突眼，甲状腺 Ⅱ 度肿大，质软无压痛，可闻及血管杂音，最可能的诊断是（　　）

A. 甲亢

B. 甲减

C. 单纯性甲状腺肿

D. 慢性甲状腺炎

E. 亚急性甲状腺炎

22.1 型糖尿病病人，在治疗过程中出现心悸、出汗、饥饿感、意识模糊。护士应立即采取的措施是（　　）

A. 使用胰岛素

B. 报告值班医生

C. 做心电图检查

D. 静脉注射 50% 葡萄糖

E. 静脉滴注生理盐水并等待医嘱

23. 糖尿病病人使用胰岛素治疗的不正确做法是（　　）

A. 使用 1ml 或专业注射器

B. 局部严格消毒

C. 经常更换注射部位

D. 应注意胰岛素有效期

E. 胰岛素应该冷冻保藏

24. 黄先生，58 岁，颜面水肿，空腹血糖 12.3mmol/1，尿糖（++），尿蛋白（+），曾不规则治疗，目前降糖治疗首选（　　）

A. 单纯控制饮食

B. 控制饮食 + 双胍类药

C. 控制饮食 + 磺脲类

D. 控制饮食 + 胰岛素

E. 控制饮食 + 噻唑烷二酮类

25. 糖尿病酮症酸中毒病人经注射胰岛素及静脉滴注生理盐水后，血糖降低、失水纠正、尿量增多，此时最应注意防止（　　）

A. 低钠血症　　　B. 低钾血症

C. 低钙血症　　　D. 低血糖

E. 低血压

26. 某甲状腺功能亢进症病人，体温 39.5℃，脉搏 150 次 / 分，出现恶心、呕吐、大汗淋漓、嗜睡等症状，初步判断为（　　）

A. 抗甲状腺药物中毒

B. 甲状腺功能低下

C. 甲状腺功能亢进症危象

D. 恶性突眼

E. ¹³¹I 治疗反应

27. 某病人将于下个月底做甲状腺摄碘率测定，护士嘱其在检查前 1 个月禁食的食物是（　　）

A. 河鱼　　　　B. 白菜

C. 土豆　　　　D. 紫菜

E. 鸡蛋

28. 王女士，27 岁。产前检查发现空腹尿糖（++），空腹血糖 8mmol/L，糖耐量降低，无"三多一少"，该病人最主要的健康教育应是（　　）

A. 学会饮食控制

B. 学会观察高渗性昏迷

C. 绝对卧床休息

D. 保证充足睡眠

E. 学会观察脑动脉硬化症状

29. 女性，25 岁。因 1 年来进行性肥胖，半年来闭经就诊，查体发现病人为向心性肥胖，面部、胸背部有多个痤疮，下腹部皮肤有紫纹，血压 165/100mmHg，血糖 8.5mmol/L，血皮质醇增高，其诊断为（　　）

A. 高血压病　　　B. 2 型糖尿病

C. 单纯性肥胖症　　D. 皮质醇增多症

E. 原发性闭经

30. 王小姐，18 岁，诊断为 1 型糖尿病，给予该病人饮食控制的主要目的是（　　）

A. 减轻胰岛 B 细胞负担

B. 减轻体重，防止肥胖

C. 减少胰液的分泌

D. 延缓消化吸收

E. 减慢肠蠕动

31. 病人，女性，38 岁。既往体健，近 1 个月来发现记忆力减退、反应迟钝、乏力、畏寒。住院检查：体温 35℃，心率 60 次 / 分，黏液性水肿，血 TSH 升高，血 FT$_4$ 降低，可能的诊断是（　　）

A. 甲状腺功能亢进症

B. 甲状腺功能减低症

C. 呆小症

D. 痴呆

E. 幼年性甲减

32. 下列内分泌疾病中属于功能亢进的是（　　）

A. 尿崩症

B. 糖尿病

C. Cushing 综合征

D. 呆小症

E. 黏液性水肿

33. 病人，女性，25 岁。近一周来出现肢寒、乏力、少言、动作缓慢、食欲减退及记忆力减退，入院检查后确诊甲状腺功能减退，使用激素替代治疗，应首先使用（　　）

A. 性激素　　　　B. 甲状腺素片

C. 肾上腺皮质激素　D. 促甲状腺素

E. 升压激素

34. 病人，女性，18 岁，因双侧甲状腺肿大住院。甲状腺扫描可见弥漫性甲状腺肿，均匀分布。医生诊断为单纯性甲状腺肿，支持这一诊断的实验室检查结果是（　　）

A. T$_3$、T$_4$ 升高，TSH 降低

B. T$_3$、T$_4$ 降低，TSH 升高

C. T$_3$、T$_4$ 升高，TSH 正常

D. T$_3$、T$_4$ 降低，TSH 正常

E. T$_3$、T$_4$ 正常，TSH 正常

A$_3$/A$_4$ 型题

（35 ～ 38 题共用题干）

病人，女性，17 岁，学生。患 1 型糖尿病 5 年，一直使用胰岛素治疗，近日学校体能测试加大了运动量，病人出现了心悸、出汗、头晕、手抖、饥饿感。

35. 病人出现了什么反应（　　）

A. 低血糖反应　　　B. 运动过量

C. 心源性晕厥　　　D. 饮食不足

E. 过度劳累

36. 该反应的急救措施是（　　）

A. 减少胰岛素用量

B. 就地休息

C. 立即输入氯化钠

D. 立即食糖果或含糖饮料

E. 加大饭量

37. 胰岛素治疗，低血糖多发生在胰岛素最大作用时间内。请问普通胰岛素最大的作用时间是（　　）

A. 餐后 1 小时　　B. 餐后 2 小时

C. 餐后 3 小时　　D. 晚餐前

E. 黎明前

38. 对胰岛素治疗的病人，主要的保健教育是（　　）

A. 注意控制饮食

B. 学会尿糖定性试验

C. 学会胰岛素的注射方法

D.观察低血糖的反应与酮症酸中毒

E.保证有足够的营养和睡眠

（39～41题共用题干）

张女士，23岁。主诉近几个月为脾气急躁，易出汗、无力、手抖、失眠、多食，检查发现甲状腺呈弥漫性肿大，质软，有轻度突眼，颈部闻及血管杂音，测得基础代谢率+25%。

39.初步诊断为（　　）

A.甲状腺功能亢进症

B.地方性甲状腺肿

C.甲状腺功能亢进性心脏病

D.生理性甲状腺肿

E.甲状腺危象

40.最佳治疗方法是（　　）

A.手术治疗　　　B.放射性^{131}I治疗

C.普萘洛尔治疗　　D.地西泮治疗

E.甲巯咪唑治疗

41.服上述药物过程中，下列哪项指导不正确（　　）

A.用药疗程长至1.5～2年

B.轻度药疹可用抗过敏药物缓解

C.开始服用时需每周检查血白细胞计数1次

D.如发现白细胞计数低于3.5×10^9/L要停药

E.用药后2周左右才开始有效

（42～44题共用题干）

某男，46岁。患糖尿病16年，半个月前发生酮症酸中毒，经抢救后病情稳定，昨天因高热、咳嗽、咳黄痰，突然感到极度口渴、厌食、恶心，呼吸加速，有烂苹果味。晚上四肢厥冷、脉细速、血压下降，随即意识不清，紧急送医院。

42.该病人应首先给予的处理措施是（　　）

A.静脉注射5%葡萄糖溶液

B.静脉应用呼吸兴奋剂

C.静脉滴注10%葡萄糖溶液

D.加大口服降糖药剂量

E.静脉补充生理盐水

43.该病人最可能发生的并发症是（　　）

A.心力衰竭

B.糖尿病酮症酸中毒

C.急性肾衰竭

D.低血糖反应

E.败血症

44.病人的护理问题不包括（　　）

A.体温过高　　　B.急性意识障碍

C.组织灌注不足　　D.体液过多

E.体液不足

（45、46题共用题干）

张某，女性，30岁。近1周来出现畏寒、乏力、少言、动作缓慢、食欲减退及记忆力减退、反应迟钝。

45.该病人首先考虑为（　　）

A.甲状腺功能亢进症

B.单纯性甲状腺肿

C.慢性甲状腺炎

D.甲状腺功能减退症

E.亚急性甲状腺炎

46. 诊断为该病后，应使用哪种激素替代治疗（　　）

A. 性激素　　　　B. 甲状腺素

C. 肾上腺皮质激素　D. 促甲状腺素

E. 升压素

（47、48 题共用题干）

李先生，50 岁。下班后和朋友聚餐，午夜突然左脚第 1 跖趾关节剧痛，约 3 小时后局部出现的红、肿、热、痛和活动困难，急诊入院。检查血尿酸为 500μmol/L，X 线提示：可见非特征性软组织肿胀。

47. 该病人可能的诊断是（　　）

A. 痛风　　　　　B. 假性痛风

C. 风湿性关节炎　D. 类风湿关节炎

E. 化脓性关节炎

48. 诊断该病的主要标准是（　　）

A. 痛风石　　　　B. 尿酸性尿路结石

C. 高尿酸血症　　D. 痛风性关节炎

E. 非特征性软组织肿胀

（49～51 题共用题干）

沈某，女性，25 岁。因血压、血糖增高，向心性肥胖，脸部皮肤薄红入院，入院查体：血压 170/100mmHg，月经量少而不规则，CT 结果为垂体生长肿物。

49. 初步诊断该病为（　　）

A. Cushing 综合征　B. 糖尿病

C. 高血压　　　　　D. 子宫肌瘤

E. 垂体瘤

50. 该病人入院后最主要的检查是（　　）

A. 24 小时尿 17- 羟皮质类固醇

B. 24 小时尿 17- 酮皮质类固醇

C. 血浆皮质醇

D. 血浆 ACTH

E. 小剂量地塞米松抑制试验

51. 关于该病的饮食护理，下列错误的是（　　）

A. 高蛋白　　　　B. 低碳水化合物

C. 低钾　　　　　D. 高钙

E. 低热量

四、简答题

1. 简述低血糖该如何护理？

2. 简述注射胰岛素的护理。

3. 简述糖尿病病人饮食注意事项。

五、案例分析题

1. 王先生，45 岁，乏力失眠，怕热多汗，食欲亢进，低热，体重下降，突眼 2 年。昨天妻子车祸死亡，悲痛万分，今日出现恶心呕吐，烦躁不安，心动过速，高热冷汗。

请问：该病人发生了什么情况？如何配合医生抢救？

2. 李女士，21 岁，2 年前被诊断为"糖尿病"，经饮食控制和降糖药治疗后，病情基本稳定。2 天前，外出旅游未用降糖药并过度饮食，之后感乏力、恶心、口渴、头痛，现神志障碍、呼吸深大、皮肤弹性差、呼气有烂苹果味。

请问：该病人发生了什么情况？如何配合医生抢救？

第八章

风湿性疾病病人的护理

【学习内容提炼，涵盖重点考点】

第一节 概 述

一、风湿性疾病的定义及临床特点

风湿性疾病是指病变累及骨、关节及其周围组织，包括肌肉、肌腱、韧带、滑膜、筋膜等，以内科治疗为主的一组疾病。风湿性疾病的共同临床特点有：①多为慢性起病，病程较长，甚至终生；②病程中发作期与缓解期交替出现；③同一疾病的临床表现有很大的个体差异；④多有免疫学异常或生化改变；⑤对糖皮质激素治疗有一定反应；⑥对抗风湿药治疗效果有较大的个体差异。

二、风湿性疾病常见症状和体征的护理

关节疼痛、肿胀及功能障碍

（一）概要

风湿性疾病的关节损害表现有关节疼痛与肿胀、关节僵硬与活动受限。关节疼痛常是受累关节的首发症状。

（二）护理评估

1. 健康史　主要询问有无类风湿关节炎、系统性红斑狼疮、强直性脊柱炎、风湿热、痛风等病史及有无感染、寒冷、潮湿等诱发因素。

2. 身心状况

（1）疼痛关节的分布及疼痛特点：类风湿关节炎多见于腕、掌指、近端指间关节等小关节对称性持续性疼痛；风湿热多见于四肢大关节游走性疼痛；痛风多见于单侧第 1 跖趾关节，疼痛剧烈。

（2）关节肿胀和压痛：多因受累关节腔内积液、滑膜慢性炎症肥厚所致，常出现在炎症活动期。

（3）关节僵硬：类风湿关节炎病人可出现晨僵。

（三）护理诊断及合作性问题

1. 疼痛：关节痛　与关节炎性反应有关。
2. 躯体活动障碍　与关节疼痛、僵硬等有关。
3. 焦虑　与关节疼痛、功能障碍及病情反复有关。

（四）护理措施

*1. 一般护理　关节炎症活动期病人应卧床休息，限制活动，协助生活护理。

2. 病情观察　关节疼痛、肿胀的分布及特点，关节活动受限的程度，有无发热等全身症状。

*3. 关节护理　活动期保持关节功能位，缓解期加强关节功能锻炼，改善关节活动。避免疼痛关节受压，可用支被架支起盖被。夜间睡眠应注意对病变关节保暖，预防晨僵。根据病情，辅以理疗、局部按摩，以缓解胀痛或遵医嘱用药止痛。

4. 用药护理　遵医嘱使用非甾体抗炎药（布洛芬、阿司匹林、吲哚美辛）和糖皮质激素，注意观察药物不良反应。

（五）健康教育

指导病人及家属制定关节功能锻炼的计划。防止关节失用，指导病人正确用药等。

皮 肤 损 害

（一）概要

风湿性疾病病人多伴有皮肤损害，其病理基础是血管炎性反应。临床表现多样，如蝶形红斑、环形红斑、水肿、溃疡、紫癜等。

（二）护理评估

1.健康史 主要询问有无系统性红斑狼疮、原发性干燥综合征等病史及感染、寒冷等诱发因素。

*2.身心状况 系统性红斑狼疮，最具特征性的皮肤为面部蝶形红斑。类风湿关节炎多于骨关节隆突部位出现皮下结节。

（三）护理诊断及合作性问题

1.皮肤完整性受损 与血管炎反应及应用免疫抑制剂等有关。
2.自我形象紊乱 与皮肤受损影响容貌有关。

（四）护理措施

*1.一般护理 避免阳光直射，外出时打遮阳伞、佩戴墨镜或遮阳帽，穿长袖衣裤；病房消毒不用紫外线；给予高热量、高蛋白、高维生素、易消化的饮食，促进组织修复，避免刺激性食物；病人树立信心，学会修饰自己。
2.病情观察 观察皮肤损害的部位、形态、范围大小及伴随症状。
*3.皮肤护理 保持皮肤清洁干燥，穿着棉质、宽松的衣裤，避免使用碱性肥皂、化妆品及使用染发、烫发剂等对皮肤有刺激的物品。皮疹和红斑局部遵医嘱使用地塞米松软膏涂敷。

第二节 类风湿关节炎病人的护理

一、概 要

类风湿关节炎是以对称性多关节炎为主要临床表现的异质性、系统性、自身免疫性疾病，伴有关节外的系统性损害，累及质膜、心、肺、眼等器官。类风湿关节炎的基本病理改变是滑膜炎。以药物治疗为主。

二、护 理 评 估

1.健康史　主要询问家族中有无类风湿关节炎病人，起病前有无过度劳累或暴露于寒冷、潮湿的环境中，有无感染病史。

2.身心状况

★（1）关节表现：对称性的多发性关节炎，出现疼痛与压痛、晨僵、肿胀、畸形和功能障碍。关节痛往往是最早的关节症状，最常出现的部位为腕关节、掌指关节、近端指间关节，多呈对称性、持续性，但时轻时重。早晨起床后病变关节感觉僵硬，称"晨僵"（日间长时间静止不动后也可出现），如胶黏着样感觉。晨僵持续时间和关节炎症的程度呈正比，它可作为判断病情活动度的指标之一。关节肿胀多因关节腔内积液或关节周围软组织炎症引起，凡受累的关节皆可肿胀。关节畸形多见于较晚期病人，出现关节的半脱位如尺侧偏斜、屈曲畸形、天鹅颈样畸形等。

（2）关节外病变：类风湿结节、类风湿血管炎等。类风湿结节是本病较特异的皮肤表现，质硬、无压痛、呈对称分布。它的存在表示本病的活动。

★3.实验室及其他检查

（1）炎症活动期血沉增快、C反应蛋白增高，70%病人血清中类风湿因子（RF）阳性。类风湿因子是一种自身抗体，其滴度一般与本病的活动性和严重程度呈比例。

（2）X线检查以手指和腕关节最有价值，对本病的诊断、关节病变分期、病变演变的监测均很重要，可出现关节端骨质疏松、关节间隙变窄、关节面虫蚀样改变、关节半脱位及强直等。

三、护理诊断及合作性问题

1.疼痛：关节痛　与关节囊内滑膜炎症有关。

2.有废用综合征的危险　与关节炎症反复发作、疼痛和关节骨质破坏有关。

四、护理措施

*1.一般护理　①活动期发热或关节肿痛明显时应卧床休息，限制受累关节活动；②保持关节功能位置，避免垂足、垂腕等关节畸形；③症状控制后及早进行关节功能锻炼。活动量以病人能忍受为度，循序渐进，必要时给予帮助或提供辅助工具。

2.病情观察　观察关节晨僵的持续时间，关节肿痛及关节功能变化。观察疗效及药物的不良反应，及时调整用药。

*3.晨僵护理　起床后进行温水浴或盐水浸泡僵硬关节，并活动关节。夜间戴弹力手套入睡，注意保暖，预防晨僵。

4.缓解疼痛　疼痛剧烈时，遵医嘱用药，关节局部施行理疗和按摩等。

*5.用药护理　①非甾体类抗炎药是治疗本病主要对症治疗的药物，常用的有布洛芬、吲哚美辛（消炎痛）等，可出现胃肠道反应，宜饭后服；②慢作用抗风湿药常用的有甲氨蝶呤、环磷酰胺，服药期间需监测血象和肝、肾功能；③糖皮质激素适用于关节外症状或关节炎明显而非甾体类抗炎药或慢作用抗风湿药未能控制者。

第三节　系统性红斑狼疮病人的护理

一、概　　要

系统性红斑狼疮（SLE）是一种表现有多系统损害的慢性系统性自身免疫疾病，临床上主要表现为皮肤、关节和肾脏损害，血清中出现以抗核抗体为代表的多种自身抗体。

二、护理评估

1.健康史　目前认为该病是由遗传、性激素、环境、感染等因素引起的自身免疫性疾病。主要诱因有日光（紫外线）照射、食物（芹菜、无花果、烟熏食物、蘑菇）、药物（普鲁卡因胺、异烟肼、肼屈嗪）、精神刺激、过度劳累等。

2. 身心状况

（1）全身症状：发热、全身不适、乏力、体重减轻等。

★（2）皮肤黏膜损害：皮肤暴露部位出现对称性皮疹。面颊和鼻梁部呈水肿性鲜红色或紫红色的蝶形红斑、盘状红斑、指掌部和甲周红斑，其中以蝶形红斑最具特征性。活动期病人有脱发、口腔溃疡等。

（3）关节与肌肉疼痛：大多数病人关节肿痛是首发症状，最易受累的是近端指间关节，呈对称性分布，较少引起畸形。50% 病人出现肌痛，很少引起肌萎缩。

★（4）脏器损害：①几乎所有病人都有肾脏损害，称狼疮性肾炎，以慢性肾炎和肾病综合征者较常见，晚期发生尿毒症，是系统性红斑狼疮死亡的常见原因；②病人常出现心包炎，约 10% 病人有心肌损害；③病人可发生狼疮肺炎，约 35% 病人有胸腔积液；④部分病人有食欲减退、腹痛、呕吐、腹泻、腹水及黄疸等消化道症状；⑤神经精神狼疮者表现为偏头痛、性格改变、抽搐、偏瘫、昏迷等，提示病情活动；⑥约 60% 的病人有慢性贫血，多为正细胞正色素性贫血。

3. 实验室及其他检查

（1）血液检查：常见贫血，血沉增快，蛋白尿、血尿，血尿素氮和肌酐升高。

★（2）免疫学检查：抗核抗体（ANA），见于几乎所有的 SLE 病人，是最佳狼疮筛选试验；抗双链 DNA（dsDNA）抗体，特异性高，确诊狼疮和判断狼疮活动性指标；抗 Sm 抗体，特异性最高，敏感性低，与病情活动不相关；CH_{50}（总补体）、C_3、C_4 降低，提示狼疮活动。

（3）肾穿刺活组织检查：对狼疮肾炎的诊断、治疗和预后估计均有价值。

三、护理诊断及合作性问题

1. 皮肤完整性受损　与自身免疫反应致皮肤炎症性损害、光敏感有关。
2. 预感性悲哀　与病情迁延不愈、多脏器功能损害、容貌改变等有关。
3. 潜在并发症　肾衰竭。

四、护 理 措 施

*1.一般护理　活动期或重症病人宜卧床休息，缓解期可正常学习、工作，保持乐观情绪，但应避免过度劳累。给予高热量、高蛋白、高维生素、易消化的饮食，肾衰竭病人应给予优质低蛋白饮食；心力衰竭病人应严格限制钠盐摄入；避免食用辛辣刺激性食物，忌食含补骨脂素的食物，如芹菜、香菜、无花果等。

2.病情观察　注意观察生命体征、瞳孔、意识的变化，注意观察皮肤黏膜、关节、脏器损害情况。

*3.皮肤护理　①避免在烈日下活动，必要时穿长袖衣裤，戴遮阳帽、打伞，禁忌日光浴；②保持皮肤清洁卫生，用30℃左右温水湿敷红斑处，每次30分钟，忌用碱性肥皂和化妆品，防止刺激皮肤；③口腔有真菌感染者，用1%～4%碳酸氢钠液漱口，口腔有细菌感染者，用1：5000呋喃西林液漱口；④脱发的病人减少洗头次数，每周2次为宜，忌染发、烫发、卷发。

*4.用药护理　①糖皮质激素是目前治疗系统性红斑狼疮的首选药；②非甾体抗炎药，主要用于发热、关节、肌肉酸痛的轻症病人，宜饭后服用；③抗疟药，主要治疗盘状狼疮，常用磷酸氯喹；④免疫抑制剂毒性较大，可致胃肠不适、脱发、肝损害、骨髓抑制等，使用中应定期复查血象、肝功能等。

五、健 康 教 育

①帮助病人正确认识疾病，若能及时正确有效治疗，病情可以长期缓解，过正常生活；②避免各种诱发因素，如阳光照射、食物（芹菜、无花果、烟熏食物、蘑菇）、药物（肼屈嗪、普鲁卡因胺、异烟肼）、妊娠、分娩、手术等；③做好长期治疗的思想准备，指导病人遵医嘱用药，不能随意增减或停药，注意观察药物的副作用；④本病有缓解和发作交替的特点，若症状复发应及时就诊；⑤告诉病人注意避孕。

第四节　风湿热病人的护理

一、概　　要

　　风湿热是由于A组乙型溶血性链球菌感染后发生的一种全身结缔组织病。本病常侵犯关节、心脏、皮肤，也可累及其他脏器，好发于7～16岁儿童，多发生在阴雨潮湿季节。治疗原则是清除链球菌感染、抗风湿药物治疗和并发症治疗。

二、护理评估

　　1.健康史　询问发病前有无上呼吸道感染史，是否受阴雨潮湿季节影响。

　　★2.身心状况

　　（1）前驱症状：发热、咽喉痛、颌下淋巴结肿大、咳嗽等症状。

　　（2）关节炎：①以游走性和多发性为特点；②主要累及膝、踝、肩、肘、腕等大关节；③受累关节出现红、肿、热、痛，以疼痛和功能障碍为主；④可完全治愈而不留畸形。

　　（3）心脏炎：以心肌炎及心内膜炎多见，亦可发生心包炎。

　　（4）皮肤损害：①环形红斑，多分布于躯干及四肢屈侧，压之褪色，不痒；②皮下结节，主要分布肘、腕、膝、踝等关节处，可活动、无压痛的小结节。

　　（5）舞蹈病：以四肢和面部为主的不自主、无目的的快速运动，在兴奋或注意力集中时加剧，入睡后即消失为特征。

　　3.实验室及其他检查

　　（1）急性炎症测定：白细胞计数增高伴核左移现象，血沉加快，C反应蛋白阳性，血清糖蛋白或黏蛋白增高。

　　★（2）链球菌感染的检查：咽拭子培养，阳性率在20%～25%。抗链球菌溶血素O试验滴度高于500U为异常，是最常用的链球菌抗体血清试验。

三、护理诊断及合作性问题

1. 疼痛：关节痛　与关节炎症有关。
2. 自理能力有受限　与发热、关节炎症有关。
3. 潜在并发症　心脏病变。

四、护 理 措 施

★1. 一般护理　绝对卧床休息，无心脏炎者2周，有心脏炎时轻者4周，重者6～12周，伴心力衰竭者待心功能恢复后再卧床3～4周，血沉接近正常时方可逐渐下床活动；给予高蛋白、高维生素、易消化的饮食，有心力衰竭者适当限制水和盐的摄入。

2. 病情观察　注意心率、心律及心音，有无心力衰竭的表现。

3. 缓解疼痛　病人保持舒适的体位，避免痛肢受压，移动肢体时动作要轻柔。

★4. 用药护理　指导病人遵医嘱用药，首选药物为非甾体类抗炎药，常用阿司匹林。重症病例宜采用糖皮质激素治疗，总疗程为8～12周，部分病人于停药后可出现"反跳现象"。糖皮质激素可引起满月脸、肥胖、消化性溃疡、血压增高、电解质紊乱、免疫抑制等不良反应。无心脏炎的轻症病人，用阿司匹林，总疗程为3～6周。阿司匹林可引起胃肠道反应、肝功能损害和出血，宜饭后服用。心力衰竭时需用洋地黄治疗，注意有无胃肠道反应、心律不齐等副作用，心肌炎时对洋地黄敏感且易出现中毒。

五、健 康 教 育

①注意卫生，居住环境要通风、防潮，避免链球菌感染；②加强身体锻炼，提高抗病能力；③预防风湿热复发，首选青霉素，如有青霉素过敏可用红霉素；④局部病灶处理：反复发作的扁桃体炎，风湿活动控制后，可手术摘除扁桃体。

【模拟试题测试，提升应试能力】

一、名词解释

1. 风湿性疾病　2. 晨僵

3. 系统性红斑狼疮　4. 舞蹈病

二、填空题

1. 类风湿关节炎病人关节外症状可出现皮肤特异性表现为_____，其存在可提示病情活动。

2. 系统性红斑狼疮病人血清中有多种自身抗体，其中特异性高的抗体有_____、_____，敏感性高的抗体有_____等。

三、选择题

A₁型题

1. 类风湿关节炎最早出现的关节症状是（　　）

A. 晨僵　　　　　B. 类风湿结节

C. 关节肿胀　　　D. 关节痛

E. 关节功能障碍

2. 对类风湿关节炎的描述不正确的是（　　）

A. 基本病变是滑膜炎

B. 发病与自身免疫有关

C. 有皮下结节示病情活动

D. 类风湿因子为阳性

E. 不引起脏器损害

3. 糖皮质激素治疗系统性红斑狼疮的主要机制是（　　）

A. 抗休克，改善循环

B. 抑制过敏反应

C. 控制炎症，抑制免疫反应

D. 降低内毒素反应

E. 抑菌，避免继发感染

4. 系统性红斑狼疮病人最常损害的脏器是（　　）

A. 心　　　　　　B. 肝

C. 肾　　　　　　D. 脑组织

E. 肺

5. 治疗系统性红斑狼疮的首选药物是（　　）

A. 氯丙嗪　　　　B. 避孕药

C. 泼尼松　　　　D. 青霉素

E. 普鲁卡因胺

6. 关于风湿性疾病的临床特点，下列叙述不正确的是（　　）

A. 多呈慢性经过

B. 病程中发作与缓解交替

C. 同一疾病的临床表现大致相同

D. 多有免疫学异常或生化改变

E. 对治疗反应的个体差异较大

7. 类风湿因子是一种（　　）

A. 感染性抗原　　B. 细胞免疫因子

C. 抗原抗体复合物　D. 自身抗体

E. C反应蛋白

8. 缓解类风湿关节炎关节疼痛常选用（　　）

A. 阿司匹林　　　B. 甲氨蝶呤

C. 雷公藤　　　　D. 环磷酰胺

E. 糖皮质激素

9. 系统性红斑狼疮面部典型皮损的特点

是（　　）

A. 盘状红斑　　B. 环形红斑

C. 蝶形红斑　　D. 网状红斑

E. 丘疹状红斑

10. 系统性红斑狼疮的标志性抗体是（　　）

A. 抗核抗体（ANA）

B. 抗 Sm 抗体

C. 抗双链 DNA 抗体

D. 补体 CH_{50}

E. 补体 C_3

11. 风湿热最严重的临床表现是（　　）

A. 关节炎　　B. 心脏炎

C. 皮下结节　　D. 环形红斑

E. 舞蹈病

12. 风湿热最主要的临床表现是（　　）

A. 多汗　　B. 发热

C. 腹痛　　D. 食欲不振

E. 舞蹈病

13. 风湿热最常见的皮肤损害是（　　）

A. 环形红斑　　B. 斑丘疹

C. 蝶形红斑　　D. 多形红斑

E. 结节性红斑

14. 关于风湿热的治疗，下列正确的是（　　）

A. 激素治疗的总疗程一般在 6 周以下

B. 症状好转后即应停药

C. 阿司匹林在关节肿痛消失后可停药

D. 心脏炎时应早期使用肾上腺皮质激素

E. 对青霉素过敏者可选用红霉素

15. 风湿热心脏炎严重时需绝对卧床（　　）

A. 1～2 周　　B. 2～4 周

C. 3～6 周　　D. 6～12 周

E. 12～16 周

A₂ 型题

16. 病人，女性，35 岁。职员。因双肘、腕、手指近端指间关节肿痛 2 年，加重 2 周，以类风湿关节炎收治入院。对诊断最有价值的检查是（　　）

A. 手指和腕关节的 X 片

B. 免疫学检查

C. 血象检查

D. 血液系统检查

E. 关节穿刺

17. 病人，女性，32 岁。系统性红斑狼疮病人，面部蝶形红斑明显。护士小贺对病人进行健康指导时，以下说法错误的是（　　）

A. 用清水洗脸

B. 不用碱性肥皂

C. 阳光强烈时外出打伞、穿长袖衣裤、佩戴墨镜

D. 禁忌染发、烫发和卷发

E. 可适当使用化妆品

18. 病人，女性，30 岁，全身关节痛，面部有蝶形斑，血抗 Sm 抗体（+），确诊为系统性红斑狼疮，医嘱避免日光照射，病室紫外线消毒时应回避，外出穿长袖上衣和长裤，戴帽或撑伞遮阳。原因是（　　）

A. 紫外线致雌激素作用增强

B. 紫外线是本病的重要诱因

C. 紫外线直接破坏细胞

D. 紫外线加重关节滑膜炎

E. 紫外线损害骨髓

19. 病人，女性，58岁。类风湿关节炎8年。病人现有关节肿痛，双手尺侧偏向畸形，持物困难，生活不能自理。关于该病人的护理措施，错误的是（　　）

A. 卧床休息，减少活动

B. 服用阿司匹林，消炎止痛

C. 训练日常生活技能

D. 晨起用热水泡手15分钟

E. 保持关节功能位

20. 病人，女性，50岁。双腕、近端指间关节肿痛2年，加重1个月入院。经休息、药物治疗后，现在病情缓解，下一步最主要的护理是（　　）

A. 嘱病人卧床休息，避免疲劳

B. 指导病人循序渐进地进行功能锻炼

C. 饮食指导，增进病人营养

D. 观察药物疗效

E. 介绍预防药物不良反应的方法

21. 张某，女性，23岁。近1个月出现面部蝶形红斑，关节疼痛，实验室检查：抗Sm抗体、抗双链DNA抗体阳性。该病人首要的护理问题是（　　）

A. 乏力

B. 疼痛

C. 皮肤完整性受损

D. 有感染的危险

E. 输营养液

22. 李某，女性，32岁。面部有蝶形红斑，严重关节疼痛，最近查血红蛋白80g/L，

抗Sm抗体、抗双链DNA抗体阳性。该病人的贫血是（　　）

A. 小细胞低色素贫血

B. 小细胞正色素贫血

C. 大细胞低色素贫血

D. 大细胞正色素贫血

E. 正细胞正色素贫血

A_3/A_4型题

（23、24题共用题干）

病人，女性，反复发作四肢掌指（趾）关节炎30年，已有畸形。查血：类风湿因子（+），诊断为类风湿关节炎。

23. 判断病情是否活动的指标是（　　）

A. 畸形　　　　　B. 功能障碍

C. 晨僵　　　　　D. 低热

E. 贫血

24. 为延缓关节畸形，其护理措施是（　　）

A. 卧床休息　　　B. 关节锻炼

C. 热水浸泡　　　D. 多听音乐

E. 多晒太阳

（25、26题共用题干）

病人，女性，33岁，间歇性发热、纳差，体温37.6～39.2℃，伴腕、膝关节酸痛1个月余。体检：头发稀少，口腔有溃疡灶；左膝及右腕关节局部红肿，压痛明显，但无畸形。实验室检查：尿蛋白（+），血白细胞$37×10^9$/L，ALT60U/L，红细胞沉降率45min/h，LE细胞（-），抗Sm抗体（+）。

25. 可能的诊断是（　　）

A. 风湿性关节炎

B. 类风湿关节炎

C. 系统性红斑狼疮

D. 急性肾小球肾炎

E. 病毒性肝炎

26. 给上述病人进行正确的护理措施及保健指导，下列哪项<u>不妥</u>（ ）

A. 卧床休息

B. 安置在没有阳光直射的病室

C. 忌食芹菜、香菜

D. 服用避孕药避孕，防止疾病恶化

E. 口腔涂珠黄散、碘甘油等

四、案例分析题

梁女士，32 岁。以"面部、手掌部红斑，关节疼痛 1 个月"入院。近 1 个月来病人双侧面颊和鼻梁部出现蝶形红斑，表面光滑，有痒、痛感，手掌大小鱼际部见充血红斑。双腕关节、近端指间关节疼痛，无肿胀。体温 36.8℃、脉搏 80 次 / 分、呼吸 18 次 / 分、血压 160/100mmHg。心、肺未见异常，双下肢见凹陷性水肿。实验室检查：血常规示血红蛋白 75g/L，尿常规示蛋白（++）、红细胞 3～4 个 /HP，血沉增快，肾功能示血肌酐 300 μ moL/L、血尿素氮 15mmol/L，抗核抗体、抗双链 DNA 抗体阳性。

问题：

1. 该病人的医疗诊断是什么？

2. 请列出主要护理诊断。

3. 日常生活中可诱发本病的因素有哪些，应如何避免？

第九章

神经系统疾病病人的护理

【学习内容提炼，涵盖重点考点】

第一节 概 述

一、神经系统的主要解剖结构和生理功能

1. 中枢神经系统 包括脑（大脑、间脑、脑干、小脑）和脊髓。

（1）大脑：是脑的最高级部位，由左右大脑半球组成。①额叶：占大脑半球表面的前 1/3。主要管理随意运动、言语及精神活动。②顶叶：前界为中央沟，后界是自顶枕裂的上端至枕前切迹之间的"人为假设线"顶枕线。其主要管理身体感觉。③颞叶：有 3 个水平的脑回（颞上回、颞中回、颞下回）。此处受损时，对于言语信号的声音刺激不能进行高级的分析和综合，失去理解词的能力。④枕叶：前以顶枕线为界，其后部为枕极，视中枢位于距状裂的皮质。枕叶病变主要引起视觉障碍。

（2）间脑：包括丘脑、丘脑下部、第三脑室。丘脑是一切传入纤维首先汇集的中间站，并参与了锥体外系的组成。丘脑下部是自主神经系统的皮质下中枢，参与水代谢、体温调节、睡眠和觉醒、性功能调节等。

（3）脑干：位于颅后窝中，由延髓、脑桥和中脑组成，所发出的外周神经即脑神经。延髓发出的有 4 对，即舌下神经 XII、副神经 XI、迷走神经 X、舌咽神经 IX；脑桥发出的有 4 对，即蜗神经 VIII、面神经 VII、展神经 VI、三叉

神经Ⅴ；中脑发出的有 2 对，即滑车神经Ⅳ、动眼神经Ⅲ。脑干病变大都出现交叉性感觉障碍及交叉性瘫痪。延髓的反射活动是维持生命所必需的，故延髓有生命中枢之称。临床上各种原因引起的延髓受压、受损时可迅速引起病人呼吸心搏骤停，病人迅速死亡。

（4）小脑：位于颅后窝内，由蚓部和两个半球构成。小脑是平衡、共济运动和肌张力的反射器官。小脑受损可出现共济失调、眼球震颤，但不引起瘫痪。

（5）基底神经节和内囊：基底神经节是构成锥体外系的主要结构，包括豆状核、尾状核、带状核与杏仁核。内囊是位于丘脑、尾状核和豆状核之间的白质板，呈"V"字形。内囊损伤可出现"三偏"征：即对侧偏身感觉障碍、偏瘫和偏盲。

（6）脊髓：共分 31 节段，即颈髓 8 个节段、胸髓 12 个节段、腰髓 5 个节段、骶髓 5 个节段、尾髓 1 个节段。

2.周围神经系统　包括Ⅲ～Ⅻ脑神经、31 对脊神经和内脏神经。

二、神经系统疾病常见症状和体征的护理

头　痛

（一）概要

头痛是指从眉以上至下枕部之间的头颅疼痛。颅内的血管、神经和脑膜及颅外的骨膜、血管、头皮、颈肌、韧带等均属头痛的敏感结构。这些敏感结构因挤压、牵拉、移位、炎症、血管的扩张与痉挛、肌肉的紧张性收缩等均可引起头痛。头痛的病因可分为颅内疾病与颅外疾病。颅内疾病主要见于颅内感染、血管病变、占位性病变、颅脑外伤等。颅外疾病主要见于头颅临近器官或组织病变、全身性疾病、神经官能症等。

（二）护理评估

1.健康史　①偏头痛：由颅内外血管舒缩功能障碍引起，常表现为搏动性头痛。②颅内高压性头痛：由颅内肿瘤、血肿、脓肿等占位性病变所致颅

内高压，常表现为持续剧烈的头痛、喷射性的呕吐和视力障碍。③颅外局部因素所致的头痛：如眼源性头痛、耳源性头痛及鼻源性头痛。④紧张性头痛：也称神经性或精神性头痛，无固定部位，常伴有失眠、多梦等精神症状。

2. 身心状况

（1）头痛发生缓急：急性头痛常见于颅内血管破裂出血；慢性者常见于颅外多种慢性疾病；偏头痛多为慢性复发，常有家族史。

（2）头痛部位：部位浅表者常见于眼、鼻、鼻旁窦和齿源性头痛；头深部疼痛常见于颅内感染及脑肿瘤。

★（3）头痛时间：颅内占位性病变常为晨间加剧的头痛，进行性加重；鼻窦炎所致头痛常为晨起后减轻；偏头痛表现为头痛呈周期性发作，持续时间短；神经官能症为长年累月不断，波动性变化的头痛。

（4）头痛性质：电击样、烧灼样或针刺样头痛以神经痛多见；搏动性跳痛常为血管性头痛。

（5）头痛程度：三叉神经痛、偏头痛及脑膜刺激所致最剧烈；五官科疾病引起的头痛一般为中等程度；脑肿瘤头痛在长时间内可能为轻度，逐渐加重。

（三）护理诊断及合作性问题

1. 疼痛：头痛　与颅内外疾患导致头部痛觉纤维受刺激有关。
2. 焦虑　与头痛不适、失眠、担忧预后有关。

★（四）护理措施

①做好心理护理；②密切观察病情；③缓解疼痛，脑梗死者头部禁用冰袋或冷敷，脑出血者可头部降温；④保持大便通畅，避免用力排便，以减轻颅内压增高；⑤协助治疗，按医嘱快速静脉滴注 20% 甘露醇 250ml 或 50% 葡萄糖液。

感 觉 障 碍

（一）概要

感觉是指作用于各个感受器的各种形式的刺激在人脑中的直接反映。感觉障碍是指机体对各种形式的刺激（如痛、温度、触、压、位置、震动等）无感知、感知减退或异常的一组综合征。

(二) 护理评估

1. 健康史　分类及检查方法有：①浅感觉：包括痛觉、触觉及温度觉。用大头针刺激皮肤查痛觉；用一束棉絮轻触闭目病人的皮肤查触觉；用盛有冷水和温水的试管分别接触病人皮肤查温度觉。②深感觉：包括运动觉、位置觉和震动觉。③大脑皮质感觉（复合感觉）：包括体表图形觉、实体觉。病人闭目用钝物在病人皮肤上画出简单图形，让其辨别并回答查体表图形觉；采用病人熟悉的某一物品置于病人手中，令其辨别该物品的形状、大小、名称查实体觉。

★2. 身心状况

（1）表现类型：①感觉减退：较强刺激产生感觉缺失；②感觉过敏：无外界刺激而自发的感觉；③自发性疼痛：感受器感觉传导束或感觉中枢受到刺激所致；④感觉过度：对轻微刺激产生过强的感觉；⑤感觉缺失：无感觉。

（2）定位表现：①末梢型：对称性四肢远端袜套或手套型的感觉障碍，见于多发性神经炎。②后根型：相应节段感觉障碍，见于髓外肿瘤、椎间盘突出。③脊髓型：横贯性病变，受损平面以下双侧全部感觉丧失或减退，伴截瘫，见于外伤、髓外肿瘤早期。④脑干型：分离性感觉障碍见于延髓中部病变，表现为对侧肢体深感觉障碍，痛觉和温度觉正常；交叉性感觉障碍见于延髓外侧病变，表现为病侧面部感觉障碍和对侧肢体痛觉、温度觉障碍。⑤内囊型："三偏"征，表现为偏身感觉障碍、偏瘫、偏盲。⑥皮质型：表现为对侧单肢感觉障碍，以复合感觉障碍为主。

(三) 护理诊断及合作性问题

1. 感知改变　与感觉传导通路受损有关。
2. 有皮肤完整性受损的危险　与神经性病变导致皮肤感觉丧失有关。

(四) 护理措施

消除感觉异常；观察病情变化；预防褥疮，对皮肤受压部位采取保护性措施。

运 动 障 碍

（一）概要

凡因神经运动系统发生病变所引起的运动异常统称为运动障碍。由上、下运动神经元损害所引起的随意运动功能障碍称为瘫痪。

（二）护理评估

1. 健康史　了解病人起病缓急，运动障碍的性质、部位、程度及伴发症状。

2. 身心状况

（1）瘫痪类型：①脑脊髓疾病引起者为上运动神经元瘫痪（又称中枢性瘫痪、硬瘫），为痉挛性瘫痪，腱反射亢进，出现病理反射，无肌萎缩；②周围神经疾病引起者为下运动神经元瘫痪（又称周围性瘫痪、软瘫），表现为弛缓性瘫痪，腱反射减弱或消失，有肌肉萎缩。

★（2）瘫痪程度：肌力分级如下所述。

0级：完全瘫痪，肌肉无任何收缩。

1级：肌肉可收缩，但不能产生动作。

2级：肢体能在床面上移动，但不能抵抗自身重力即不能抬起。

3级：肢体能抵抗重力离开床面，但不能抵抗阻力。

4级：肢体能作抗阻力动作，但未达到正常。

5级：正常肌力。

（3）定位表现：①大脑皮质运动区局限性病变为单瘫；②内囊病变为偏瘫；③一侧脑干病变为交叉性瘫痪；④脊髓胸腰段横贯性病变为截瘫，脊髓颈段截瘫平面较高为四肢瘫；⑤周围神经病变表现为神经支配区弛缓性瘫痪；⑥脊髓前角病变表现为支配区节段弛缓性瘫痪、肌萎缩等。

（三）护理诊断及合作性问题

1. 躯体移动障碍　与各种病因引起运动神经元瘫痪有关。

2. 自理缺陷　与肢体瘫痪运动功能障碍有关。

3. 有废用综合征的危险　与肢体瘫痪不能活动有关。

（四）护理措施

①生活护理：协助病人洗漱、进食、大小便等，满足病人基本生活需求；②防止肢体挛缩、肌强直及外伤：急性期过后开始肢体全关节被动运动及按摩，保持病肢于功能位置；③康复期护理：出院后坚持每天下床锻炼，遵循合理适度、循序渐进的原则。

意识障碍

（一）概要

意识障碍是指病人对周围环境和自身状态的识别及觉察能力出现障碍的一种精神状态。

（二）护理评估

1.健康史　了解病人的发病方式及过程，有无高血压、糖尿病等可能与意识障碍有关的疾病。

★2.身心状况

（1）意识程度及特点：①嗜睡：是最轻的意识障碍。呼之能应、应答正确。②意识模糊：病人能保持简单的精神活动，但对时间、地点、人物的定向能力发生障碍。③昏睡：较嗜睡重，病人持续处于睡眠状态，强刺激方能唤醒，应答不切题。④浅昏迷：病人对针刺和压眶有痛苦表情及躲避反应，无语言应答，反射无明显改变。⑤深昏迷：病人对任何刺激无反应，各种反射消失，生命体征常有改变。

（2）伴随状况：①昏迷伴呼吸深快的库氏呼吸为代谢性酸中毒。②鼾声呼吸伴一侧面肌瘫痪致呼吸时患侧面颊肌如风帆样随呼吸起落，提示脑出血。③呼吸慢见于颅内压增高。④呼吸急促多为急性感染性疾病。⑤偏瘫多见于脑血管意外、颅内感染、外伤等。⑥脑膜刺激征多见于脑膜炎、蛛网膜下隙出血。⑦双侧瞳孔缩小见于有机磷、吗啡类、氯丙嗪中毒；双侧瞳孔扩大见于颠茄、乙醇、氰化物中毒；双侧瞳孔缩小如针尖，是脑桥出血的特征。⑧口唇和指（趾）发绀提示缺氧；口唇樱桃红色为一氧化碳中毒；出血点、瘀斑、紫癜见于严重感染、出血性疾病。

（三）护理诊断及合作性问题

1. 急性意识障碍　与各种原因导致大脑皮质高度抑制有关。
2. 有误吸的危险　与意识障碍、咳嗽反射减弱有关。
3. 有感染的危险　与意识障碍、机体抵抗力下降、呼吸道分泌物排出不畅、留置导尿等有关。

（四）护理措施

密切观察意识障碍的变化；保证呼吸道通畅，及时吸痰，取平卧位头侧向一边；加强大小便的护理；维持水、电解质平衡及保持营养，记录24小时出入量，指导每天补液量；定时翻身、按摩，每2小时1次，以预防褥疮。

第二节　三叉神经痛病人的护理

一、概　　要

三叉神经痛是一种发生在面部三叉神经分布区内反复发作的阵发性剧烈神经痛。一般认为三叉神经痛病变部位在三叉神经脊束核内或脑干内。年龄多在40岁以后，女多于男。疼痛是其突出的特点，可缓解，但极少自愈。治疗首选药物止痛，无效时考虑神经阻滞或手术治疗。卡马西平是首选药。

二、护理评估

1. 健康史　询问病人发病年龄、发病情况、疼痛的程度等。
*2. 身心状况　主要表现为在三叉神经分布区内反复发作的阵发性剧烈疼痛。多发生于中老年女性，多为一侧，但以三叉神经第2支、第3支发生率最高。以无任何先兆、骤然发生的闪电式剧烈面部疼痛为特征，轻触或轻叩口角、鼻、颊部和舌等敏感部位即可诱发。本病多突发突止，间歇期正常，夜间发作减轻或停止。疼痛历时数秒钟或数分钟。

三、护理诊断及合作性问题

1.疼痛　与三叉神经损害有关。

2.焦虑　与疼痛发作剧烈，难以忍受有关。

四、护 理 措 施

1.一般护理　为病人提供安静、舒适的环境，建立良好的生活规律，保证病人充分休息，以利于减轻疼痛。

2.对症护理　告知病人洗脸、刷牙、剃须时动作要轻柔，吃软食，细嚼慢咽，防止疼痛加剧。鼓励病人适当参加娱乐活动。

3.用药护理　卡马西平小剂量开始服用，逐渐增量，疼痛控制后逐渐减量，以预防或减轻药物的副作用。

第三节　急性炎症性脱髓鞘性多发性神经病病人的护理

一、概　　要

急性炎症性脱髓鞘性多发性神经病（AIDP）又称吉兰 - 巴雷综合征（GBS），为多数脊神经根及末梢神经同时受损的一组自身免疫性疾病。病因不明，目前认为本病是与病毒感染有关的自身免疫性疾病。主要病理改变为周围神经广泛炎症性节段性脱髓鞘。其临床特征为急性起病，迅速出现四肢对称性弛缓性瘫痪及脑脊液蛋白 - 细胞分离现象。提高呼吸肌麻痹治愈率是降低病死率的关键。

二、护 理 评 估

1.健康史　发病前数日或数周病人常有上呼吸道或消化道感染症状或疫苗接种史。

*2.身心状况

（1）运动障碍：首发症状为四肢对称性瘫痪。瘫痪可始于下肢、上肢或四肢同时发生，下肢常较早出现，可自肢体远端向近端发展或相反，或同时受累，波及躯干，严重者可累及肋间肌和膈肌而致呼吸肌麻痹，急性呼吸衰竭是本病死亡的主要原因。

（2）感觉障碍：肢体远端感觉异常（如烧灼感、麻木、刺痛和不适感）和（或）呈手套、袜套型感觉减退。

（3）脑神经、延髓麻痹：脑神经伤害以双侧面瘫为多见；延髓麻痹表现为构音障碍、吞咽困难。

（4）自主神经功能障碍：表现为多汗、皮肤潮红、手足肿胀及营养障碍，严重病例可出现窦性心动过速、直立性低血压、高血压和暂时性尿潴留等。

3.实验室及其他检查

*（1）脑脊液检查：蛋白含量明显增高而细胞数正常，称蛋白－细胞分离现象，为本病的重要特征之一。

（2）电生理检查：神经传导速度减慢对诊断也有意义。

三、护理诊断及合作性问题

1.清理呼吸道无效　与咳嗽反射消失、呼吸肌麻痹有关。

2.低效性呼吸形态　与呼吸肌麻痹有关。

3.恐惧　与四肢瘫痪、呼吸困难有关。

4.躯体活动障碍　与四肢无力、瘫痪有关。

四、护 理 措 施

*1.一般护理　①保持呼吸道通畅，维持有效呼吸。急性期主要危险是呼吸肌麻痹，需保持呼吸道通畅，必要时应及时气管切开或气管插管。②协助病人选择最佳的呼吸姿势和体位，及时排除呼吸道分泌物。③给予高热量、高维生素、易消化饮食，及时补充营养，特别是维生素 B_{12} 对损伤神经恢复有重要作用。④瘫痪肢体保持功能位，禁用热水袋以免烫伤。

2.病情观察　密切观察病人呼吸、瘫痪情况，定时检查肺功能和血气分析。

3.瘫痪的护理 ①肢体瘫痪：定时翻身、按摩、被动和主动运动，保持瘫痪肢体功能位等；对于手下垂和足下垂的病人，可采用"T"形板固定，病情稳定后及时进行肢体的被动和主动运动。②咽肌瘫痪：做好进食护理，选择适合病人吞咽且营养丰富的食物，保证进食安全；发现误吸时不能经口进食，应安排鼻饲。

第四节 脑血管疾病病人的护理

一、概　　要

脑血管疾病（CVD）是指由于各种脑部血管病变所引起的脑功能障碍的一组疾病的总称。按病变性质可分为出血性脑血管病和缺血性脑血管病两大类。前者包括脑出血、蛛网膜下隙出血；后者包括有短暂性脑缺血发作、脑血栓形成、脑栓塞，其中脑血栓形成和脑栓塞合称为脑梗死。

脑出血是指原发性非外伤性脑实质内出血，以基底核区（内囊）出血最常见。好发于中老年人。高血压合并小动脉硬化是脑出血最常见的病因。情绪激动、剧烈运动、用力排便和酗酒可诱发脑出血。

蛛网膜下隙出血是指脑表面血管破裂，血液进入蛛网膜下隙。本病最常见病因为先天性脑动脉瘤，其次为脑部血管畸形等。本病好发于青壮年。再出血是蛛网膜下隙出血死亡的主要原因，多发生于发病的 2 周内。

短暂性脑缺血发作又称小中风，是指颈内动脉颅外段粥样硬化部位纤维素与血小板黏附，脱落后成为微栓子，进入颅内动脉，引起颅内小血管被堵塞缺血而发病。一般每次发作持续数分钟至数小时，24 小时内完全恢复。其主要病因是动脉硬化。

脑血栓形成为脑血管疾病中最常见的一种，常指颅内外供应脑部的动脉血管壁因各种原因而发生狭窄或闭塞，在此基础上形成血栓，引起该血管供血范围内的脑组织梗死性坏死，出现相应的神经系统症状和体征。本病最常见的病因是脑动脉硬化。

脑栓塞是指各种栓子随血流进入颅内动脉系统使血管腔急性闭塞引起相应供血区脑组织缺血坏死及脑功能障碍。脑栓塞的栓子来源不同，其中心源性为最常见的原因。

二、护理评估

1. 健康史　应询问：①既往有无高血压、动脉粥样硬化史；②发病前有无精神紧张、情绪激动、劳累或用力排便等诱因存在；③病前有无先兆表现及起病的形式；④有无本病的家族史，病人的生活习惯、年龄、烟酒嗜好、体重等。

★2. 身心状况

（1）出血性脑血管疾病的表现：脑出血多在白天体力活动、酒后或情绪激动时突然起病，血压突然急骤升高，致脑血管破裂大量出血而发病，往往在数分钟至数小时内病情发展到高峰。①内囊出血：最多见。病人常有头和眼转向出血病灶侧，呈双眼"凝视病灶"状。同时可有典型的"三偏"症状，即出血灶对侧偏瘫、偏身感觉障碍和对侧同向偏盲。②脑桥出血：轻者仅有头痛、呕吐，重者表现为出血灶侧周围性面瘫、对侧肢体中枢性瘫痪，称"交叉瘫"。当出血波及两侧时可出现四肢瘫、瞳孔呈针孔样缩小、中枢性高热和呼吸障碍，病人多在48小时内死亡。③小脑出血：常表现为枕部剧烈头痛、眩晕、频繁呕吐和平衡障碍，但无肢体瘫痪。④蛛网膜下隙出血：起病急骤，常在活动中突然发病，表现为剧烈头痛、喷射性呕吐、脑膜刺激征阳性（颈项强直、凯尔尼格征、布鲁津斯基征），一般无肢体瘫痪。

（2）缺血性脑血管疾病的表现：①短暂性脑缺血发作（TIA）：突然出现偏身感觉障碍、偏瘫或单瘫、单眼失明、眩晕眼震、恶心、呕吐等症状，历时一般为5～20分钟，最长不超过24小时，症状完全恢复，不留后遗症，常反复发作，每次发作症状相似。②脑血栓形成：好发于有动脉硬化、糖尿病、高脂血症的中老年人。一般无意识障碍，常在安静或休息状态下由于血压过低、血流减慢、血黏度增加等因素促使血栓形成而发病。主要表现为偏瘫、失语等。部分病人在发作前有前驱症状或TIA病史。③脑栓塞：可在静止期或活动中突然发病，以活动中发病多见，起病急骤是本病的主要特征，局限性神经缺失症状多在数秒至数分钟内发展到高峰，为脑血管疾病中起病最快的一种。

★3. 实验室及其他检查

（1）头颅CT或MRI检查：在脑血管疾病诊断方面CT、MRI能作出早期诊断。脑出血在CT图像上呈高密度影；脑缺血造成脑组织水肿和坏死，在 CT 图像上呈低密度影。

（2）脑脊液检查：血性脑脊液有确诊价值。颅内高压者禁做此检查。

三、护理诊断及合作性问题

1.急性意识障碍　与脑血管破裂出血、脑水肿、脑组织受压有关。

2.生活自理能力缺陷　与肢体瘫痪活动功能障碍有关。

3.便秘　与自主神经功能紊乱、长期卧床和饮食结构不合理有关。

4.有皮肤完整性受损的危险　与意识障碍、肢体瘫痪、长期卧床、皮肤营养不良有关。

5.有废用综合征的危险　与肢体不能活动有关。

6.潜在并发症　脑疝、上消化道出血、肺部感染等。

四、护 理 措 施

*1.一般护理　①脑出血病人应绝对卧床休息，发病 24 ～ 48 小时内避免搬运病人，病人侧卧位，头部稍抬高。蛛网膜下隙出血病人应绝对卧床 4 周，并头置冰袋，可防止继续脑出血。避免一切使血压和颅内压增高的因素：用力排便、咳嗽、喷嚏、情绪激动、大幅度翻身、剧烈运动和头部过度摆动。②脑血栓急性期病人绝对卧床休息，取平卧位，避免搬动，以使有较多血液供给脑组织。头部禁用冰袋或冷敷，以免血管收缩，血流缓慢而使脑血流量减少。③饮食：急性脑出血病人最初 24 小时内禁食，24 小时后如病情平稳可行鼻饲流质；意识清醒后可拔除胃管喂食，进食时病人取坐位或头高侧卧位（健侧在下），进食应缓慢，食物应送至口腔健侧近舌根处，以利吞咽；脑缺血病人予低盐、低脂、低热量易消化饮食，禁烟、酒。④急性期应每 2 小时翻身 1 次，以避免局部皮肤受压；瘫痪肢体保持功能位置；进行关节按摩及被动运动以免肢体废用。

2.病情观察　密切观察生命体征、意识及瞳孔的变化，观察有无剧烈头痛、频繁呕吐、烦躁不安、意识障碍突然加重、血压升高、呼吸不规则、瞳孔不等大（脑疝）发生。

3.大小便护理　尿失禁、尿潴留者应及时导尿；便秘者应避免屏气用力，以免颅内压增高或诱发再出血。禁止灌肠。

★4.用药护理　颅内压增高者，应遵医嘱静脉快速滴入甘露醇等脱水剂以降低颅内压，避免脑疝形成。脑出血病人慎重降血压（温和降血压）。脑血栓形成超早期（6小时内）溶栓治疗是关键，应注意监测出血时间、凝血时间，观察有无皮肤出血、内脏出血征象。

五、健 康 教 育

①向病人及家属介绍有关本病的基本知识，积极治疗相关危险因素；戒烟、酒；控制体重，在医务人员指导下适当增加活动量。②指导病人按医嘱坚持服用抗血小板聚集药。③合理饮食，指导康复功能锻炼。④定期复查，发现异常及时就医。

第五节　帕金森病病人的护理

一、概　　要

帕金森病又称"震颤麻痹"，是一种黑质和黑质纹状体通路变性的慢性疾病。遗传和环境因素也可能为本病的病因之一。治疗应用抗胆碱药，适用于早期轻症病人。常用多巴胺替代药物（左旋多巴）及多巴胺受体激动剂（溴隐亭）。

二、护 理 评 估

1.健康史　询问病人发病年龄及发病情况。

★2.身心状况　表现特点：动作不灵活和震颤为疾病早期的首发症状。①静止性震颤：是发病最早期的表现。②肌强直：病变的早期多自一侧肢体开始，逐渐发展至远端、对侧及全身肌肉，表现为"铅管样强直"。③运动减少：不能做精细的动作；写字也逐渐变得困难，笔迹弯曲，越写越小，医学上称为"小写症"；面部肌肉运动减少，"面具脸"；行走时起步困难，一旦开步，身体前倾，重心前移，步伐小而越走越快，不能及时停步，即"慌张步态"；严重时可导致进食饮水呛咳。④病情晚期，日常生活不能自理。

三、护理诊断及合作性问题

1. 躯体移动障碍　与黑质病变引起锥体外系功能障碍有关。

2. 自尊紊乱　与自体形象改变和生活依赖别人有关。

3. 营养失调：低于机体需要量　与舌、腭及咽部肌肉运动障碍致进食减少和肌强直、震颤致机体消耗量增加有关。

4. 自理缺陷　与黑质病变引起锥体外系功能障碍有关。

四、护 理 措 施

1. 一般护理　指导鼓励病人自我护理，必要时协助病人；对多汗病人，指导其穿柔软、宽松的棉质衣物；鼓励病人尽量参与各种形式的运动锻炼；以高热量、高维生素、低脂、适量优质蛋白为主，并及时补充水分，蛋白不宜给予过多，以免降低左旋多巴的疗效。

2. 病情观察　应密切观察肌强直、肌震颤、吞咽困难等情况。

3. 用药护理　遵医嘱及早使用替代性药物和抗胆碱药物治疗及注意药物的副作用。用药从小剂量开始，逐步加量至有效维持。服药期间尽量避免使用维生素 B_6、利血平、氯氮䓬、奋乃静等药物，以免降低药物疗效或导致直立性低血压。

第六节　癫痫病人的护理

一、概　　要

癫痫是一组由大脑神经元异常放电引起的以短暂中枢神经系统功能失常为特征的慢性脑部疾病，具有突然发生和反复发作的特点。根据病因可分为原发性癫痫和继发性癫痫，前者为特发性癫痫，主要是由遗传因素所致，药物治疗效果较好；后者常见，为症状性癫痫，药物疗效较差。目前，癫痫主要选择药物治疗，对颅内占位性病变引起的癫痫应首选手术治疗。

二、护 理 评 估

1. 健康史　询问发病前有无脑部疾病、癫痫家族史等；发作前有无睡眠不足、疲乏、饥饿、饮酒、便秘、感情冲动、过度换气、过度饮水等诱发因素。

★2. 身心状况

（1）全面性强直－阵挛发作：又称大发作，以意识丧失和全身抽搐为特征。发作可分强直期、阵挛期、惊厥后期。强直期表现为意识突然丧失，头后仰，眼球上翻，喉部痉挛，发出尖叫，口先张后突然闭合，此期持续 10 ～ 20 秒；阵挛期：全身肌肉节律性抽搐，此期持续 1 ～ 2 分钟；惊厥后期：呼吸首先恢复，生命体征逐渐恢复正常，病人进入昏睡后逐渐清醒。

（2）失神发作：又称小发作，多见于儿童。表现为意识短暂中断，病人停止当时的活动，呼之不应，手中持物突然坠落，两眼瞪视不动，状如"愣神"，3 ～ 15 秒钟。

（3）部分性发作：根据发作期间是否伴有意识障碍可分为 3 型。①单纯部分性发作：无意识障碍，常以发作性一侧肢体、局部肌肉感觉障碍或节律性抽动为特征，或表现为特殊感觉性发作，如发作自一侧拇指、脚趾、口角开始，渐传至半身，称为 Jackson 发作；②复杂部分性发作：有意识障碍及发作后不能回忆，常表现为精神症状或自动症，病灶多在颞叶，故又称颞叶癫痫；③部分性发作继发大发作：大发作后如可回忆起部分发作时的情景，即称先兆。

（4）癫痫持续状态：是指一次癫痫发作持续 30 分钟以上，或连续多次发作、发作间期病人仍处于意识或神经功能未恢复至正常水平。

3. 实验室及其他检查

（1）脑电图检查：尖波、棘波、尖－慢波或棘－慢波、多棘波群、小尖棘波等痫样放电对本病诊断有重要价值，且有助于分型、估计预后及手术前定位。

（2）头颅放射性核素、脑血管造影、头颅 CT 及 MRI 检查，有助于发现继发性癫痫的病因。

三、护理诊断及合作性问题

1. 有窒息的危险　与癫痫发作时喉头痉挛、气道分泌物增多有关。
2. 有受伤的危险　与癫痫发作时全身肌肉抽搐发作及突然意识丧失有关。

四、护理措施

*1. 大发作的护理　①出现先兆时，迅速将病人就地平卧，避免摔伤；解松领扣和裤带，摘下眼镜、义齿，将手边的柔软物垫在病人头下，移去病人身边的危险物品，以免碰撞。②将病人的头放低，偏向一侧，使唾液和呼吸道分泌物由口角流出；床边备吸引器，并及时吸除痰液，不可强行喂食。③用牙垫或厚纱布垫在上下磨牙间，以防咬伤舌头及颊部，但不可强行硬塞；抽搐发作时，切不可用力按压肢体，以免造成骨折、肌肉撕裂及关节脱位；发作后病人可有短期的意识模糊，禁用口表测量体温。

*2. 用药护理　①应遵循长期、规则、单一用药的基本原则；②强调按医嘱服药的重要性，药物减量或停用都必须遵循缓慢和逐渐减量的原则，不可随意增减剂量或撤换药物；③一般在完全控制发作 4 ～ 5 年后，可考虑停药。

*3. 癫痫持续状态病人的护理　①在给氧、防护的同时，应从速制止发作，可选用地西泮、异戊巴比妥等静脉注射。②对症护理：首先保持呼吸道通畅；进行心电、血压、呼吸监护；查找诱因并治疗；有牙关紧闭者应放置牙垫，防止舌咬伤；放置床挡以防坠床；对伴有脑水肿、感染、高热等情况应予以及时处理。

五、健康教育

告知病人应按时服药，养成良好的生活习惯，注意劳逸结合，避免过度疲劳、睡眠不足等诱发因素。禁止从事带有危险的活动，如游泳、驾驶、带电作业等，以免发作时对生命有危险。

【模拟试题测试，提升应试能力】

一、名词解释

1. 蛋白－细胞分离　2. 癫痫持续状态

3. 蛛网膜下隙出血　4. 意识障碍

5. 感觉障碍　6. 瘫痪

二、填空题

1. 三叉神经痛的突出特点是＿＿＿＿＿，本病的首选药物为＿＿＿＿。

2. 吉兰－巴雷综合征临床特征为＿＿＿＿、＿＿＿＿。主要死因是＿＿＿＿。

3. 脑血管疾病分为＿＿＿＿、＿＿＿＿两大类，前者包括＿＿＿＿、＿＿＿＿，后者包括＿＿＿＿、＿＿＿＿。

4. 帕金森病临床以＿＿＿＿、＿＿＿＿、＿＿＿＿、＿＿＿＿为主要特征。

5. 脑出血最常见的病因是＿＿＿＿。

6. 脑出血病变累及内囊者可见"三偏"征，即：＿＿＿＿、＿＿＿＿、＿＿＿＿。

三、选择题

A₁ 型题

1. 不属于神经反射检查的内容是（　　）

A. 闭目难立征　　B. 腹壁反射

C. 膝腱反射　　D. 巴宾斯基征

E. 凯尔尼格征

2. 头痛病人避免排便用力的意义是（　　）

A. 加重头痛　　B. 防脑血栓

C. 防癫痫发作　　D. 防增加颅内压

E. 防心绞痛

3. 瘫痪病人肢体可脱离床面但不能对抗阻力，其肌力是（　　）

A. 0 级　　　　　B. 1 级

C. 2 级　　　　　D. 3 级

E. 4 级

4. 脑血管病病人观察最主要的是判断有无（　　）

A. 呼吸衰竭　　B. 脑出血

C. 脑疝　　　　D. 心力衰竭

E. 脑梗塞

5. 脑出血的好发部位在（　　）

A. 大脑　　　　B. 小脑

C. 脑桥　　　　D. 脑干

E. 内囊

6. 属于出血性脑血管疾病的是（　　）

A. 短暂性脑缺血发作

B. 蛛网膜下隙出血

C. 脑梗死

D. 脑血栓形成

E. 脑栓塞

7. 缺血性脑血管疾病的主要治疗措施是（　　）

A. 血管扩张剂　　B. 利尿剂

C. 脱水剂　　　　D. 抗凝治疗

E. 镇静剂

8. 脑出血以内囊出血最常见，其特征性的临床表现为（　　）

A. 同侧偏瘫　　B. 对侧偏瘫

C. 同侧偏盲　　D. 三偏症

E. 交叉性偏瘫

9.急性脑血管病病人颅内压增高最急需的措施是（　　）

A.头颅MRI　　B.腰穿

C.脑血管造影　　D.静脉注射甘露醇

E.头颅CT

10.老年人情绪激动易发生（　　）

A.末梢神经炎　　B.胃应激溃疡

C.脑出血　　D.癫痫

E.截瘫

11.老年人夜间安静睡眠时易出现脑血栓，原因是（　　）

A.血稠，流动慢　　B.血CO_2浓度高

C.脑缺血加重　　D.血糖过低

E.脑血管痉挛

12.脑出血病人死亡原因主要是（　　）

A.坠积性肺炎　　B.褥疮感染

C.脑疝　　D.溃疡大出血

E.呼吸衰竭

13.病人脑血栓形成，避免头置冰袋是因为（　　）

A.血流缓慢　　B.颅内压增高

C.急性心肌梗死　　D.血压升高

E.脑血管破裂

14.脑出血病人头部抬高15°～30°以减轻（　　）

A.呼吸困难　　B.脑水肿

C.呕吐　　D.头痛

E.脑缺氧

15.脑出血一切护理行为均应轻柔，其目的是（　　）

A.病人舒适　　B.减少褥疮

C.保护瘫痪肢体　　D.减少血栓形成

E.避免更多出血

16.昏迷病人肩下垫高可避免（　　）

A.脑出血　　B.气道阻塞

C.尿潴留　　D.下肢血栓

E.头痛呕吐

17.关于癫痫病人长期服药的描述，下列正确的是（　　）

A.服药量要大

B.采用顿服法

C.症状控制后及时停药

D.最好单一药物治疗

E.根据病情随时增减药量

18.癫痫强直阵挛发作时勿用力按压抽搐肢体，可避免（　　）

A.坠床　　B.骨折

C.持续发作　　D.心搏骤停

E.休克

19.癫痫强直阵挛发作时防窒息的护理不包括以下哪项（　　）

A.解开衣裤领带

B.头偏向一侧

C.托起下颌，舌拉出

D.喂水稀释痰液

E.吸出口腔液体

20.癫痫病人的用药原则，下列哪项不妥（　　）

A.长期　　B.规则

C.有选择　　D.一药单用

E.重症两药联用

21.对癫痫病人进行健康教育计划的内

容, 下列哪项是错误的 ( )

　　A. 开车要有人陪同

　　B. 适当参加脑力活动

　　C. 禁用神经兴奋剂

　　D. 游泳有危险

　　E. 需长期正规用药

A₂型题

22. 病人, 女性, 53 岁。突起意识障碍伴右侧肢体瘫痪入院。查体: 呼之不应, 压眶有痛苦表情, 角膜反射及瞳孔对光反射存在, 护士判断该病人意识状态为 ( )

　　A. 嗜睡　　　　　B. 昏睡

　　C. 意识模糊　　　D. 浅昏迷

　　E. 深昏迷

23. 病人, 男性, 因急性脑出血入院 2 天, 连续睡眠 19 小时, 呼之能醒, 可进行简单对话, 过后很快又入睡, 此时病人处于 ( )

　　A. 浅昏迷状态　　B. 昏睡状态

　　C. 深昏迷状态　　D. 嗜睡状态

　　E. 清醒状态

24. 病人, 女性, 36 岁。体检时, 用大头针稍微轻戳病人的皮肤, 病人即大声喊叫, 此感觉障碍的类型为 ( )

　　A. 感觉减退　　　B. 感觉过敏

　　C. 感觉缺失　　　D. 感觉倒错

　　E. 感觉异常

25. 林老先生, 因脑中风右侧肢体瘫痪, 为预防褥疮发生, 最好的护理方法是 ( )

　　A. 每 2 小时为他翻身按摩 1 次

　　B. 每天请家属看他皮肤是否有破损

　　C. 给他用气圈

　　D. 让其保持左侧卧位

　　E. 鼓励他做肢体功能锻炼

26. 病人, 男性, 50 岁, 高血压 18 年。上班中出现头晕、头痛, 血压 180/100mmHg, 同事将其送往医院治疗, 不久症状好转, 诊断短暂性脑缺血发作, 这种发作最常见的病因是 ( )

　　A. 情绪激动　　　B. 高血压

　　C. 吸烟　　　　　D. 饮酒

　　E. 动脉粥样硬化

27. 病人, 男性, 65 岁, 有心房颤动病史。清晨起床自行上厕所时摔倒, 家人发现其口角歪斜, 自述左侧上下肢麻木。送医院检查, 神志清楚, 左侧偏瘫, CT 见低密度影。最可能的诊断是 ( )

　　A. 脑出血　　　　B. 脑挫伤

　　C. 脑震荡　　　　D. 蛛网膜下隙出血

　　E. 脑梗死

28. 周先生, 高血压 15 年, 昨天争吵后突然倒地昏迷。查体有一侧上下肢瘫痪、口斜眼歪。应考虑为 ( )

　　A. 癫痫发作　　　B. 急性心肌梗死

　　C. 脑血栓形成　　D. 脑出血

　　E. 蛛网膜下隙出血

29. 病人, 女性, 67 岁, 脑动脉硬化 5 年。与家人发生矛盾, 突然出现眩晕、枕后痛, 呕吐, 伴共济失调和眼球震颤, 很快出现意识模糊, CT 显示高密度影, 根据临床特点, 判断出血部位 ( )

　　A. 脑干　　　　　B. 脑桥

　　C. 小脑　　　　　D. 内囊

E. 蛛网膜下隙

30. 病人，女性，60 岁。突然出现剧烈头痛，伴有喷射性呕吐，意识模糊，且脑膜刺激征阳性，此病人可能的诊断是（　　）

A. 脑出血　　　　B. 脑栓塞

C. 蛛网膜下隙出血　D. 脑血栓形成

E. 脑梗死

31. 病人，55 岁。1 年内出现 3 次突然说话不流利，每次持续 30 分钟左右，第 3 次发作时伴右侧肢体麻木，神经系统检查正常，动脉硬化病史 2 年，最可能的诊断是（　　）

A. 癫痫部分性发作　B. 偏头痛

C. 颈椎病　　　　D. 顶叶肿瘤

E. 短暂性脑缺血发作

32. 病人，70 岁，高血压 15 年。晨起发现右侧肢体瘫痪，当时意识清楚，被家人送到医院进行治疗。CT 结果为低密度影，选择溶栓的时间是（　　）

A. 发病后 2 小时内

B. 发病后 3 小时内

C. 发病后 4 小时内

D. 发病后 5 小时内

E. 发病 6 小时内

33. 病人，30 岁。因突然头痛、呕吐，脑膜刺激征阳性入院，初步诊断蛛网膜下隙出血，病因诊断主要依靠（　　）

A. 脑脊液检查　　B. CT 检查

C. MRI 检查　　　D. 脑血管造影

E. 脑超声检查

34. 病人，70 岁。有心房颤动病史多年，2 天前散步时突然出现眩晕，右侧肢体麻木、无力，无头痛和呕吐。查体：右侧肢体不全瘫，下肢肌力 3 级，上肢肌力 2 级，右侧 Babinski 征阳性，血压 160/90mmHg。最可能的诊断是（　　）

A. 脑出血　　　　B. 高血压脑病

C. 脑栓塞　　　　D. TIA

E. 脑血栓形成

35. 病人，60 岁，干部。突然右侧肢体活动不灵，历时 10 分钟缓解。次日晨起出现右侧偏瘫。病后 3 天来诊。血压 150/90mmHg，为确诊而首选的检查是（　　）

A. 腰椎穿刺　　　B. CT 脑扫描

C. 脑电图　　　　D. 脑超声

E. 脑血流量

36. 病人，52 岁。突发脑出血，有头痛、呕吐、昏迷，血压 200/120mmHg，应迅速采取的治疗是（　　）

A. 止血　　　　　B. 降血压

C. 降颅内压　　　D. 维持生命体征

E. 防治血管痉挛

37. 病人，66 岁。在家宴请客人时突然跌倒在地，当时意识清醒，自己从地上爬起，后因左侧肢体无力再次跌倒，并出现大小便失禁，随后意识丧失呈嗜睡状态，以脑出血入院。可能出现的并发症是（　　）

A. 呼吸衰竭　　　B. 肾衰竭

C. 心力衰竭　　　D. 脑疝

E. DIC

38. 病人，48 岁。脑出血，入院第 2 天发生颅内压增高，遵医嘱静脉滴注 20% 甘露醇 250ml 时应注意（　　）

A. 慢　　　　　　B. 极慢

C. 一般速度　　　D. 快速滴注

E. 按血压高低调节滴注速度

39. 急性脑出血病人，头痛，恶心，喷射性呕吐，呼吸快而不规则，血压明显增高，意识障碍。以下哪项护理措施对该病人不适用（　　）

A. 绝对安静卧床 4 周以上

B. 每 2 小时翻身 1 次，预防褥疮

C. 及时清除口腔分泌物和呕吐物

D. 头部略抬高，稍向后仰

E. 若 48 小时后病情稳定，可进食流食

40. 病人，80 岁。脑出血入院，出现意识模糊，频繁呕吐。右侧瞳孔大，血压 208/120mmHg，左侧偏瘫，应禁止使用的护理措施为（　　）

A. 绝对卧床休息，头偏向一侧

B. 应用脱水，降颅内压治疗

C. 遵医嘱降血压

D. 置瘫痪肢体功能位

E. 采用灌肠保持大便通畅

41. 病人，女性，34 岁。2 周来常刷牙时出现左侧面颊和上牙部疼痛，每次持续 3～4 分钟，神经系统检查未发现异常，应考虑的诊断是（　　）

A. 牙痛　　　　　B. 三叉神经痛

C. 面神经炎　　　D. 鼻窦炎

E. 癫痫单纯部分性发作

42. 病人，女性，38 岁，既往体健。2 小时前提重物后突然剧烈头痛，伴喷射状呕吐，呼吸减慢，心率减慢，血压升高，这种现象是（　　）

A. 急性颅脑感染　B. 脑神经受刺激

C. 牵涉性头痛　　D. 颅内压增高

E. 神经官能症

43. 病人，58 岁，高血压 10 年。因情绪激动后出现剧烈头痛，呕吐，测血压 220/110mmHg，意识障碍，大小便失禁，CT 显示高密度影，最恰当的护理措施是（　　）

A. 发病 1～12 小时内避免搬动，取侧卧位，头部稍抬高

B. 发病 12～24 小时内避免搬动，取侧卧位，头部稍抬高

C. 发病 24～48 小时内避免搬动，取侧卧位，头部稍抬高

D. 发病 48～72 小时内避免搬动，取侧卧位，头部稍抬高

E. 发病 72～96 小时内避免搬动，取侧卧位，头部稍抬高

44. 病人，男性，41 岁，既往体健。近日因寒冷突然出现左侧面部剧痛，诊断为三叉神经痛，首选的治疗药物是（　　）

A. 阿司匹林　　　B. 6-氨基己酸

C. 卡马西平　　　D. 地西泮

E. 新斯的明

45. 病人，女性，78 岁，高血压 20 年。家人探视后突然出现剧烈头痛，头晕，呕吐，进而意识障碍，血压 206/110mmHg，CT 显示高密度影，治疗需立刻降颅内压和镇静，下列哪种药物禁用（　　）

A. 吗啡　　　　　B. 甘露醇

C. 地西泮　　　　D. 硝苯地平缓释片

E. 尼莫地平

46. 患儿，男性，9 岁。做作业时，突然

中断，发呆，手中铅笔落地，约 10 秒钟后又能继续做作业，但每次发作均无记忆，最可能的诊断是（　　　）

　　A.癫痫失神发作

　　B.肌阵挛发作

　　C.无张力发作

　　D.癫痫精神运动性发作

　　E.癫痫单纯部分性发作

47.某癫痫病人，20 岁。8 年前无诱因常出现发作性头痛、眼凝视，数秒钟后恢复，无抽搐。近 2 年上述症状加重，发作性四肢抽搐，先强直后阵挛，口吐白沫伴意识丧失。该病人护理诊断应除外的是（　　　）

　　A.有受伤的危险　　B.强直阵挛发作

　　C.有窒息的危险　　D.自尊紊乱

　　E.知识缺乏

48.孙先生，癫痫病史 5 年，曾有强直阵挛发作。其最适宜的职业是（　　　）

　　A.汽车驾驶员　　　B.邮递员

　　C.游泳运动员　　　D.办公室职员

　　E.电工

49.某癫痫病人经治疗后症状控制，准备出院，对其健康指导以下错误的是（　　　）

　　A.戒烟、酒

　　B.可参加体力活动，如游泳

　　C.要坚持服药 3～5 年

　　D.定期检查肝功能

　　E.介绍本病的基本知识

A₃/A₄ 型题

（50、51 题共用题干）

王先生，70 岁。高血压史 30 年，于家

中如厕时突感头晕，随即倒地而送治入院，诊断为脑出血。护理体检：昏迷，左侧偏瘫，血压为 25.3/14.6kPa（190/110mmHg）。

50.为维持病人营养，下列护理措施中错误的是（　　　）

　　A.进食时取坐位

　　B.喂食时将食物送至健侧近舌根处

　　C.发病 24 小时内即可鼻饲流质饮食

　　D.意识清醒后即可拔管酌情喂食

　　E.做好口腔护理

51.病人住院期间出现明显头痛、呕吐，治疗首选（　　　）

　　A.硝普钠　　　　　B.硝酸甘油

　　C.20% 甘露醇　　　D.呋塞米

　　E.吗啡

（52、53 题共用题干）

李先生，男性，19 岁。某日中午放学返家途中突然在横过马路时跌倒于地，被路上行人发现当即电话呼叫急救中心前来急救，医生到时见病人已被移至路边平卧地上，口吐白沫，意识丧失，头后部有一肿块隆起，所穿长裤已被尿湿。据目击者叙述：此人突然尖叫一声，随即跌倒于地，呼吸停止，头向后仰，不停地抽动，口吐白沫。体检：血压、呼吸均正常，心、肺无异常，颅后皮下血肿系跌倒时所致，四肢无外伤，无运动障碍，有尿失禁，舌咬伤，但意识清。

52.此病可能的诊断是（　　　）

A.癫痫强直阵挛发作

B.癫痫单纯部分性发作

C.脑出血

D. 脑炎

E. 脑疝

53. 该病人主要的护理问题是（　　）

A. 情绪反应　　　B. 外伤

C. 潜在窒息危险　　D. 潜在药物毒副反应

E. 缺乏自我护理能力

（54～56题共用题干）

李某，男性，65岁。因右侧肢体活动不便4小时入院，神志清楚，有高血压及糖尿病史，曾有过短暂性脑缺血发作史，右侧肢体肌力为2级。

54. 确诊最有价值的辅助检查是（　　）

A. 头颅CT或MRI　B. 肌电图

C. 腰穿　　　　　D. 脑血管造影

E. 颈部血管超声

55. 如行CT检查无高密度显影，此病人可诊断为（　　）

A. 脑出血　　　　B. 脑梗死

C. 蛛网膜下隙出血　D. 颅内肿瘤

E. 硬膜下血肿

56. 该疾病最常见的病因是（　　）

A. 劳累　　　　　B. 伤风感冒

C. 动脉粥样硬化　　D. 肥胖

E. 动脉瘤

（57、58题共用题干）

病人，女性，48岁。晚餐后洗衣时突然出现剧烈头痛，恶心、喷射状呕吐，随后意识模糊，被家人送到医院，急行CT检查，图像上呈高密度影，脑膜刺激征阳性，无肢体瘫痪，既往体健。

57. 该病的医疗诊断是（　　）

A. 脑出血　　　　B. 脑血栓

C. 脑梗死　　　　D. 蛛网膜下隙出血

E. 短暂性脑缺血发作

58. 本病最常见的病因为（　　）

A. 先天性脑动脉瘤

B. 高血压

C. 血小板减少

D. 凝血机制障碍

E. 身体健康

（59、60题共用题干）

沈某，女性，18岁。因昨晚9时突发双眼上翻，牙关紧闭，口吐白沫，双上肢屈曲，双拳紧握，双下肢伸直，持续约30秒钟，病人仍神志不清，间隔20分钟后，再次出现此症状，持续约10秒钟，有小便失禁，约30小时后，病人能被唤醒，但有烦躁。为进一步诊治入院。

59. 该病人最恰当的医疗诊断是（　　）

A. 失神发作　　　B. 肌阵挛发作

C. 癫痫持续状态　　D. 强直发作

E. 阵挛性发作

60. 癫痫发作时的治疗措施正确的是（　　）

A. 当病人处于意识丧失和全身抽搐时，原则上是预防外伤及其他并发症

B. 立即把病人抱到床上，平卧，保持呼吸道通畅，及时吸氧

C. 必要时可用约束带约束四肢防自伤

D. 立即口服抗癫痫药

E. 及时为病人进行心电监护

61. 控制癫痫持续状态首选药物是

（　　　）

A. 地西泮　　　　B. 丙戊酸钠

C. 氯丙嗪　　　　D. 卡马西平

E. 苯妥英钠

62. 本病最具特征性的检查是（　　　）

A. CT　　　　　　B. 脑电图

C. MRI　　　　　D. 生化检查

E. 抽脑脊液

四、案例分析题

1. 病人，男性，60 岁。高血压病史 10 年。情绪激动后突感剧烈头痛，频繁呕吐，数分钟后昏迷。查体：深昏迷，双侧瞳孔缩小，血压 190/120mmHg，体温 39.5℃，呼吸快而不规则叹气样，双侧面肌和四肢均完全瘫痪。

问题：

（1）诊断及依据是什么？

（2）急性期处理原则有哪些？

（3）护理要点有哪些？

2. 苏先生，30 岁。10 年前开始出现发作性头痛、双眼凝视，数秒钟后恢复，无抽搐。近 2～3 年症状加重。昨晚 9 时突发四肢抽搐，口吐白沫伴意识丧失，双上肢屈曲，双拳紧握，双下肢伸直，小便失禁，持续约 30 秒，病人仍神志不清，间隔 20 分钟后，再次出现此症状，持续约 10 秒。约 30 分钟后，病人能唤醒，醒后对发生经过全无记忆。体检无阳性发现。

问题：

（1）可能的临床诊断是什么？

（2）治疗要点有哪些？

第十章

传染病病人的护理

【学习内容提炼，涵盖重点考点】

第一节 概 述

传染病是由病原体感染人体后引起的具有传染性的疾病。由原虫和蠕虫感染后引起的疾病又称寄生虫病。传染病属于感染性疾病，但并非所有感染性疾病都有传染性，有传染性的感染性疾病才是传染病。

一、感染与免疫

*（一）感染的概念及其表现形式

感染是指病原体侵入机体后与人体相互作用、相互斗争的过程。病原体侵入机体后与机体相互斗争的结果取决于病原体的致病力和机体的免疫功能，因此感染的过程有不同的表现。临床上症状明显的传染病，只是感染过程的表现形式之一。感染过程的表现包括：

1. 病原体被清除 病原体侵入人体后，人体通过非特异性免疫和特异性免疫将病原体消灭或排出体外，人体不出现病理损害和任何临床表现。

2. 隐性感染 又称亚临床感染，病原体侵入人体后，仅引起机体发生特异性免疫应答，没有（或仅有很轻微）组织损伤，临床上无症状、体征，甚至无生化改变，只有通过免疫学检查才能发现。大多数传染病中，隐性感染在感染过程中最常见。

3.显性感染　病原体侵入人体后，不但引起机体发生免疫应答，而且通过病原体的致病作用或机体的变态反应，使机体发生组织损伤，导致病理改变，出现临床特有的症状、体征。

4.病原携带状态　病原体侵入人体后，在人体继续生长、繁殖，并排出体外。而人体不出现任何疾病表现的状态。

5.潜在性感染　病原体侵入人体后，寄生在机体某个部位，机体的免疫功能使病原体局限而不引起发病，但又不能将病原体清除，病原体潜伏于体内。当机体免疫功能下降时，可导致机体发病。

一般来说，隐性感染最常见，病原携带状态次之，显性感染比例最少，而且一旦出现，容易识别。

＊（二）感染过程中病原体的致病作用

1.侵袭力　是指病原体侵入机体并在体内扩散的能力。

2.毒力　包括内毒素和外毒素。外毒素通过与靶细胞的受体结合，从而进入细胞内起作用；内毒素可通过激活单核－巨噬细胞释放因子而起作用。

3.数量　就同一种病原体，入侵的数量与其致病能力成正比，但不同的病原体引起机体出现感染的最少数量差别较大。

4.变异　病原体可因遗传或环境因素而发生变异，通过抗原变异而逃避机体的特异性免疫，从而不断引起疾病，如流行性感冒、艾滋病等。

（三）感染过程中机体的免疫应答

免疫应答可分为非特异性免疫应答和特异性免疫应答两种。

＊1.非特异性免疫　是机体对进入体内异物的一种清除机制，通过遗传获得，又称先天性免疫。包括：

（1）天然屏障：外部屏障如皮肤、黏膜及其分泌物，内部屏障如血－脑屏障、胎盘屏障。

（2）吞噬作用：单核－巨噬细胞系统具有非特异性吞噬功能，可清除体液中的颗粒状病原体。

2.体液因子　存在于体液中的补体、溶菌酶和各种细胞因子，如干扰素、肿瘤坏死因子、白介素等，可直接或通过免疫调节作用而清除病原体。

3. 特异性免疫　又称获得性免疫，是指对抗原识别后产生的针对该抗原的特异性免疫应答，是通过后天获得的一种主动免疫，包括 B 淋巴细胞介导的体液免疫和 T 淋巴细胞介导的细胞免疫。

二、传染病的流行过程及影响因素

*（一）流行过程的基本条件

1. 传染源　是指病原体已在体内生长繁殖并将其排出体外的人和动物。传染源包括病人、隐性感染者、病原携带者、受感染的动物。

2. 传播途径　是指病原体离开传染源后，到达另一个易感者所经过的途径。

（1）空气、飞沫、尘埃：主要见于以呼吸道为进入门户的传染病，如肺结核、麻疹、白喉等。

（2）水、食物：主要见于以消化道为进入门户的传染病，如痢疾、伤寒、霍乱、甲型毒性肝炎等病。

（3）手、用具、玩具：传染源的分泌物或排泄物通过污染日常生活用具传播疾病。它既可传播经消化道传染病如痢疾，也可传播呼吸道传染病，如白喉。

（4）媒介昆虫：分为生物性传播和机械性传播。前者通过吸血节肢动物，在患病动物与人之间叮咬、吸吮血液传播疾病，如蚊子传播乙脑；后者通过媒介昆虫携带病原体污染食物、水源，使易感者感染，如苍蝇传播痢疾等。

（5）血液、血制品、体液：见于乙型、丙型病毒性肝炎，艾滋病等。

（6）土壤：当病原体的芽胞或幼虫、虫卵污染土壤时，则土壤成为这些传染病的传播途径，如破伤风、钩虫病等。

3. 人群易感性　对某种传染病缺乏特异性免疫力的人称为易感者，易感者在某一特定人群中的比例决定该人群的易感性。人群对某种传染病易感性的高低明显影响该传染病的发生和传播。易感人群越多，传染病越容易发生。普遍推行人工自动免疫，可把人群易感性降到最低，使流行不再发生。

（二）影响流行过程的因素

1. 自然因素　主要包括地理、气候和生态环境等，对传染病流行过程的发生和发展起重要作用。传染病的地区性和季节性与自然环境有密切关系，自然因素可直接影响病原体在体外环境中的生存能力。

2. 社会因素　包括社会制度、经济、生活条件、文化水平与风俗习惯等，对传染病的流行过程有决定性的影响。

三、传染病的基本特征和临床特点

★（一）传染病的基本特征

1. 有病原体　每种传染病都是由特异性病原体所引起的，如流行性出血热是由汉坦病毒引起的；肺结核是由结核杆菌引起的。临床上检出病原体对明确疾病诊断有重要意义。

2. 有传染性　这是传染病与其他感染性疾病的主要区别。传染病病人具有传染性的时期称为传染期，是决定病人隔离期限的重要依据。

3. 有流行病学特征　传染病的流行过程在自然因素和社会因素的影响下，表现出各种特征，称流行病学特征，包括流行性、季节性、地方性。

4. 感染后免疫　人体感染病原体后，无论显性或隐性感染，均能产生对病原体及其产物（如毒素）的特异性免疫，称为感染后免疫。感染后免疫属于主动免疫，通过抗体转移而获得的免疫均属于被动免疫。不同病原体的感染后免疫持续时间和强弱不同。

（二）临床特点

1. 病程发展的阶段性　按传染病的发生、发展和转归，通常分为 4 期。

（1）潜伏期：指从病原体侵入人体到出现临床症状为止的一段时间。

（2）前驱期：是指从起病到该病出现明显症状为止的一段时间。该期属于非特异性的全身反应，多表现发热、头痛、肌肉酸痛、食欲不振等。

（3）症状明显期：某些传染病在经过传染期后，病情逐渐加重而达到高峰，出现某种传染病特有症状和体征。本期传染性较强且易产生并发症。

（4）恢复期：人体免疫力增加到一定程度，体内病理生理过程基本终止，病人的症状、体征逐渐消失，食欲和体力逐渐恢复，血清中抗体效价逐渐上升到最高水平，称为恢复期。某些传染病病人进入恢复期后，已经稳定退热一段时间，由于潜伏于体内的病原体再度繁殖至一定程度，使初发病的症状再度出现，称为复发。有些病人进入恢复期时，体温尚未恢复正常，又再发热，称为再燃。

2.临床类型　根据传染病临床过程的长短可分为急性、亚急性、慢性；根据病情轻重可分为轻型、中性、重型和极重型。

3.毒血症状　病原体及其各种代谢产物包括细菌毒素可引起发热以外的多种症状，如皮疹、全身不适、头痛、关节痛等中毒症状，严重者可有意识障碍、呼吸、循环衰竭等表现，单核－吞噬细胞系统可出现充血、增生等反应，表现为肝、脾、淋巴结肿大。

★四、传染病的预防

预防主要是针对构成传染病流行过程的3个环节采取综合性预防的措施。

（一）管理传染源

1.对病人的管理　对病人应尽量做到五早：早发现、早诊断、早报告、早隔离、早治疗。一旦发现疑似病人或传染病病人，应立即隔离治疗。治疗期限由传染病的传染期或化验结果而定，应在临床症状消失后做2～3次病原学检查，结果均为阴性时方可解除隔离。

传染病报告制度是早期发现传染病的重要措施。根据2004年12月1日起实施的《中华人民共和国传染病防治法》，将法定传染病分为甲、乙、丙三类。

甲类传染病：为强制管理传染病，共2种，包括鼠疫、霍乱。

乙类传染病：为严格管理传染病，包括传染性非典型肺炎、艾滋病、病毒性肝炎、脊髓灰质炎、麻疹、流行性出血热、狂犬病、流行性乙型脑炎、登革热、炭疽、细菌性和阿米巴痢疾、肺结核、人感染高致病性禽流感、伤寒和副伤寒、百日咳、白喉、新生儿破伤风、猩红热、流行性脑脊髓膜炎、布氏菌病、淋病、梅毒、钩端螺旋体病、血吸虫病、疟疾、甲型H1N1流感（2009年新加）等。

丙类传染病：为监测管理传染病，包括流行性感冒、风疹、急性出血性结膜炎、麻风病、流行性和地方性斑疹伤寒、黑热病、棘球蚴病、丝虫病，除霍乱、流行性腮腺炎、细菌性和阿米巴痢疾、伤寒和副伤寒以外的感染性腹泻、手足口病（2008年新加）。

根据《传染病信息报告管理规范》中的传染病报告时限规定：责任报告单位和责任疫情报告人发现甲类传染病和乙类传染病中的肺炭疽、传染性非典型肺炎、脊髓灰质炎、人感染高致病性禽流感的病人或疑似病人时，或发现其他传染病或不明原因疾病爆发时，应于2小时内将传染病报告卡通过网络报告；未实行网络直报的责任报告单位应于2小时内以最快的通讯方式向当地县级疾病预防控制机构报告，并于2小时内寄出传染病报告卡。对其他乙、丙类传染病病人、疑似病人或规定报告的传染病病原携带者在诊断后，实行网络直报的责任报告单位应于24小时内进行网络报告；未实行网络直报的责任报告单位应于24小时内寄出传染病报告卡。县级疾病预防控制机构收到无网络直报条件责任报告单位报送的传染病报告卡后，应于2小时内通过网络直报。

2.对接触者的管理 对接触者及其携带物品实施医学观察、留验、隔离、卫生检查和必要的卫生处理的措施称为检疫，包括根据情况进行紧急免疫接种或药物预防。检疫期限由最后接触之日起，至该病最长潜伏期。医学观察指对接触者的日常活动不加限制，但每天进行必要的诊察，以了解有无早期发病的征象，主要用于乙类传染病。留验又称隔离观察，是对接触者的日常活动加以限制，并在指定场所进行医学观察，确诊后立即隔离治疗，主要用于甲类传染病。对集体单位的留验又称集体检疫。

3.对病原携带者的管理 应做到早期发现。凡是传染病接触者、有传染病史者、流行区居民及服务性行业、幼托机构与供水行业的工作人员，应定期普查，检出病原携带者。对病原携带者必须做好登记，加强管理，指导其养成良好的卫生习惯，并随访观察。必要时，调离工作岗位或隔离治疗。

4.对感染动物的管理 对动物传染源，有经济价值且非烈性传染病的动物，应隔离治疗，必要时宰杀并加以消毒处理；如无经济价值或危害性大的动物应予以消灭、焚毁。

（二）切断传播途径

根据各种传染病的不同传播途径采取措施。对于消化道传染病，应加强饮食卫生、个人卫生及粪便管理等。对于呼吸道传染病，应加强空气消毒，提倡外出时戴口罩，传染病流行期间少去公共场所，不随地吐痰等。对于虫媒传染病，采取措施防虫、杀虫、驱虫。对于血源性传染病，加强血液和血制品的管理。消毒是切断传播途径的重要措施。

（三）保护易感人群

1. 增强非特异性免疫力　养成良好的卫生习惯和生活规律，改善营养，加强体育锻炼，保持心情愉快等，可增强人体的非特异性免疫力。

2. 增强特异性免疫力

（1）人工主动免疫：有计划地将减毒或灭活的病原体、纯化的抗原和类毒素制成疫苗接种到人体内，使人体于接种后 1～4 周内产生抗体，称为人工主动免疫。免疫力可保持数月至数年。

（2）人工被动免疫：将制备好的含抗体的血清或抗毒素注入易感者体内，使机体迅速获得免疫力的方法，称为人工被动免疫。免疫持续时间仅 2～3 周。常用于治疗或接触者的紧急预防。

3. 药物预防　对某些尚无特异性免疫方法或免疫效果不理想的传染病，在流行期间给易感者口服药物预防，可降低发病率，如口服乙胺嘧啶预防疟疾。

*五、传染病的隔离消毒

（一）传染病的隔离

1. 隔离的定义　隔离是指把处于传染期的传染病病人、病原携带者安置于指定地点，与健康人和非传染病人分开，防止病原体扩散和传播。隔离是预防和管理传染病的重要措施。

2. 隔离的原则　病人与健康人严格分开；确诊病人与未确诊病人分开；清洁物品与污染物品严格分开。

3.隔离的种类

（1）接触隔离：适用于经接触传播的疾病，如肠道感染、多重耐药菌感染、皮肤感染等。

（2）飞沫隔离：适用于经飞沫传播的疾病，如流行性感冒、麻疹、流行性腮腺炎、流行性脑脊髓膜炎等。

（3）空气隔离：适用于经空气传播的疾病，如肺结核、水痘等。

（二）传染病的消毒

1.消毒的定义　消毒是指通过物理、化学或生物学方法，消除或杀灭环境中病原微生物的一系列方法，是切断传播途径，阻止病原体传播，控制传染病发生、蔓延的主要措施。

2.消毒的种类

（1）疫源地消毒：指对目前存在或曾经存在传染源的地区进行消毒，目的是消灭由传染源排到外界中的病原体。疫源地消毒包括终末消毒和随时消毒。

（2）预防性消毒：指虽未发现传染源，但对可能受到病原体污染的场所、物品和人体进行消毒。

3.消毒的方法

（1）物理消毒法：有热力灭菌法、辐射消毒法。热力灭菌法包括煮沸消毒、高压蒸汽灭菌、预真空型压力蒸汽灭菌和脉动真空压力蒸汽灭菌、巴氏消毒法和干热灭菌法，其中高压蒸汽灭菌是医院最常用的消毒灭菌法。辐射消毒法包括非电离辐射和电离辐射消毒灭菌法，如日晒、紫外线、微波、γ射线等。

（2）化学消毒法：常用的有含氯消毒剂、氧化消毒剂、醛类消毒剂、杂环类气体消毒剂、碘类消毒剂、醇类消毒剂及其他消毒剂。

4.消毒效果监测　消毒效果的监测是评价其消毒效果是否可靠的手段，是消毒工作中的重要环节。主要方法包括物理测试法、化学指示剂法、生物指示剂法、自然菌采样测定法和无菌检查法。

第二节　病毒性肝炎病人的护理

★（一）概要

病毒性肝炎简称肝炎，是由多种肝炎病毒引起的以肝脏病变为主的一组传染性疾病。目前已经确定的有甲型肝炎、乙型肝炎、丙型肝炎、丁型肝炎及戊型肝炎。

（二）护理评估

1. 病原学

（1）甲型肝炎病毒（HAV）：属于小 RNA 病毒科的嗜肝病毒，无包膜，呈球形。HAV 对外界抵抗力较强，耐酸碱，能耐受 56℃的温度 30 分钟，室温下可生存 1 周，在贝壳类动物、污水、海水、泥土中可存活数月。60℃ 12 小时部分灭活，煮沸 5 分钟全部灭活。紫外线（1.1W，0.9cm 深）1 分钟、1.5 ~ 2.5mg/L 余氯 15 分钟、3% 甲醛 5 分钟均可使之灭活。

（2）乙型肝炎病毒（HBV）：属于嗜肝 DNA 病毒科。在电镜下可见 3 种病毒颗粒：①Dane 颗粒，又称为大球形颗粒，是完整的 HBV 颗粒，由胞膜与核心两部分组成。包膜内含表面抗原（HBsAg）、糖蛋白与细胞脂肪。核心部分含双股 DNA、DNA 聚合酶（DNAP）和核心抗原（HBcAg），是病毒复制的主体。②小球形颗粒。③管状颗粒。HBV 的抵抗力很强，能耐 60℃ 4 小时及一般浓度的消毒剂，在血清中 30 ~ 32℃可保存 6 个月，-22℃可保存 15 年，但煮沸 10 分钟或高压蒸汽消毒可使之灭活。

（3）丙型肝炎病毒（HCV）：属于黄病毒科丙型肝炎病毒属，为单股正链 RNA 病毒。HCV 是多变异的病毒，是 5 种肝炎病毒中最易发生变异的一种。

（4）丁型肝炎病毒（HDV）：是一种缺陷 RNA 病毒，需要有 HBV 或其他嗜肝 DNA 病毒辅助才能复制、表达。

（5）戊型肝炎病毒（HEV）：是一种单股正链 RNA 病毒，主要在肝细胞内复制，通过胆道排出。HEV 对高热、氯仿、氯化铯敏感。

2. 流行病学

（1）传染源：甲型、戊型肝炎主要传染源是急性病人和隐性病人。乙型、丙型、丁型肝炎的传染源是急、慢性病人和病毒携带者。

★（2）传播途径：甲型、戊型肝炎主要经粪-口途径传播。乙型、丙型、丁型肝炎的主要传播途径有血液传播、母婴垂直传播、性接触、生活上的密切接触。

（3）人群易感性：甲肝发病以儿童居多。乙型肝炎在高发区新感染者及急性发病者主要为儿童，成年病人则多为慢性迁延型及慢性活动型肝炎。丙型肝炎的发病以成人多见。

3. 身心状况　各型肝炎的潜伏期长短不一。甲型肝炎为2～6周，乙型肝炎为6周～6个月，丙型肝炎为5～12周。

★（1）急性黄疸型肝炎：病程可分为3个阶段，即①黄疸前期：多以发热起病，伴以全身乏力、食欲不振、厌油、恶心、呕吐，常有上腹部不适、腹胀；尿色逐渐加深，至本期末尿色呈红茶样。肝脏可轻度肿大，伴有触痛。血清丙氨酸氨基转移酶明显升高。一般持续5～7天。②黄疸期：发热很快消退，尿色加深，巩膜及皮肤出现黄染，出现所谓"热退黄疸现象"。黄疸且逐日加深，多于数日至2周内达高峰，然后逐渐下降。在黄疸出现后发热很快消退，而胃肠道症状及全身乏力则渐加重，但至黄疸即将减轻前即迅速改善。在黄疸明显时可出现皮肤瘙痒、大便颜色变浅、心动过缓等症状。本期肝大达肋缘下1～3cm，有明显触痛及叩击痛，部分病例且有轻度脾大。肝功能损害更明显。本期持续2～6周。③恢复期：黄疸消退，精神及食欲好转。肿大的肝脏逐渐回缩，触痛及叩击痛消失。肝功能恢复正常。本期持续1～2个月。

（2）急性无黄疸型肝炎：起病大多徐缓，仅有乏力、食欲不振、恶心、肝区痛和腹胀、腹泻等症状，不出现黄疸。肝常肿大伴触痛及叩击痛。多于3个月内逐渐恢复。

（3）慢性肝炎：急性肝炎病程超过6个月。临床上分为轻度、中度、重度。

★（4）急性重型肝炎：亦称暴发型肝炎。①起病急，病情发展迅猛，病程短（一般不超过10天）；②常有高热，消化道症状严重、极度乏力；③在起病数日内急骤发展为肝性脑病；④肝脏迅速缩小，黄疸迅速加深；⑤出血倾向明显；⑥水肿、腹水及肾功能不全。

（5）淤胆型肝炎：临床表现类似急性黄胆型肝炎，但乏力及食欲减退等症状较轻而黄疸重且持久，有皮肤瘙痒等阻塞性黄疸的表现。肝大，大便色浅。

4. 实验室检查及其他检查

（1）肝功能检查：①血清酶：丙氨酸氨基转移酶（ALT）在肝功能检测中最为常用。重型肝炎出现胆－酶分离现象。②血清蛋白：慢性肝炎及肝硬化的病人可出现清蛋白下降，球蛋白升高，A/G 比值倒置。③血和尿胆红素：黄疸型肝炎时，直接和间接胆红素均升高。淤胆型肝炎和各种原因的阻塞性黄疸则以直接胆红素升高为主。④其他：PT 延长是判断肝细胞坏死程度和预后最灵敏的指标。⑤血氨：肝性脑病的病人可有血氨升高。

（2）肝炎病毒标志物检测：①甲型肝炎：血清抗 -HAVIgM 是 HAV 近期感染的指标，是确诊甲型肝炎最主要的依据。②乙型肝炎：表面抗原（HBsAg）阳性见于 HBV 现感染者；表面抗体（抗 -HBs）阳性主要见于预防接种乙型肝炎疫苗后或过去感染 HBV 并产生免疫力的恢复者；HBeAg 阳性提示 HBV 复制活跃，传染性较强，持续阳性是提示转为慢性；e 抗体（抗 -HBe）阳性提示 HBV 复制不活跃，传染性弱；抗 -HBc 阳性提示，高浓度为正在感染，低浓度为既往感染过；乙型肝炎病毒脱氧核糖核酸（HBV-DNA）是反映 HBV 感染最直接、最特异和最灵敏的指标。

（3）肝穿刺活检：对各型肝炎的诊断有很大价值。

（三）护理诊断及合作性问题

1. 营养失调：低于机体需要量　与摄入减少及呕吐有关。
2. 活动无耐力　与肝细胞严重受损有关。
3. 潜在并发症　肝性脑病、腹水、出血、肾衰竭。

★（四）护理措施

1. 一般护理　卧床休息是急性肝炎的主要措施。至肝功能正常 1～3 个月后可恢复日常活动及工作，但应避免过劳和重体力劳动。肝炎早期，应进低脂、低盐、高热量、高维生素、易消化、清淡饮食，保证足够热量。

2. 对症护理

（1）腹水的护理：监测体重、腹围每天 1 次。高蛋白、低盐饮食。严重腹水者，限制液体入量，记录 24 小时出入水量。

（2）肝性脑病的护理：绝对卧床，专人守护。密切观察病情，及时发现肝性脑病先兆，给予低蛋白饮食。

（3）出血的护理：及时查血型、血红蛋白及凝血功能等，并配血备用。

3.病情观察　观察生命体征、黄疸是否加重，出血表现、消化道症状有无改变，记录出入量、测量腹围。

4.用药护理　按医嘱应用保肝药如维生素类，抗病毒治疗如干扰素，密切观察不良反应。

（五）预防

①管理传染源：报告和登记，隔离和消毒。②切断传播途径：防止"病从口入"。提倡使用一次性注射用具。加强血制品管理。采取主动和被动免疫阻断母婴传播。③保护易感人群：主动免疫和被动免疫。

第三节　艾滋病病人的护理

（一）概要

艾滋病即获得性免疫缺陷综合征，是由人类免疫缺陷病毒（HIV）引起的一种严重传染病。目前无特效疗法，治疗要点是抗病毒治疗、免疫疗法、并发症治疗及中医中药治疗。

（二）护理评估

1.流行病学

（1）传染源：艾滋病病人和无症状携带者。

＊（2）传播途径：①性接触传播：是本病最主要传播途径；②血液传播；③母婴传播：亦为本病重要传播途径；④其他途径：医护人员护理艾滋病人时，被含血针头或污染破损皮肤传染。

（3）易感人群：人群普遍易感。同性恋和杂乱性交者、药瘾者、血友病病人及 HIV 感染者的婴儿为本病的高危人群。

（4）流行特征：美国流行最严重，其次是非洲和欧洲。发病年龄以 20～50 岁青壮年居多，男女之比在欧美约为 14 ：1。

★2. 身心状况　潜伏期较长，一般经 2 ～ 10 年可发展为艾滋病。

（1）急性感染期（Ⅰ期）：HIV 感染后 2 ～ 6 周，病人出现发热、全身不适、头痛、厌食、肌肉关节疼痛和淋巴结肿大等，一般持续 3 ～ 14 天后自然消失。

（2）无症状感染期（Ⅱ期）：持续 2 ～ 10 年或更长，临床上没有任何症状，但具有传染性，血清中能检出 HIV 及抗 -HIV 抗体。

（3）持续性全身性淋巴结肿大综合征期（Ⅲ期）：主要表现为除腹股沟淋巴结肿大外，全身其他部位两处或两处以上淋巴结肿大，质地柔韧、无压痛、无粘连，能自由活动，历时 3 个月以上。

（4）艾滋病期（Ⅳ期）：本期可出现下列 5 种表现，即①体质性疾病：发热、乏力不适、盗汗、体重减轻、厌食、慢性腹泻及肝大等；②神经系统症状：头痛、癫痫、进行性痴呆、下肢瘫痪等；③机会性感染：是艾滋病病人最常见的且往往最初的临床表现，其中以卡氏肺孢子虫所引起的肺炎最为常见，占 70% ～ 80%，是艾滋病死亡的主要原因；④继发肿瘤：卡波西肉瘤最为常见；⑤继发其他疾病：如慢性淋巴性间质性肺炎等。

3. 实验室及其他检查

（1）血常规检查：贫血，白细胞减少，血小板减少和血沉加快。

（2）免疫学检查：T 淋巴细胞亚群检查见 T 淋巴细胞绝对计数下降。

（3）血清学检查：检测抗 HIV 的抗体，间接地诊断 HIV 感染。

（三）护理诊断及合作性问题

1. 营养失调：低于机体需要量　与发热、厌食、腹泻等有关。

2. 体温过高　与免疫功能受损、机体抵抗力下降导致机会性感染有关。

3. 活动无耐力　与长期发热、消耗过多、体质虚弱有关。

（四）护理措施

1. 一般护理　症状明显应卧床休息，并协助做好生活护理；症状减轻后可逐步起床活动；给予高热量、高蛋白、高维生素、易消化饮食，以改善营养。

2. 对症护理

（1）防治感染：实施保护性隔离，防止继发感染；加强口腔护理；保持皮肤清洁，床铺干燥、平整、清洁，加强皮肤护理。

（2）改善换气功能：指导病人改善呼吸，适当调整体位，协助病人半卧位或让病人坐起，以增强肺通气量，减轻呼吸困难。

3.用药护理　遵医嘱使用抗病毒药，注意不良反应，主要是骨髓抑制，可出现贫血、中性粒细胞和血小板减少，恶心、呕吐、头痛等症状。

（五）健康教育

①开展艾滋病预防知识的卫生宣教工作，采取以切断传播途径为主的预防措施；②遵守法律和道德、洁身自爱、反对性乱是预防经性接触传播途径传染艾滋病的根本措施；③远离毒品，不使用来历不明的血液制品，减少不必要的输血；④HIV感染者要自觉遵守社会公德，定期去医院就诊，避免传染他人。

★（六）预防

①管理传染源：禁止HIV感染者入境。隔离病人及无症状携带者，对病人血液、排泄物和分泌物进行消毒处理。②切断传播途径：禁止各种混乱的性关系。严禁注射毒品。推广使用一次性注射器。严格婚前检查，限制HIV感染者结婚。③保护易感人群：主要措施是应加强个人防护。

第四节　流行性乙型脑炎病人的护理

（一）概要

流行性乙型脑炎简称乙脑，是由嗜神经的乙脑病毒所致的中枢神经系统性传染病。临床上以高热、意识障碍、惊厥、呼吸衰竭及脑膜刺激征为特征。

（二）护理评估

1.流行病学
★（1）传染源：是家畜、家禽。猪为本病重要动物传染源。
　★（2）传播途径：本病系经过蚊虫叮咬而传播。国内的主要传播媒介为三带喙库蚊。
（3）易感人群：人群对乙脑病毒普遍易感，发病多见于10岁以下的儿童，以2～6岁儿童发病率最高。病后免疫力强而持久。

（4）流行特征：本病有严格的季节性，80%～90%的病例都集中在7、8、9三个月内。

*2.身心状况 潜伏期10～14天。

（1）初期：病程第1～3天，体温在1～2天内升高到39～40℃，伴头痛、神情倦怠和嗜睡、恶心、呕吐。

（2）极期：病程第4～10天。表现有：①高热：是乙脑必有的表现。体温高达39～40℃以上，一般7～10天，重者可达数周。②意识障碍：大多数人在起病后1～3天出现，如嗜睡、昏迷。嗜睡常为乙脑早期特异性的表现。一般在7～10天恢复正常，重者持续1个月以上。③惊厥或抽搐：是乙脑严重症状之一。④呼吸衰竭：是乙脑最为严重的症状，也是重要的死亡原因，多为中枢性呼吸衰竭。⑤脑膜刺激征。⑥部分乙脑病人可发生循环衰竭，表现为血压下降、脉搏细速。高热、抽搐及呼吸衰竭是乙脑急性期的三联症。

（3）恢复期：极期过后体温在2～5天降至正常，昏迷转为清醒，常可在6个月内恢复。

（4）后遗症期：虽经积极治疗，5%～20%的病人在发病6个月后仍留有神经、精神症状，以失语、瘫痪及精神失常最为多见。

（5）并发症：支气管肺炎最常见。

（6）分型：根据病情轻重，乙脑可分为4型。①轻型：病人神志清晰，一般无抽搐，脑膜刺激征不明显。②中型：有意识障碍如昏睡或浅昏迷，体温常在40℃左右，病程约为10天。③重型：昏迷，体温在40℃以上，有反射或持续性抽搐。病程多在2周以上。恢复期常有不同程度的精神异常及瘫痪表现，部分病人可有后遗症。④暴发型：少见。

3.实验室检查及其他检查

（1）血象：白细胞计数一般在（10～30）×10^9/L，中粒细胞增至80%以上，核左移。晚期以淋巴细胞增高为主。

（2）脑脊液检查：外观澄清或微混，白细胞计数增加，多数在（0.05～0.5）×10^9/L。在病初以中性粒细胞占多数，以后逐渐以淋巴细胞为多。

（3）血清学检查：血凝抑制试验可测定IgM抗体，检查于第4天即可出现阳性，2周达高峰，可作为早期诊断。

（三）护理诊断及合作性问题

1. 体温过高　与乙脑病毒感染有关。
2. 意识障碍　与脑实质炎症、脑水肿有关。
3. 潜在并发症　惊厥、呼吸衰竭、颅内压升高。

*（四）护理措施

1. 一般护理　昏迷病人取头高足低位，以利脑水肿的消退。病室通风，集中检查及治疗的时间，使病人得到更好的休息。

2. 对症护理

（1）高热的护理：将室温降在 20～24℃。采取物理和药物降温。使用冰枕、冰帽及冰袋放置于颈、腋、腹股沟等处，用温水或 30%～50% 乙醇擦浴，或用阿司匹林加 10% 水合氯醛及冰生理盐水保留灌肠，或使用亚冬眠，连续治疗 3～5 天。注意避免过度降温，以免出现虚脱。

（2）惊厥的护理：一旦出现惊厥，立即遵医嘱给予抗惊厥药物，如西地泮 0.3～0.5mg/kg 缓慢静脉注射。同时将病人头偏一侧，给氧、吸痰、保持呼吸道通畅，将纱布包绕压舌板置于齿间防止舌咬伤，窒息者行人工呼吸或气管插管。病床加床栏，防止坠床。

（3）呼吸衰竭的护理：密切观察病情，做到一听二摸三看，即听痰鸣，摸体温、脉搏，看面色、呼吸、瞳孔变化。保持呼吸道通畅，警惕中枢性呼吸衰竭发生，顺利度过呼吸衰竭关。

3. 病情观察　注意病人是否抽搐突然加重，频率增加，意识障碍加深加重，双侧瞳孔忽大忽小至扩大，体温骤然升高或降低，呼吸、脉搏先快后转慢、呼吸不规整，血压高居不下一段时间后转低下等脑疝的征象，应立即报告医生。

4. 康复护理　有肢体瘫痪者，应将肢体置于功能位，并进行肢体按摩及被动运动，以防肌肉挛缩及功能障碍。

（五）健康教育

开展乙脑预防知识的宣教。在流行季节，要积极做好防蚊灭蚊措施。加强乙脑恢复期的护理。

（六）预防

①管理传染源：采用血液、体液隔离措施，加强动物传染源特别是猪的管理，对幼猪接种乙脑疫苗。②灭蚊与防蚊：是预防本病的主要措施。③预防接种：疫苗注射的对象主要为流行区 6 个月以上 10 岁以下的儿童。在流行前 1 个月开始，首次皮下注射。预防接种后 2 ～ 3 周体内产生保护性抗体，免疫期为 1 年。

第五节　流行性出血热病人的护理

（一）概要

流行性出血热又名肾综合征出血热，是由出血热病毒引起的自然疫源性传染病。临床上以发热、休克、出血、肾脏损害为主要表现。本病尚无特殊治疗，治疗原则为"三早一就"，即早发现、早休息、早治疗、就近就地治疗。把好休克、肾衰竭、出血"三关"，是病人度过危险期的关键。

（二）护理评估

1. 流行病学

（1）传染源：黑线姬鼠、褐家鼠和大林姬鼠是主要传染源。

（2）传播途径：鼠类携带病毒及排泄物通过接触、虫媒、呼吸道、消化道、母婴垂直等传播。

（3）易感性：人群普遍易感，并以显性感染为主，感染后免疫力较持久。

（4）流行特征：主要分布在欧、亚大陆。

*2. 身心状况

（1）发热期：为 3 ～ 7 天，体温达 39 ～ 40℃，热型以稽留热和弛张热多见。出现"三红"：颜面、颈部、上胸部弥漫性充血潮红（酒醉貌）；"三痛"：头痛、眼眶痛、腰痛。球结膜充血、出血，结膜囊水肿。腋下、上胸部、肩、背部出血点，典型者呈搔抓状或条索状。

（2）低血压休克期：发生在病程的 4 ～ 6 天。休克的表现为脸色苍白、四肢厥冷、血压下降、脉压差减小、烦躁不安、尿量减少等。

（3）少尿期：是本病最凶险的阶段。本期主要表现为尿少或无尿、尿毒症、酸中毒和水、电解质紊乱。严重者出现"三高"症状：高血钾、高血容量、高氮质血症。

（4）多尿期：一般起于病程第 9～14 天。尿量达 3000ml/d 以上。

（5）恢复期：在病程第 4 周开始恢复，尿量恢复到 2000ml 以下，体力恢复需 1～3 个月。

（6）并发症：主要有急性心力衰竭、支气管肺炎、成人呼吸窘迫综合征、急性肾衰竭、继发感染。

3. 实验室及其他检查

（1）血常规检查：以淋巴细胞比例升高为主，出现异常淋巴细胞有早期诊断意义。

（2）尿常规检查：尿中有蛋白、红细胞及管型。

（3）血清学检查：特异性 IRM 阳性或 IgG 抗体效价递增 4 倍以上，有确诊价值。

（三）护理诊断及合作性问题

1. 体温过高　与出血热病毒感染有关。
2. 组织灌注量改变　与血管壁损伤造成血浆大量外渗有关。
3. 营养失调：低于机体需要量　与呕吐、不能进食有关。

★（四）护理措施

1. 一般护理　做好隔离及消毒工作。病初应绝对卧床休息，不宜搬动。进食高热量、高维生素、高蛋白营养丰富易消化流质或半流质饮食。做好生活护理。

2. 对症护理

（1）高热的护理：密切观察病人的体温变化，按高热常规护理，但不宜用乙醇擦浴。发热 3～4 天后体温下降时要勤测血压，以早期发现低血压。

（2）低血压休克期的护理：定时测量血压和脉搏，做好记录；注意保暖，切忌搬动。

（3）少尿期的护理：准确记录 24 小时出入量，严格控制液体量，供给足够热量，以口服为主，并做好常规护理。尿闭者在透析期间，按透析常规护理。

（4）多尿期的护理：记录出入液体量，保持水、电解质平衡。

（五）健康教育

向病人及家属介绍本病的有关知识，出院后仍需继续服药，定期随访。出院后病人仍需继续休息1～3个月后，再逐渐恢复工作或学习。

★（六）预防

①防鼠灭鼠，防螨灭螨，为防止感染的关键措施；②个人防护：在流行区从事野外作业时，可扎紧袖口裤脚以防螨叮咬，不吃被鼠类咬过或污染过的食物；③疫苗接种。

第六节　狂犬病病人的护理

（一）概要

狂犬病又称恐水症，由狂犬病病毒引起，为人畜共患病。临床表现为特有的狂躁、恐惧不安、怕风、恐水、流涎和咽肌痉挛和进行性瘫痪等特征。本病病死率几乎100%。治疗原则为隔离病人、加强监护及控制脑水肿。

（二）护理评估

1. 流行病学　主要传染源是病犬，其次为病猫和病狼等；被患病动物咬伤、抓伤后，病毒自皮肤损伤处进入人体感染；易感人群：人群普遍易感。

★2. 身心状况　潜伏期长短不一，多数为1～3个月。

（1）前驱期：特征性表现为伤口被咬部位及其附近有麻木、发痒、刺痛或虫爬及蚁走感。

（2）兴奋期：持续1～3天。突出表现为：①极度恐惧，烦躁；②恐水是本病的临床特征；③怕风，即微风、吹风等可引起咽肌痉挛；④由于交感神经功能亢进，病人出现大汗流涎，体温可达38～40℃，心率快，血压升高，瞳孔扩大，但病人神志大多清醒。

（3）麻痹期：逐渐安静，出现弛缓性瘫痪，尤以肢体软瘫为多见。呼吸变慢及不整，最终因呼吸、循环衰竭而死亡。

3.实验室检查及其他检查

（1）脑脊液检查：脑脊液细胞数及蛋白可轻度增多，糖及氯化物正常。

（2）病毒分离：可以确诊，但阳性率较低。

（三）护理诊断及合作性问题

1.体液不足　与恐水、不能饮水及发热、多汗有关。

2.有受伤的危险　与病人极度兴奋、狂躁、幻觉等精神异常有关。

3.低效型呼吸形态　与呼吸肌痉挛有关。

（四）护理措施

*1.一般护理　单间隔离病人；病人的分泌物和排泄物须严格消毒；加强监护；烦躁不安时，加床栏保护或适当约束，以防外伤；补充热量；保持病室安静，避免不良刺激；备好急救药品及器械，保持病人呼吸道通畅，吸痰给氧。

2.病情观察　观察病人的生命体征，尤其是呼吸频率、节律的改变。

3.用药护理　为减轻病人痛苦，常用镇静剂，注意药物不良反应。

*（五）健康教育

宣传狂犬病的基本知识，加强防范意识。一旦感染狂犬病，应使用消毒剂或肥皂水和清水彻底清洗伤口至少30分钟，立即求医诊治。注射狂犬病疫苗坚持"宁早勿晚、宁补勿缺"的原则进行。

（六）预防

①控制传染源：加强动物管理，宣传养狗的危害；对犬进行登记和疫苗接种。*②伤口处理：立即用20%肥皂水和清水反复彻底清洗伤口和搔伤处，至少30分钟；用75%乙醇或2%碘酒涂擦，伤口不缝合。③预防接种：兽医、动物管理人员、猎手、野外工作者及可能接触狂犬病毒的医务人员应作预防接种。被狗、猫、狼、狐等动物咬伤、搔伤者，应给予疫苗接种。

第七节　细菌性痢疾病人的护理

（一）概要

细菌性痢疾简称菌痢，是由痢疾杆菌引起的常见肠道传染病。临床上以发热、腹痛、腹泻、里急后重感及黏液脓血为特征。病原治疗是首要治疗措施。目前常选用喹诺酮类药物，还可选用氨基糖苷类抗生素、复方磺胺甲噁唑等。

（二）护理评估

1. 流行病学　传染源主要是病人和带菌者；通过病原菌污染食品、水和生活用品，经口入消化道感染；人群对痢疾杆菌普遍易感，学龄前儿童患病多。以夏、秋两季多见。

2. 身心状况　潜伏期一般为 1～3 天。病前多有不洁饮食史。

＊（1）急性菌痢：可分为 3 种类型。①急性典型：起病急、畏寒、发热，多为 38～39℃以上，每日排便十次至数十次不等，伴里急后重。左下腹压明显，可触及痉挛的肠索。病程约 1 周左右。②急性非典型：一般无肉眼脓血便，无里急后重。病程一般为 4～5 天。③急性中毒型：多见于 2～7 岁健壮儿童。有严重的全身毒血症状，可迅速发生循环、呼吸衰竭，而肠道症状较轻，可分为休克型、脑型（呼吸衰竭型）、混合型。

（2）慢性菌痢：病情迁延不愈超过 2 个月以上者。分为 3 型：①急性发作型：主要临床表现同急性典型菌痢；②迁延型：常有腹部不适或隐痛，腹胀、腹泻、黏液脓血便等，时轻时重，迁延不愈；③隐匿型：1 年内有菌痢史，临床症状消失 2 个月以上，但粪培养可检出痢疾杆菌，乙状结肠镜检查可见肠黏膜病变。

3. 实验室及其他检查

（1）血常规检查：急性期白细胞总数多在（10～20）×10^9/L，中性粒细胞增多，核左移。

＊（2）粪便检查：外观多为黏液脓血便，量少，无粪质。镜检有大量脓细胞及红细胞。大便培养是确诊本病的依据。

（3）乙状结肠镜检查：急性菌痢一般不宜采用。

（三）护理诊断及合作性问题

1.体温过高 与痢疾杆菌感染释放内毒素有关。

2.腹泻 与胃肠道炎症、溃疡形成导致胃肠蠕动增强、肠痉挛有关。

3.疼痛：腹痛 与肠蠕动增强、肠痉挛有关。

4.组织灌注量改变 与内毒素导致微循环障碍有关。

5.营养失调：低于机体需要量 与发热、腹泻、食欲下降导致摄入不足有关。

＊（四）护理措施

1.一般护理 给予消化道隔离，直至症状消失、大便培养连续 2 次阴性为止。卧床休息，保证充足的睡眠。饮食一般以流质或半流质为宜，忌食多渣、多油或有刺激性的食物。

2.对症护理

（1）高热的护理：提供良好的、安静的休养环境。保证有足够的热量摄入，应注意口腔卫生。对高热者可采用物理降温或药物降温，观察降温效果。

（2）腹泻的护理：避免诱因，注意休息。腹痛剧烈者，可予热水袋热敷，或遵医嘱使用阿托品等药物止痛。每次便后清洗用 1：5000 高锰酸钾溶液坐浴，以保持肛周皮肤清洁。病人必须严格实施消化道传染病隔离。

（3）中毒性菌痢的护理：应绝对卧床休息，减少不必要的搬动；专人监护，每半小时监测生命体征 1 次；保持呼吸道通畅，吸氧，流量 2 ～ 4L/min；迅速建立静脉通路，遵医嘱扩容、纠正酸中毒等抗休克治疗。

3.病情观察 观察病人的生命体征、意识状态、面色、尿量变化等。

（五）预防

①控制传染源：早期隔离，早治疗，彻底治疗；②切断传播途径：最重要的环节，认真贯彻执行"三管一灭"（即管好水源、食物、粪便及消灭苍蝇），注意个人卫生，养成饭前便后洗手的良好卫生习惯；③保护易感人群：近年来主要采用口服活菌苗。

第八节　流行性脑脊髓膜炎病人的护理

（一）概要

流行性脑脊髓膜炎简称流脑，是由脑膜炎双球菌引起的化脓性脑膜炎。临床表现为发热、头痛、呕吐、皮肤黏膜瘀点、瘀斑及颈项强直等。

脑膜炎双球菌属奈瑟菌属，我国的流行菌群主要是 A 群，B 群仅占少数，但带菌者以 B、C 群为主。脑膜炎期的病变以软脑膜为主。以病原和对症治疗为主，及早应用抗生素，首选青霉素 G。

（二）护理评估

1. 流行病学　传染源为带菌者和病人；病原菌借咳嗽、喷嚏、说话等由飞沫直接从空气中传播；任何年龄均可发病，从 2～3 个月开始，6 个月至 2 岁发病率最高，以后随年龄增长逐渐下降。发病从前一年 11 月份开始，次年 3、4 月份达高峰，5 月份开始下降。

★2. 身心状况

（1）普通型：病程可分为上呼吸道感染期、败血症期和脑膜炎期，但由于起病急、进展快、临床常难以划分。

1）上呼吸道感染期：多数病人无症状。部分病人有咽喉疼痛、鼻咽黏膜充血及分泌物增多。鼻咽拭子培养常可发现病原菌。

2）败血症期：病人常无前驱症状，突起畏寒、高热、头痛、呕吐、全身乏力、肌肉酸痛、食欲不振和神志淡漠等毒血症状。70% 左右的病人皮肤黏膜可见瘀点、瘀斑。病情严重者瘀点、瘀斑可迅速扩大，且因血栓形成发生大片坏死。

3）脑膜炎期：大多数败血症病人于 24 小时左右出现脑膜刺激征，持续高热、头痛剧烈、呕吐频繁、皮肤感觉过敏、怕光、狂躁及惊厥、昏迷。血压可增高而脉搏减慢。脑膜的炎症刺激，表现为颈后疼痛、颈项强直、角弓反张、克氏征及布氏征阳性。

（2）暴发型：少数病人起病急骤，病情凶险如不及时抢救，常于 24 小时内甚至 6 小时之内危及生命。

1) 休克型：多见于儿童。突起高热、头痛、呕吐，精神极度委靡。常在短期内全身出现广泛瘀点、瘀斑，且迅速融合成大片，皮下出血，或继以大片坏死。皮肤呈花纹，脉搏细速，血压下降，甚至不可测出。脑膜刺激征缺如。脑脊液大多清亮，细胞数正常或轻度增加，血培养常为阳性。

2) 脑膜脑炎型：亦多见于儿童。除具有严重的中毒症状外，病人频繁惊厥迅速陷入昏迷。有锥体束征阳性，除有上述颅内压增高症外，常有同侧瞳孔因动眼神经受压而扩大，光反应消失，眼球固定或外展，对侧肢体轻瘫，进而出现呼吸衰竭。

3) 混合型：是本病最严重的类型，病死率常高达80%，兼有两种暴发型的临床表现，常同时或先后出现。

（3）慢性败血症：本型不多见。多发生于成人，病程迁延数周或数月。反复出现寒战、高热、皮肤瘀点、瘀斑。

（4）并发症与后遗症：继发感染以肺炎多见。

3. 实验室及其他检查

（1）血常规检查：白细胞总数明显增加，一般在（10～30）×10^9/L以上。中性粒细胞在80%～90%以上。

（2）脑脊液检查：诊断流脑的重要方法。脑脊液升高、外观仍清亮，稍后则浑浊似米汤样。细胞数常达1×10^9/L，以中性粒细胞为主。蛋白显著增高，糖含量常低于400mg/L。

（3）细菌学检查：是确诊的重要方法。皮肤瘀点、脑脊液沉淀做涂片检查；取血液、脑脊液做细菌培养。

（三）护理诊断及合作性问题

1. 体温过高　与脑膜炎双球菌感染有关。
2. 组织灌注量改变　与脑膜炎双球菌毒素导致循环障碍有关。
3. 皮肤完整性受损　与内毒素作用皮肤导致瘀点、瘀斑有关。

（四）护理措施

*1. 一般护理　①实施呼吸道隔离；②绝对卧床休息，室内保持安静、空气新鲜流通，避免强光刺激，以免诱发惊厥，调节室温在18～20℃；③每4小时测1次体温并记录，体温超过39℃，采取物理降温，按医嘱应用

退热药物；④给予高热量、高维生素的流质或半流质饮食，供给足够水分。

2.皮肤护理　注意皮肤的护理，定时更换体位，防止褥疮。口腔护理2次/天，眼睛每天用生理盐水清洗，滴抗生素眼药水，两眼不能闭合者用生理盐水纱布遮盖。

3.对症护理　病人出现剧烈头痛、躁动不安、频繁抽搐或呕吐，为颅内压增高表现，加放床栏以防坠床，按医嘱给镇静剂，呕吐时头偏向一侧，做好抢救工作。尿潴留者，按摩膀胱或局部热敷，必要时导尿，避免用力排尿以防诱发脑疝。

4.病情观察　观察生命体征变化，如面色苍白、口唇发绀、四肢厥冷、脉搏细速、血压下降、体温不升，为休克表现，通知医生并协助抢救。

（五）预防

①控制传染源：对病人及带菌者应隔离至症状消失后3天，但不少于发病后7天；②切断传播途径；③保护易感人群：密切接触者可用药预防，如复方磺胺甲噁唑。流行季节前一个月给易感儿童预防接种A群荚膜多糖菌苗，可明显降低发病率1次。

第九节　伤寒病人的护理

（一）概要

伤寒是由伤寒杆菌引起的急性肠道传染病。典型的临床表现包括持续高热、腹部不适、肝脾大、白细胞低下，部分病人有玫瑰疹和相对缓脉。伤寒杆菌能耐低温，在冰冻环境中可持续数月，但对光、热、干燥及消毒剂的抵抗力较弱日光直射数小时即死，加热至60℃经30分钟或煮沸后立即死亡，在3%苯酚中5分钟即被杀死。

喹诺酮类对伤寒杆菌（包括耐氯霉素株）有强大杀菌作用，尤其对多重耐药菌株所致伤寒者的治疗，应列为首选药物；头孢菌素类有抗伤寒杆菌作用，如头孢曲松、头孢哌酮。

（二）护理评估

1.流行病学　伤寒杆菌只感染人类，唯一的传染源是病人或带菌者；传播途径为粪-口途径传播，水源污染是本病传播的最重要途径。

2.身心状况

★（1）典型伤寒的自然病程约为4周，可分为4期。

1）初期：相当于病程第1周。起病大多缓慢。发热是最早出现症状，体温呈阶梯形上升，可在5～7天内达到39～40℃。

2）极期：病程的第2～3周。①高热：稽留热为典型的热型；②消化道症状；③神经系统症状：一般与病情的轻重密切相关；④循环系统症状：常有相对缓脉（脉搏加快与体温上升不相称）或重脉；⑤肝脾大；⑥皮疹：病程第7～12天，部分病人出现皮肤淡红色的小斑丘疹（玫瑰疹），分布以胸腹部为多，亦可见于背部与四肢。大多维持2～4天后消退。

3）缓解期：病程第3～4周。

4）恢复期：病程第5周。体温恢复正常，食欲好转，症状及体征均恢复正常。通常需1个月左右才完全康复。

（2）临床类型：①轻型；②暴发型（重型）；③迁延型；④逍遥型。

（3）并发症：①肠出血为常见的严重并发症，多见于病程第2～3周；②肠穿孔为最严重的并发症，多见于病程第2～3周。肠穿孔常发生于回肠末段。

3.实验室及其他检查

（1）血常规：白细胞常减低，分类计数见中性粒细胞减少伴核左移。嗜酸粒细胞减少或消失。

（2）细菌培养：进行伤寒杆菌的病原学检查是本病的确诊依据。

（3）肥达试验："O"抗体凝集效应≥1：80及"H"抗体≥1：160有辅助诊断价值。

（三）护理诊断及合作性问题

1.体温过高　与伤寒杆菌感染有关。

2.营养失调：低于机体的需要量　与高热、纳差、腹胀、便秘、消化功能低下有关。

3. 有体液不足的危险　与高热、液体摄入不足有关。

（四）护理措施

*1. 一般护理　①按消化道传染病隔离，隔离期应自发病日起至临床症状完全消失、体温恢复正常后 15 日为止；②卧床休息；③饮食应给高热量、高营养、少渣易消化的流质饮食；④保持皮肤清洁，按时清洁口腔。

2. 对症护理

（1）高热：采用物理降温为宜，一般避免使用解热药，以免引起大汗虚脱给病人带来不良影响。

（2）便秘：可用开塞露或低压盐水灌肠，忌用泻药或高压灌肠。

3. 并发症的护理

*（1）肠出血：绝对卧床休息，保持安静，必要时给镇静剂，密切观察病人的面色、脉搏、血压变化及每次大便的量及颜色。可选用止血药或输新鲜全血，肠出血病人禁忌灌肠。

（2）肠穿孔：应及早确诊施行手术治疗。

4. 用药护理　氯霉素仍为目前治疗伤寒的首选药，长时间服用氯霉素易产生不良反应，抑制骨髓造血功能，严重者可发生再生障碍性贫血。

（五）预防

①控制传染源：及早隔离、治疗病人；②切断传播途径为预防本病的关键性措施。改善给水卫生，严格执行水的卫生监督，是控制伤寒流行的最重要环节；③保护易感者，伤寒预防接种对易感人群能够起一定的保护作用。

【模拟试题测试，提升应试能力】

一、名词解释

1. 传染病　2. 隐性感染　3. 特异性免疫

4. 人工主动免疫　5. 流行性出血热

6. 狂犬病　7. 艾滋病

8. 流行性脑脊髓膜炎

二、填空题

1. 传染病流行过程的 3 个基本条件_____、_____、_____。

2. 甲型、戊型肝炎主要经_____传播。

3. 乙脑最常见的并发症是_____。

4. 流行性出血热主要传染源为_____。

5. 狂犬病典型的临床经过可分为 3 期，即_____、_____、_____。

6. 艾滋病的传染源有_____。

7. 菌痢的潜伏期一般为_____。

8. 流脑的传染源是_____。

9. 目前治疗伤寒的首选药物是_____。

三、选择题

A₁ 型题

1. 关于传染病感染过程的各种表现，下列哪种说法是正确的（　　）

A. 隐性感染极为少见

B. 病原体感染必引起发病

C. 传染病都存在潜伏性感染

D. 病原体必引起炎症过程和各种病理改变

E. 显性感染的传染病不过是各种不同的表现之一，而不是全部

2. 关于病原携带者的论述，正确的是（　　）

A. 所有的传染病均有病原携带者

B. 病原携带者不是重要的传染源

C. 发生于临床症状出现之前者称为健康携带者

D. 病原携带者不显出临床症状而能排出病原体

E. 处于潜伏性感染状态者就是病原携带者

3. 传染过程中，下列哪种感染类型增多对防止传染病的流行有积极意义（　　）

A. 病原体被清除　　B. 隐性感染者

C. 病原携带者　　D. 潜伏性感染

E. 显性感染

4. 隐性感染的发现主要是通过（　　）

A. 体征的发现

B. 生化检查

C. 特异性免疫检查

D. 病理检查

E. 咽拭子或血液培养等获得病原体

5. 人体能对抗再感染的主要原因是（　　）

A. 非特异性免疫功能

B. 特异性免疫功能

C. 预防用药

D. 增强体质

E. 注射疫苗

6. 感染性疾病和传染病的主要区别是（　　）

A. 是否有病原体

B. 是否有传染性

C. 是否有感染后免疫

D. 是否有发热

E. 是否有毒血症症状

7. 区别病毒性肝炎的临床类型最可靠的依据是（　　）

A. 病程长短

B. 临床症状的轻重

C. 血液生化检查结果

D. 病毒血清学标志物的检查

E. 肝穿刺活检

8. 在血液中代表完整的乙型肝炎病毒颗粒者是（　　）

A. 小球形颗粒　　B. Dane 颗粒

C. 核状颗粒　　D. 管状颗粒

E. 丝状颗粒

9. 下列不属于重型肝炎并发症的是（　　）

A. 肝肾综合征　　B. 脑膜炎

C. 消化道出血　　D. 肝性脑病

E. 腹腔感染

10. 重型肝炎应用乳果糖的目的是（　　）

A. 增加肝脏营养　　　B. 促进肝细胞增生

C. 减少氨吸收　　　　D. 减少肝细胞坏死

E. 补充能量

11. 疑有肝性脑病的病人，应采取下列哪种饮食护理（　　）

A. 低蛋白饮食　　　　B. 低盐半流饮食

C. 低脂饮食　　　　　D. 禁食

E. 普食

12. 下列不属于 RNA 病毒科的肝炎病毒的是（　　）

A. 甲型肝炎病毒　　　B. 乙型肝炎病毒

C. 丙型肝炎病毒　　　D. 丁型肝炎病毒

E. 戊型肝炎病毒

13. 对于 HBeAg 阳性母亲所生下的新生儿，预防其感染 HBV 最有效的措施是（　　）

A. 丙种球蛋白

B. 丙种球蛋白 + 高效价乙肝免疫球蛋白

C. 乙肝疫苗

D. 乙肝疫苗 + 高效价乙肝免疫球蛋白

E. 乙肝疫苗 + 丙种球蛋白

14. 下列哪一项不是肝性脑病的诱发因素（　　）

A. 明显低钾低钠血症　B. 低蛋白饮食

C. 消化道大出血　　　D. 使用镇静剂

E. 大量放腹水

15. 流行性乙型脑炎的病原菌是（　　）

A. 乙型链球菌　　　　B. β- 溶血性链球菌

C. 柯萨奇病毒　　　　D. 乙型脑炎病毒

E. 脑膜炎双球菌

16. 乙型脑炎在我国的发病季节主要在（　　）

A. 冬春季节　　　　　B. 秋季

C. 7、8、9 三个月　　D. 9、10、11 三个月

E. 夏秋季

17. 流行性乙型脑炎的发病年龄主要在（　　）

A. 成年人　　　　　　B. 年老体弱者

C. 缺乏年龄特征　　　D. 10 岁以下的儿童

E. 可通过母体传播给胎儿

18. 乙型脑炎的临床分期中不包括（　　）

A. 初期　　　　　　　B. 发热期

C. 极期　　　　　　　D. 恢复期

E. 后遗症期

19. 流行性乙型脑炎的传播途径主要通过（　　）

A. 借飞沫呼吸道传染

B. 粪便污染水源和食物经口传染

C. 输血输入乙脑病毒

D. 带病毒的蚊虫叮咬经皮肤入血

E. 苍蝇作为媒介污染食物经口传染

20. 乙脑病人早期的特异性诊断检查（　　）

A. 腰穿检测脑压

B. 脑脊液化验检查

C. 头颅 CT 检查

D. 补体结合试验检测乙脑 IgG 抗体

E. 酶联免疫吸附试验，检测乙脑 IgM 抗体

21. 重型乙脑病人极期的特征性临床表

现，较少见的是（　　）

A. 心功能衰竭　　　B. 高热

C. 抽搐　　　　　　D. 呼吸衰竭

E. 意识障碍

22. 确诊为乙脑，住院第 3 日血压明显升高，瞳孔不等大，呈去大脑强直、有一过性呼吸暂停，首先采取哪项急救措施（　　）

A. 糖皮质激素　　　B. 镇痉

C. 呋塞米　　　　　D. 吸氧

E. 20% 甘露醇

23. 流行性出血热的基本病变是（　　）

A. 全身小动脉坏死

B. 血管和淋巴管内皮细胞损害及急性出血

C. 微血管的内皮细胞损伤

D. 小血管周围炎性细胞浸润

E. 小血管（包括小动脉、小静脉和毛细血管）内皮细胞肿胀、变性和坏死

24. 关于流行性出血热，下列哪项是正确的（　　）

A. 猫类是其重要传染源

B. 发病机制和基本病变是弥散性血管内凝血

C. 高血容量综合征多发生于少尿期

D. 不属于自然疫源性疾病

E. 大量补充血容量是解决尿毒症的好方法

25. 流行性出血热的确诊是通过（　　）

A. 临床上表现有"三痛"和"三红"

B. 血象中出现异型淋巴细胞和血小板减少

C. 尿中可见膜状物

D. 临床三大主征：发热、充血出血、肾损害

E. 特异性 IgM 抗体 1∶20 以上

26. 狂犬病的病变部位主要在（　　）

A. 咽喉部　　　　　B. 口腔黏膜

C. 中枢神经系统　　D. 咬伤的部位

E. 周围神经系统

27. 狂犬病的临床表现不包括（　　）

A. 心律失常　　　　B. 畏光、流泪

C. 疲乏无力　　　　D. 声音嘶哑

E. 幻视幻听

28. 被病犬咬伤后是否发病取决于下列因素，但除外（　　）

A. 咬伤的程度

B. 咬伤的部位

C. 病人的免疫状况

D. 咬伤后伤口的处理情况

E. 病人的年龄和性别

29. 下列哪种动物不是狂犬病的主要传染源（　　）

A. 蝙蝠　　　　　　B. 犬

C. 猫　　　　　　　D. 狼

E. 猪

30. 下列哪项不是狂犬病的临床表现（　　）

A. 发热流涎　　　　B. 发热

C. 血压升高　　　　D. 恐惧不安

E. 角弓反张

31. 艾滋病的传染源包括（　　）

A. 艾滋病病毒携带者　B. 艾滋病病人

C. 同性恋者　　　　D. 性病病人

E. 艾滋病病人和艾滋病病毒携带者

32. 下列哪项不是 HIV 主要传播途径

（　　）

    A. 异性不洁性行为　B. 同性性行为

    C. 共餐共宿　　　　D. 静脉内吸毒

    E. 母婴传播

33. 有关 HIV 感染临床 Ⅱ 期的描述，下列哪项是错误的（　　）

    A. 没有任何临床症状

    B. 血中检测不出 HIV

    C. 血中检不出 GP120 及 GP 41

    D. 有传染性

    E. 血中检出 P24 抗体

34. 有关 HIV 感染临床 Ⅲ 期的描述，下列哪项是错误的（　　）

    A. 表现为短期全身淋巴结肿大综合征

    B. 全身有两处或两处以上淋巴结的肿大

    C. 有传染性

    D. 淋巴结活检为反应性增生

    E. 淋巴结肿大直径在 1cm 以上，质地柔韧，无压痛，无粘连

35. 高危人群出现下列情况两项或两项以上者，考虑艾滋病可能，下列哪项描述有误（　　）

    A. 体重下降 10% 以上

    B. 慢性咳嗽或腹泻 1 个月以上

    C. 间歇或持续发热 1 个月以上

    D. 双侧腹股沟淋巴结肿大

    E. 反复出现带状疱疹或慢性播散性单纯疱疹

36. 艾滋病感染性疾病最常见的是（　　）

    A. 卡氏肺孢子虫肺炎

    B. 肺结核

    C. 念珠菌性食管炎

    D. 卡波西肉瘤

    E. 口腔白斑

37. HIV 不可以用下列哪种方法消毒（　　）

    A. 高压湿热消毒法

    B. 75% 的乙醇

    C. 0.2% 的次氯酸钠

    D. 焚烧

    E. 紫外线

38. HIV 感染的主要临床发展经过分为（　　）

    A. 潜伏期，前驱期，艾滋病早期和艾滋病晚期

    B. 急性感染期，亚急性感染期，慢性感受染期和继发机会性感受染期

    C. 急性感染期，无症状期，持续性全身性淋巴结肿大综合征期、艾滋病期

    D. 无症状感染期，症状明显期，症状好转期和恢复期

    E. 急性感染期，慢性感染期，艾滋病晚期和后遗症期

39. 下述哪项不是 HIV 感染的高危人群（　　）

    A. 男性同性恋者

    B. 性乱交者

    C. 静脉药瘾者

    D. 血友病主多次输血者

    E. 医务工作者

40. 预防菌痢的综合措施应以下列哪项为重点（　　）

    A. 隔离及治疗病人

B. 发现处理带菌者

C. 切断传播途径

D. 服用"依链"痢疾活菌苗

E. 流行季节预防服药

41. 关于流行性出血热多尿期，下列哪项是错误的（　　　）

A. 一般出现在病程的 9～14 天

B. 血中 BUN 和 Cr 迅速下降

C. 多尿早期尿毒症症状加重

D. 每天尿量可多达 15 000ml

E. 可发生休克

42. 关于流行性出血热发热期的治疗，哪一项是错误的（　　　）

A. 纠正酸中毒　　　B. 强烈发汗退热剂

C. 补液　　　　　　D. 纠正电解质紊乱

E. 高热中毒症状重者可用肾上腺皮质激素

43. 关于流行性出血热的治疗，下列哪项不正确（　　　）

A. 发热期禁用强烈发汗退热剂退热

B. 低血压休克期要积极补充血容量

C. 病程第 7 日后禁用肝素抗凝治疗

D. 无尿者可用甘露醇静脉推注促进利尿

E. 病程 4 日内可用抗病毒治疗

44. 下列哪项说法是正确的（　　　）

A. 流行性出血热的传染源主要是猪和黑线姬鼠

B. 流行性出血热的传播途径仅为虫媒接触和消化道传播

C. 流行性出血热疫区中流行特点为自然疫源性、散发性、边缘性和暴发性

D. 流行性出血热的预防关键是灭鼠和疫苗注射

E. 伴有肾病综合征的出血热是我国流行性出血热最常见的类型

45. 鉴别菌痢和阿米巴痢疾最可靠的依据是（　　　）

A. 潜伏期的长短

B. 毒血症的轻重

C. 抗生素治疗是否有效

D. 大便检查病原体

E. 大便常规中红细胞的多少，是否有巨噬细胞或夏科-莱登结晶

46. 确诊菌痢最可靠的依据是（　　　）

A. 典型脓血便　　　B. 大便培养阳性

C. 明显里急后重　　D. 免疫学检查阳性

E. 大便镜检发现大量脓细胞、吞噬细胞

47. 菌痢的病变部位主要位于（　　　）

A. 乙状结肠和直肠　B. 结肠

C. 回盲部　　　　　D. 回肠

E. 结肠和回肠

48. 细菌性痢疾散发流行的主要途径是（　　　）

A. 集体食堂食物被污染造成经口感染

B. 井水、池塘或供水系统被污染经口感染

C. 健康人的手或蔬菜、瓜果等食物被污染造成经口感染

D. 与病人密切接触经呼吸道传染

E. 接触病人的血液经伤口感染

49. 流脑的主要临床特征是（　　　）

A. 急起高热、头痛、呕吐、昏迷、脑膜刺激征

B. 急起高热、头痛、呕吐、昏迷、呼吸

衰竭

C.急起高热、惊厥、呼吸衰竭

D.缓慢起病，发热不明显、头痛剧烈，无休克

E.急起高热、头痛、呕吐、皮肤黏膜瘀点瘀斑、脑膜刺激

50.流脑最常见的临床类型是（　　）

A.轻型　　　　　B.暴发型

C.慢性败血症型　D.顿挫型

E.普通型

51.流脑最常见的皮疹为（　　）

A.玫瑰色斑丘疹　B.单纯疱疹

C.瘀点、瘀斑　　D.脓疱疹

E.坏疽

52.关于流脑的脑脊液检查，哪项是错误的（　　）

A.流脑病人经治疗后症状、体征消失，停药无须重复腰穿

B.冬春季节，病人皮肤无出血点，有脑膜刺激征，应进行腰穿

C.对颅内压明显增高的病人立即腰穿检查

D.有中枢神经系统感染表现，症状不典型，应进行腰穿

E.腰穿后平卧 6 ～ 8 小时

53.流脑细菌学检查方法中，阳性率最高的是（　　）

A.皮肤瘀点涂片革兰染色

B.脑脊液沉渣涂片革兰染色

C.脑脊液培养

D.血培养

E.周围血白细胞革兰染色

54.对疑似流脑病人留取标本进行病原学检查，下列哪些是错误的（　　）

A.在使用抗生素之前采集标本

B.培养阳性率高于皮肤瘀点涂片或脑脊液涂片

C.立即送检血

D.培养阳性要行菌株分型和药敏试验

E.脑膜炎球菌可从带菌者鼻咽、病人血液、脑脊液及皮肤瘀点瘀斑中获得

55.流行性脑脊髓膜炎的细菌培养标本必须在采集后立即送检，主要因为（　　）

A.该菌离开人体后得不到营养

B.细菌立即产生自身溶解酶

C.严格厌氧，不能在空气中暴露

D.标本搁置过久容易污染

E.对寒冷、干燥极为敏感，在体外极易自溶

56.确诊流脑的主要依据是（　　）

A.脑脊液呈化脓性

B.血清特异性抗体监测阳性

C.皮肤黏膜瘀点瘀斑

D.当地有流脑流行

E.血液、脑脊液涂片镜检或培养发现脑膜炎双球菌

A₂ 型题

57.病人，男性，18 岁，乏力、厌油、黄疸进行性加深 10 天，神志不清 1 天，查体：皮肤黏膜明显黄疸，烦躁不安，皮肤瘀斑，肝右肋下未扪及，肝浊音界第 7 ～ 8 肋间，扑击样震颤阳性，血清总胆红素 255μmol/L，ALT200U/L，凝血酶原活动度 28%。其诊断

可能性最大的是（　　）

　　A.急性黄疸型肝炎　B.急性重型肝炎

　　C.亚急性重型肝炎　D.慢性重型肝炎

　　E.淤胆型肝炎

58.病人，女性，28岁，初孕8个月，猪饲养员，7月8日入院，15天前淋雨后发热、风团、痒，面部水肿，食欲减退，病后7天眼黄，1天前烦躁，胡言乱语。查体：体温37℃，血压130/80mmHg，神志不清，检查不合作，巩膜明显黄染，注射处皮肤有瘀斑，腹膨隆，腹水征阳性，宫底脐上3指，胎心每分钟150次，下肢水肿，肝功能检查结果示 ALT 150U/L，血清总胆红素 255μmol/L，尿胆红素及尿胆原均阳性，其诊断可能性最大的是（　　）

　　A.妊娠合并急性脂肪肝

　　B.妊娠合并急性重型肝炎

　　C.妊娠合并钩端螺旋体病

　　D.妊娠合并亚急性重型肝炎

　　E.妊娠特发性黄疸

59.某男性青年，因厌油、尿黄8天就诊。查体：神志不清，躁动，巩膜中度黄染，牙龈处出血，颈有抵抗感，表浅淋巴结不肿大，肝界明显缩小，无腹水征，布氏征阴性，未引出病理征。该病人的诊断可能性最大的是（　　）

　　A.急性重型肝炎

　　B.乙型脑炎

　　C.流行性脑脊髓膜炎

　　D.肾综合征出血热

　　E.钩端螺旋体病，黄疸出血型

60.某女，47岁，发热、头痛7天，无尿1天入院，入院时神志清，结合膜充血、水肿，皮肤有瘀点、瘀斑，血压130/90mmHg。血常规：WBC 28.0×10^9/L，异型淋巴细胞20%，Hb110g/L，PLT42×10^9/L。尿蛋白（++），住院第2天突然失语，左侧肢体偏瘫、抽搐、昏迷，血压190/120mmHg，左侧巴氏征阳性，抢救无效死亡，下列哪项诊断可能性大（　　）

　　A.急性肾炎并发高血压脑病

　　B.流行性出血热并发脑水肿、脑疝形成

　　C.流行性出血热并发颅内出血

　　D.流行性出血热并发心力衰竭

　　E.肾小球肾炎并急性肾衰和败血症

61.某男，38岁，工人，因发热、腰痛5天，无尿2天，以"流行性出血热"入院，入院后经过利尿、对症等处理未见好转，并出现烦躁不安，眼睑水肿，脸潮红，脉洪大，体表静脉充盈，血压180/96mmHg，心率120次/分、律齐，应考虑（　　）

　　A.尿毒症　　　　　B.高血压脑病

　　C.肺部感染　　　　D.高血容量综合征

　　E.高钠血症、高钾血症

62.某男，26岁，农民，急起畏寒、发热、全身酸痛5天，元月上旬入院，伴恶心、呕吐，近日解洗肉水样小便200ml，查体：体温39.6℃，眼睑水肿，腋下可见搔痕样小出血点，双臀部见 5cm×4.5cm 大小瘀斑。血常规：Hb160g/L，WBC 64×10^9/L，幼稚细胞0.14，N 0.66，L 0.20，PLT 80×10^9/L，最可能的诊断是（　　）

A. 慢性粒细胞白血病

B. 血小板减少性紫癜

C. 肾脓肿

D. 流行性出血热

E. 急性肾小球肾炎

63. 某男，44岁，林业工人，因发热、腰痛6天，于元月6日就诊。查体：体温36℃，软腭有少许点状出血，血压120/70mmHg，肝右肋下0.5cm，血常规：WBC23.0×10^9/L，N 0.65，L 0.23，异型淋巴细胞0.12，最可能的诊断是（　　）

A. 钩体病　　　B. 流行性出血热

C. 败血症　　　D. 伤寒

E. 暴发型流脑

64. 某女，18岁，学生，突然发热、腹痛、腹泻、恶心、呕吐、胃纳减退、疲乏2天，每天排大便20次以上，解黏冻样便。体检发现体温39.6℃，无皮疹，心率96次/分，肝脾肋下未扪及，腹软，左下腹压痛，肠鸣音亢进。周围血液RBC4.4×10^{12}/L，WBC12.5×10^9/L，N0.80，发病前1天曾在小食店进餐。对本例明确诊断最有意义的实验室检查项目是（　　）

A. 血液培养细菌

B. 大便培养致病菌

C. 大便培养霍乱弧菌

D. 粪便镜检寄生虫卵

E. 粪便镜检阿米巴滋养体与包囊

四、案例分析题

张某，男性，30岁。5年来反复出现乏力、纳差，曾多次查HBsAs阳性，肝功能异常。半个月前劳累后（参加建房劳动）出现高度乏力、恶心、呕吐，每日进食1两左右，感腹胀明显，尿黄、皮肤黄，间断有鼻出血。大便颜色黑。查体，神志清，皮肤、巩膜重度黄染，肝肋下不可触及边缘，脾肋下2cm，腹水征阳性。肝功能示ALT600U，总胆红素228μmo/L，白蛋白28g/L，凝血酶原时间为32秒钟（正常对照14秒钟）。

问题：

1. 病人可能的医疗诊断是什么？

2. 列出3个主要的护理诊断。

3. 制定相应的护理措施。

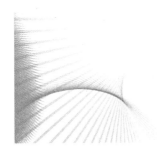

参考答案

第一章　绪　　论

一、名词解释

内科护理学是研究内科常见疾病病人生物、心理和社会等方面健康问题的发生、发展规律，并运用护理程序对病人实施整体护理，以达到促进康复、增进健康的一门临床护理学科。

二、填空题

护理评估　护理诊断　制定护理计划　实施护理措施　护理评价

三、选择题

1～5. EDEEA　6～10. EBEBC　11～14. CDBB

第二章　呼吸系统疾病病人的护理

一、名词解释

1. 咯血是指喉部以下的呼吸道或肺部组织出血经口腔咯出。

2. 阻塞性肺气肿是指终末细支气管远端的气道弹性减退，过度膨胀、充气和肺容积增大或同时伴有气道壁破坏的病理状态。

3. 严重的哮喘发作持续24小时以上，经一般支气管舒张剂治疗不能缓解者，称为重症哮喘。

4. 毒力强的菌株，不仅可引起肺部的炎症，尚可导致全身中毒反应，严重毒血症可致微循环衰竭发生休克，称休克型肺炎。

5. 肺部原发病灶、淋巴管炎和淋巴结炎，三者统称为原发复合征。

6.原发性支气管肺癌是指癌细胞起源于支气管黏膜和腺体,常有区域淋巴结转移和血行播散。

7.肿瘤侵犯纵隔旁淋巴结后压迫上腔静脉引起面颈部水肿及颈胸静脉曲张,称上腔静脉阻塞综合征。

8.呼吸衰竭是各种原因引起的肺通气和(或)换气功能严重障碍,以致不能进行有效的气体交换,导致缺氧伴(或不伴)二氧化碳潴留,从而引起一系列生理功能和代谢紊乱的临床综合征。

二、填空题

1.指导有效咳嗽　湿化呼吸道　拍背与胸壁震荡　体位引流　机械吸痰

2.普通感冒　病毒性咽炎、喉炎和支气管炎　疱疹性咽峡炎　咽结膜热　细菌性咽、扁桃体炎

3.鼻导管　1～2L/min　不少于15小时

4.变态反应　气道炎症　气道高反应性　神经机制

5.社区获得性肺炎　医院获得性肺炎

6.2～4次　15～30分钟　高处　向下

7.48～72小时　<5mm　5～9mm　10～19m　≥20mm或不足20mm但出现水疱、坏死

8.鳞状上皮细胞癌　腺癌　小细胞未分化癌　大细胞未分化癌

9.高浓度(45%～53%)、高流量(4～61/min)间歇　给予低浓度(25%～29%)、低流量(1～21/min)鼻导管持续

三、选择题

1～5.CEBBA　6～10.DCDBC　11～15.EECDD　16～20.DCEDE

21～25.DADBA　26～30.ECDAE　31～35.BDCCB　36～40.CCDAC

41～45.EBCED　46～50.CCDEC　51～55.BADBB　56～60.CCCEE

61～65.CBADD　66～70.CCBDB　71～75.EAEEB　76～80.AEEAB

81～85.EACED　86～90.CEBCE　91～95.EAADC　96～100.ECCAE

101～105.CACDD　106～110.DACDB　111～115.DBECB　116～120.CDBDC

121～125.DBBBD

四、案例分析题

1.病人有喘息型慢性支气管炎病史20余年,已出现阻塞性肺气肿体征,目前继发肺部感染、排痰不畅、气体交换障碍,发展为呼吸衰竭并出现肺性脑病。

2.护理问题有：

（1）气体交换受损，与通气不足有关。

（2）清理呼吸道无效，与分泌物增多、无力咳嗽有关。

（3）急性意识障碍，与缺氧、二氧化碳潴留有关。

（4）营养失调：低于机体需要量，与长期患病致消耗增加、摄入减少有关。

（5）潜在并发症：上消化道出血、心力衰竭、休克。

3.护理措施有：

（1）一般护理：取半卧位休息，给予高热量及高蛋白、易消化、少刺激、富维生素饮食，防止机体产生负氮平衡。

（2）保持呼吸道通畅：鼓励病人多饮水和用力咳嗽排痰；无效时采用雾化吸入，湿化呼吸道或按医嘱给祛痰剂，如氯化铵、溴己新等；有昏迷者则定时吸痰；防止呼吸道大量痰液潴留伴有窒息危险，如动脉血二氧化碳分压进行性增高病人，应及时建立人工气道和机械通气支持。

（3）合理给氧：给予低流量（1～2L/min）鼻导管持续吸氧。在给氧过程中，观察氧疗疗效。

（4）病情观察：注意生命体征和意识改变，随时发现病情变化。

（5）按医嘱正确使用抗生素、祛痰平喘药、呼吸兴奋药、纠正酸碱平衡失调等，观察疗效及副作用。禁用麻醉剂、镇静剂，以防止加重呼吸抑制及肺性脑病。

第三章　循环系统疾病病人的护理

一、名词解释

1.心源性呼吸困难是指由于各种心血管疾病引起病人呼吸时自觉空气不足、呼吸费力，并伴有呼吸频率、深度与节律异常。

2.心力衰竭绝大多数情况下是指心肌收缩力下降使心排血量不能满足机体代谢的需要，器官、组织血液灌注不足，同时出现肺循环和（或）体循环淤血表现的一种综合征。

3.心律失常是指由于各种原因引起的心脏冲动频率、节律、起源部位、传导速度与激动次序的异常。

4.原发性高血压是指病因不明，以体循环动脉压增高为主要表现的临床综合征，常伴有心、脑、肾和视网膜等器官改变的全身性疾病，是最常见的心血管疾病，又称高血压病。

5.心绞痛是冠状动脉供血不足，心肌急剧、暂时的缺血与缺氧所引起的临床综合征。

6. 风湿性心瓣膜病，又称风湿性心脏病，简称风心病，是指急性风湿性心脏炎后遗留的慢性心瓣膜病。

7. 病毒性心肌炎是指由嗜心肌性病毒感染引起的，以心肌非特异性间质性炎症为主要病变的心肌炎。

8. 心包炎是由各种细菌、病毒、自身免疫、物理、化学等因素引起的心包脏层和壁层急性炎症反应和渗出，以及心包粘连、增厚、缩窄、钙化等慢性病变。

9. 心肌病，又称原发性心肌病，是一组除心脏瓣膜病、动脉粥样硬化性心脏病、肺源性心脏病和先天性心脏病以外的以心肌病变为主伴有心功能障碍的心肌疾病。

10. 感染性心内膜炎是由微生物感染心内膜而引起的感染性炎症，伴赘生物形成。

11. 心搏骤停是指心脏射血功能的突然终止。

二、填空题

1. 20～30 滴 / 分　肺水肿

2. 原发性心肌损害　心脏负荷过重　急性左心衰竭

3. 刺激迷走神经　同步直流电复律　利多卡因静脉注射

4. 硝普钠

5. 1～2 周　24 小时

6. 呼吸困难　心力衰竭

7. 1～3　上呼吸道或肠道感染

8. 扩张型心肌病　肥厚型心肌病

9. 3～4

10. 青霉素

11. 胸骨中下 1/3 交界处　两乳头连线中点

三、选择题

1～5. CDEBD　6～10. CEEDE　11～15. CCDDC　16～20. AECEA

21～25. ECBCE　26～30. AAEBA　31～35. DACAB　36～40. AACED

41～45. CEADE　46～50. DCCAB　51～55. BEBCD　56～60. AADCE

61～65. CDAEB　66～70. AECBB　71～75. DCDBB　76～80. BEEED

81～85. DBCAD　86～90. EBAEB　91～95. DEBAE　96～100. ECCAB

101～105. ACDCE　106～110. BADDA　111～115. CBBAC　116～120. DACEB

121～125. EACAE　126～130. DDBCC　131～135. EBDAC　136～139. EECD

四、案例分析题

1.初步诊断：慢性风湿性心瓣膜病，二尖瓣狭窄合并二尖瓣关闭不全，全心衰竭（心功能Ⅳ级），上呼吸道感染。

2.主要的护理诊断及合作性问题有：①活动无耐力：与心瓣膜病变致心排血量减少有关；②气体交换受损：与肺淤血有关；③体液过多：与体循环淤血及钠水潴留有关。

3.护理措施有：①卧床休息，采取半卧位，加强床旁护理，协助病人在床上进行被动和主动运动，定时温水泡足，局部按摩；②给低热量、低盐、清淡、易消化、产气少、富含维生素的食物，少量多餐，尤其晚餐宜少；③饮食中增加粗纤维食物，必要时给缓泻剂或开塞露塞肛，保持大便通畅；④引导病人说出心理感受，指导病人进行心理调整，鼓励家属探视病人，帮病人稳定情绪；⑤正确记录24小时出入液量，定时测量体重，观察感染征象及肢体情况，定时测量血电解质及酸碱平衡情况；⑥遵医嘱使用洋地黄、利尿剂、血管扩张剂等，做好用药护理；⑦进行健康教育。

第四章　消化系统疾病病人的护理

一、名词解释

1.便秘是指排便次数减少，每周排便少于3次，排便困难，粪便干结。

2.消化性溃疡通常指发生在胃和十二指肠的慢性溃疡，因溃疡的形成与胃液的自身消化有关，故称为消化性溃疡。

3.肝肾综合征是指肝功能严重受损造成肾有效循环血容量不足及肾内血流重新分布，临床出现少尿或无尿、氮质血症、稀释性低钠血症和低尿钠等表现。

4.肝性脑病是指严重肝病引起的以代谢紊乱为基础的中枢神经系统功能失调综合征。

5.急性胰腺炎是多种病因导致胰酶对胰腺及其周围组织自身消化所致的急性化学性炎症。

6.溃疡性结肠炎系指原因不明的、病变主要累及直肠、乙状结肠黏膜和黏膜下层的慢性炎症和溃疡性病变。

7.上消化道出血是指屈氏韧带以上消化道，包括食管、胃、十二指肠、胰腺、胆道，以及胃空肠吻合术后的空肠病变等引起的出血。

二、填空题

1.抑制胰液外分泌　防治并发症

2.出血　穿孔　幽门梗阻　癌变

3.脾大与脾功能亢进　侧支循环的建立与开放　腹水

4. 病毒性肝炎　肝硬化　黄曲霉毒素　遗传　饮用水污染

5. 乙状结肠　直肠

6. 胃肠道感染　血行播散　盆腔结核病灶直接蔓延

7. ＜ 500ml　500 ～ 1000ml　＞ 1500ml

三、选择题

1 ～ 5. ABCCC　6 ～ 10. CACCE　11 ～ 15. DCBEA　16 ～ 20. ADEAC

21 ～ 25. CCBED　26 ～ 30. ADAAB　31 ～ 35. BABCA　36 ～ 40. ECBBB

41 ～ 45. BCAEA　46 ～ 50. CAAEE　51 ～ 55. DEAAA　56 ～ 60. DABDA

61 ～ 65. BCCDD　66 ～ 70. ADECA　71 ～ 75. ECACB　76 ～ 80. BDDBC

81 ～ 85. BDDBA　86 ～ 90. BDEAA　91 ～ 95. AECDD　96 ～ 100. ECCEE

101 ～ 105. DCCBE　106 ～ 110. BEDEE　111 ～ 114. BEDD

四、案例分析题

1. 临床诊断：急性出血坏死型胰腺炎并发休克。

2. 主要护理诊断：①急性疼痛——腹痛：与胰腺及其周围组织炎症、水肿、坏死有关。②体液不足：与呕吐有关，或与胰蛋白酶激活血管活性物质，使血管扩张、有效血容量不足有关。

3. 健康教育要点：①疾病知识指导：教育病人积极治疗胆道疾病，防治胆道蛔虫等。②饮食指导：指导病人养成良好的进食习惯，避免诱因如暴饮暴食、酗酒等。腹痛缓解后，应从少量低脂、低糖饮食开始逐渐恢复正常饮食。避免刺激强、产气多、高脂肪、高蛋白食物。③用药指导：指导病人按医嘱坚持用药，并定期门诊复查。

第五章　泌尿系统疾病病人的护理

一、名词解释

1. 尿路刺激征是指膀胱颈和膀胱三角区受到炎症或理化因素刺激而发生痉挛，出现尿频、尿急、尿痛和排尿不尽感。

2. 无症状细菌尿又称隐匿性尿路感染，即病人有真性细菌尿但无尿路感染症状。

3. 慢性肾小球肾炎是一种病情迁延、病变进展缓慢，最终将发展成为慢性肾衰竭的原发性肾小球疾病。

4. 大量蛋白尿指 24 小时尿蛋白定量超过 3.5g。

5. 氮质血症期是肾衰竭早期，GFR 减至正常的 25% ～ 50%，出现氮质血症，血肌酐升高，但小于 450μmol/L，此时仍无明显症状，可有轻度贫血、多尿和夜尿。

二、填空题

1. 颜面部　全身

2. 尿频　尿急　尿痛　排尿不尽感

3. 1000～2000ml　2500ml　400ml　100ml

4. 蛋白尿　血尿　水肿　高血压　肾功能减退

三、选择题

1～5. BCDAE　6～10. BAACE　11～15. CAABE　16～20. ACBBD

21～25. BCCEC　26～30. ADDDC　31～35. DACDC　36～40. ECECB

41～45. ADDAE　46～50. EDEAE　51～55. EEEDE　56～60. EADAB

61～65. EACAD　66～69. AAAB

四、案例分析题

1. 该病人医疗诊断为慢性肾炎肾病型。

2. 主要的护理诊断有：①体液过多：与低蛋白血症、肾小球滤过率下降有关。②营养失调——低于机体需要量：与蛋白质丢失、摄入不足有关。③焦虑：与疾病反复发作、担心疾病不能治愈有关。

3. 健康教育

（1）预防感染，防止复发：告知病人及家属预防感染的重要性和感染的表现；注意休息，保持良好的心态，加强营养，保持个人卫生。一旦发生感染，应及早、有效治疗。病情缓解后也要避免劳累和感染。

（2）用药教育：嘱咐病人出院后一定要按时、按量服药；说明药物常见的副作用，使病人能及时识别。

（3）病情观察教育：注意观察体温、体重、血压等变化，学会每天用浓缩晨尿自测尿蛋白。定期门诊随访，了解肾功能的变化。

第六章　血液系统疾病病人的护理

一、名词解释

1. 再生障碍性贫血（简称再障）是由多种原因致造血干细胞的数量减少和（或）功能异常而引起的一类贫血。外周血液中红细胞、中性粒细胞、血小板均明显减少。临床表现为进行性贫血、感染和出血。

2. 全血细胞减少是指红细胞、白细胞、血小板均减少。

3. 特发性血小板减少性紫癜又称自身免疫性血小板减少性紫癜，是小儿最常见的出血性疾病。临床上以皮肤、黏膜自发性出血，血小板减少，出血时间延长，血块收缩不良，束臂试验阳性为特征。

4. 在一定容积的循环血液内红细胞计数、血红蛋白量及红细胞比容均低于正常标准者称为贫血。

5. 白血病是一种病因未明的造血系统恶性疾病，其特点是白血病细胞在骨髓及其他造血组织中弥漫性恶性增生，浸润破坏体内脏器和组织，产生各种症状和体征，临床上常有贫血、发热、出血和肝、脾、淋巴结不同程度肿大等表现，外周血液中可出现幼稚细胞。

二、填空题

1. 小细胞低色素型

2. 雄激素　3～6个

3. 血管壁异常　凝血功能障碍

4. 下肢及臀部

5. 红细胞及血红蛋白生成不足　溶血性贫血　失血性贫血

6. 诱导缓解　巩固强化　白血病症状　体征　血象　骨髓象

7. 慢性粒细胞性白血病　加速期

8. 红细胞　中性粒细胞　血小板

9. 需铁量增加而摄入不足　铁吸收不良　铁丢失过多

10. 发热　出血　贫血　器官和组织浸润的表现

三、选择题

1～5. BBABC　6～10. CDCDA　11～15. DEDAC　16～20. DBBBD

21～25. DBEBB　26～30. CEDDC　31～35. ECCEE　36～40. ABDCD

41～45. ABACB　46～50. DCCEA　51～55. AEECD

四、案例分析题

1.（1）为进一步确诊，应做骨髓检查。

（2）首选化疗方案为 DA 方案（即柔红霉素和阿糖胞苷联合）。常见不良反应及措施：①局部反应（静脉炎）：柔红霉素等化疗药多次静脉注射可引起静脉炎，故在静脉注射化疗药后要用生理盐水冲洗静脉，以减轻刺激，若发生静脉炎需及时使用普鲁卡因局部封闭，或冷敷、休息数天直至静脉炎痊愈，否则会引起静脉闭塞。静脉输注时，轮换使用血管，严防化疗药物外渗，发生外渗的处理同静脉炎。②骨髓抑制：柔红霉素、阿糖胞苷均会引起骨髓抑制，化疗期间必须定期检查血象、骨髓象，以便观察化疗效果及骨髓受抑制情况。③消化道反应：阿糖胞苷可引起恶心、呕吐、纳差等消化道反应，故病人饮食宜清淡，易消化，富有营养，必要时应给止吐镇静剂。④柔红霉素有心脏毒性，用药时应注意缓慢静脉注入，必要时做心电图。

（3）①体温过高：与白血病引起机体感染有关。②活动无耐力：与贫血、高热有关。③疼痛——胸骨下端痛：与白血病引起的骨膜浸润有关。

2. 可能患缺铁性贫血。护理：休息与活动根据病人贫血的程度及发生速度制订合理的休息与活动计划。饮食护理原则：给予高蛋白、高维生素、高热量、含铁丰富的饮食，遵医嘱给予铁剂治疗并做好用药护理，观察病人的面色、皮肤和黏膜及自觉症状，定期监测血象、血清铁蛋白等生化指标，判断药物的疗效。

第七章　内分泌及代谢疾病病人的护理

一、名词解释

1. 甲亢是各种原因引起甲状腺激素分泌过多所致的一组临床综合征。临床上以高代谢综合征（多食、消瘦、心悸）及甲状腺肿大为主要表现。

2. 糖尿病（DM）系由于胰岛素绝对或相对不足及靶细胞毒胰岛素的敏感性降低，引起糖、蛋白质、脂肪代谢和继发性水、电解质紊乱。临床主要表现为多饮、多食、多尿及消瘦。

3. 糖耐量异常是指空腹血糖为达到糖尿病诊断标准而口服葡萄糖耐量试验中血糖反应处于正常和糖尿病之间。

4. 甲状腺危象是甲亢恶化的严重表现，病死率高，早期表现为原有甲亢症状的加重，继而有高热，心率快，常有心房颤动或扑动。烦躁、大汗淋漓、呼吸急促、呕吐、腹泻。大量失水导致虚脱、休克、嗜睡、谵妄或昏迷。

5. 糖尿病酮症酸中毒指糖尿病代谢紊乱加重时，脂肪分解加速，大量脂肪酸在肝经 β- 氧化产生大量乙酰乙酸、β- 羟丁酸和丙酮，三者统称为酮体。血清酮体积聚超过正常水平时称为酮血症。尿酮体排出增多称为酮尿，临床上统称为酮症。乙酰乙酸和 β- 羟丁酸均为较强的有机酸，易导致代谢性酸中毒。

二、填空题

1. 血糖仪

2. 空腹及饭后 2 小时血糖升高

3. 高代谢综合征　甲状腺肿　突眼

4.高蛋白　高热量　高维生素　纤维素

5.低血糖

6.硫脲类　咪唑类

三、选择题

1～5.BEDDA　6～10.EBEBE　11～15.EAEBD　16～20.BCBCE

21～25.ADEDB　26～30.CDADA　31～35.BCBEA　36～40.DBAAA

41～45.DEBDD　46～50.BACAC　51.C

四、简答题

1.低血糖的护理：运动中出现低血糖应立即停止运动，休息，并进食物；对运用胰岛素治疗的病人，要及时检测血糖，根据病情可进食糖果、含糖饮料，或静脉推注 50% 葡萄糖 20～30ml。

2.注射胰岛素的护理：观察胰岛素的不良反应并给予正确处理低血糖反应、胰岛素过敏、注射部位脂肪萎缩或增生；对低血糖反应者要及时检测血糖，根据病情可进食糖果、含糖饮料，或静脉推注 50% 葡萄糖 20～30ml；掌握胰岛素的注射时间；注射部位交替进行；注射时严格无菌。

3.糖尿病病人饮食注意事项：主副食数量基本固定；严格限制食用各种食糖及糖果、点心、小食品、冷饮、水果及各种酒类；早晨锻炼时不宜空腹；随身携带方便食品，饮食规律，定时定量，不可暴饮暴食；每周定期测量体重。

五、案例分析题

1.该病人可能发生了甲状腺危象；抢救配合：置安静、室温偏低的病房，绝对卧床，去除各种刺激，做好心理护理；吸氧；迅速采取物理降温；按医嘱进行静脉输液，及时准确合理按医嘱用药，首选 PTU 密切观察病情，及时准确地作好出入量记录；积极备好抢救物品。

2.该病人可能发生糖尿病酮症酸中毒抢救配合：建立静脉通道，准确执行医嘱，确保液体和胰岛素的输入；病人绝对卧床休息，注意保暖，预防褥疮和感染；严密观察和记录病人神志、瞳孔大小和对光反射、生命体征及每日出入液量；在输液和胰岛素治疗的过程中，需每 1～2 小时留标本送检尿糖、血糖、尿酮、血酮、血电解质等。

第八章　风湿性疾病病人的护理

一、名词解释

1.风湿性疾病是指病变累及骨、关节及其周围组织，包括肌肉、肌腱、韧带、滑膜、筋膜等，以内科治疗为主的一组疾病。

2. 晨僵是指早晨起床后病变关节感觉僵硬，称"晨僵"（日间长时间静止不动后也可出现），如胶黏着样感觉。

3. 系统性红斑狼疮是一种表现有多系统损害的慢性系统性自身免疫疾病，血清中出现以抗核抗体为代表的多种自身抗体。

4. 舞蹈病以四肢和面部为主的不自主、无目的的快速运动，在兴奋或注意力集中时加剧，入睡后即消失为特征。

二、填空题

1. 类风湿结节

2. 抗双链 DNA（dsDNA）抗体　抗 Sm 抗体　抗核抗体（ANA）

三、选择题

1～5. DECCC　6～10. CDACB　11～15. BBADD　16～20. AEBAB

21～25. CECBC　26. D

四、案例分析题

1. 该病人的医疗诊断是系统性红斑狼疮。

2. 护理诊断：

（1）疼痛：与自身免疫反应和免疫复合物沉积于关节有关。

（2）皮肤完整性受损：与狼疮所致的血管炎性反应有关。

（3）预感性悲哀：与病情迁延不愈、容貌改变有关。

（4）有感染的危险：与长期使用激素和免疫抑制剂、免疫功能紊乱等有关。

3. 日常生活中诱发本病的因素有：阳光照射、妊娠、分娩、药物、手术等。为避免这些因素，可指导病人外出时戴遮阳帽，穿长袖长裤，育龄期妇女应做好避孕措施，严禁妊娠，并避免接种各种预防疫苗。

第九章　神经系统疾病病人的护理

一、名词解释

1. 蛋白 - 细胞分离即脑脊液中蛋白含量明显增高，而细胞数正常或轻度增加，为吉兰 - 巴雷综合征特征。

2. 癫痫持续状态是指一次癫痫发作持续 30 分钟以上或连续多次发作，发作间期意识或神经功能未恢复至正常状态。

3.蛛网膜下隙出血是指脑底部或脑表面血管破裂出血致血液直接流入蛛网膜下隙引起相应临床症状的一种脑卒中。

4.意识障碍即病人对周围环境和自身状态的识别及觉察能力出现障碍的一种精神状态。

5.感觉障碍是指机体对各种形式的刺激（如痛、温度、触、压、位置、震动等）无感知、感知减退或异常的一组综合征。

6.由上、下运动神经元损害所引起的随意运动功能障碍称为瘫痪。

二、填空题

1.面部三叉神经分布区内突发的剧痛　卡马西平

2.急性对称性弛缓性肢体瘫痪　脑脊液蛋白细胞分离现象　呼吸肌麻痹

3.缺血性卒中　出血性卒中　脑血栓形成　脑栓塞　脑出血　蛛网膜下隙出血

4.震颤　肌强直　运动迟缓　姿势步态异常

5.高血压动脉粥样硬化

6.对侧偏瘫　偏身感觉障碍　对侧同向偏盲

三、选择题

1～5.ADDCE　6～10.BDDDC　11～15.ACABE　16～20.BDBDE

21～25.ADDBA　26～30.EEDCC　31～35.EEDCB　36～40.CDDBE

41～45.BDCCA　46～50.ABDBC　51～55.CACAB　56～60.CDACA

61、62.AB

四、案例分析题

1.（1）诊断及依据：高血压、高血压性脑桥出血。依据是：①高血压史10年，情绪激动后突然发作剧烈头痛、呕吐，随即深昏迷。②瞳孔缩小，四肢瘫痪，高热，呼吸不规则，血压升高。

（2）急性期处理原则：①避免搬动。②应用甘露醇、呋塞米等降颅内压减轻脑水肿。③保持呼吸道通畅，必要时辅助呼吸，使用冰帽。④降血压，可使用硫酸镁或利血平肌内注射。⑤查头颅CT。

（3）护理要点：①按危重病期护理，避免搬动。②专科护理，物理降温，吸氧，保护肢体和皮肤，快速滴入脱水剂，记录出入液量，保持大小便畅通。③密切观察病情变化，根据血压、脉搏、呼吸、意识、瞳孔等变化判断有无继续出血，及时发现脑疝前驱症状，若有一侧瞳孔散大，对光反应迟钝要紧急抢救。④预防并发症，控制补液的量和速度，制止频繁呃逆，观察有无消化道出血，定时取血标本做生化检查，预防褥疮及瘫痪肢体挛缩，循环停滞、坠积性肺炎、泌尿道感染等。⑤病情恢复后行肢体功能康复锻炼，失语者进行语言训练。

2.（1）可能的临床诊断：癫痫、癫痫持续状态。

（2）治疗要点如下：①保持呼吸道通畅，鼻导管或面罩吸氧。必要时做气管切开。②迅速给予足量、有效的控制发作的药物，首选地西泮静脉注射，成人首次剂量 10～20mg，注射速度不超过 2mg/min。对有效而复发者，15～30 分钟后可重复使用，③出现脑水肿症状用脱水剂。④休克时用升压药。⑤纠正水、电解质及酸碱平衡失调。⑥防治感染。⑦控制发作后继续用抗癫痫药物维持治疗。

第十章　传染病病人的护理

一、名词解释

1. 传染病是由病原微生物和寄生虫感染人体后产生的具有传染性的疾病。

2. 隐性感染为病原体侵入人体后，仅引起机体发生特异性免疫应答，没有（或仅有很轻微）组织损伤，临床上无症状、体征，甚至无生化改变，只有通过免疫学检查才能发现。

3. 特异性免又称获得性免疫，是指对抗原识别后产生的针对该抗原的特异性免疫应答，是通过后天获得的一种主动免疫，包括 B 淋巴细胞介导的体液免疫和 T 淋巴细胞介导的细胞免疫。

4. 有计划地将减毒或灭活的病原体，纯化的抗原和类毒素制成疫苗接种到人体内，使人体于接种后 1～4 周内产生抗体，称为人工主动免疫。免疫力可保持数月至数年。

5. 流行性出血热是由出血热病毒引起的自然疫源性疾传染病。

6. 狂犬病是由狂犬病毒引起的以侵犯中枢神经系统为主的致命性急性传染病。

7. 艾滋病是由人类免疫缺陷病毒引起的一种严重传染病。

8. 流行性脑脊髓膜炎简称流脑，是由脑膜炎双球菌引起的化脓性脑膜炎。

二、填空题

1. 传染源　传播途径　人群易感性

2. 粪－口途径

3. 支气管肺炎

4. 鼠

5. 前驱期　兴奋期　麻痹期

6. 艾滋病病人和无症状携带者

7. 1～3 天

8. 带菌者和病人

9. 喹诺酮类

三、选择题

1～5. EDBCB　6～10. BEBBC　11～15. ABDBD　16～20. CDBDE

21～25. AEECE　26～30. CBEEE　31～35. ECBAD　36～40. AECEC

41～45. BBDED　46～50. BACEE　51～55. CCABB　56～60. EBBAC

61～64. DDBB

四、案例分析题

1. 最可能的临床诊断是慢性重型肝炎。

2. 主要的护理诊断有：①营养失调：低于机体需要量，与摄入减少及呕吐有关。②活动无耐力：与肝细胞严重受损有关。③潜在并发症：肝性脑病、腹水、出血、肾衰竭。

3. 护理措施：

（1）一般护理：应卧床休息；肝炎早期应进易消化、清淡、合适病人口味的饮食，但应保证足够热量，并多吃维生素丰富的食物。低脂、低盐、高糖、高维生素、易消化食物、限制蛋白质入量［少于 0.5g /（kg・d）］，增加病人食欲，少食多餐。

（2）对症的护理：①出血的护理：观察出血的部位、程度，告知病人预防出血，不挖鼻、不剔牙，不用硬牙刷刷牙，注射后压迫长时间；②腹水的护理：测量体重 1～2 次 / 周，测腹围 1 次 / 天，了解腹水消涨情况；予以低盐饮食。严重腹水者，限制液体入量，记录 24 小时出入水量。严重腹胀及呼吸困难病人，遵医嘱配合医师行腹穿放腹水治疗，并观察腹穿后反应。

（3）病情观察：生命体征、黄疸是否加重、出血表现、肝浊音界变化、消化道症状有无改变、记录出入量、测量腹围。

（4）用药护理：按医嘱应用保肝药，不滥用药物，特别应禁用损害肝脏药物。

（5）心理护理：保持乐观情绪。

（6）健康教育：让病人了解肝炎类型、传播途径、隔离期及措施、消毒方法；适量运动，以不疲劳为原则；避免不必要输血，且避免共用针头、注射器；避免到公共场所、避免受到感染；及时复查；注意饮水卫生。

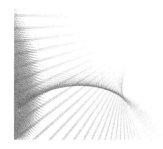

参考文献

［1］高健群，王绍锋 . 2015. 内科护理 . 北京：人民卫生出版社

［2］刘建芳，叶传芬 . 2011. 内科护理学学习指导 . 江西：江西科学技术出版社

［3］陆一春，刘海燕 . 2014. 内科护理学 . 案例版 . 北京：科学出版社

［4］马秀芬，张世琴，张展 . 2011. 内科护理学实践指导及习题集 . 北京：人民卫生出版社

［5］全国护士执业资格考试用书编写专家委员会 . 2013. 2013 全国护士执业资格考试指导 . 北京：人民卫生出版社

［6］全国护士执业资格考试用书编写专家委员会 . 2013. 2013 全国护士执业资格考试指导 - 同步练习题集 . 北京：
人民卫生出版社

［7］王玉升 . 2013. 全国护士执业资格考试考点与试题精编 . 北京：人民卫生出版社

［8］杨玉琴，唐前 . 2015. 内科护理技术 . 武汉：华中科技大学出版社

［9］姚景鹏，吴瑛 . 2014. 内科护理学学习指导 . 第 3 版 . 北京：北京大学医学出版社

［10］张玲 .2012. 内科护理学 . 案例版 . 北京：科学出版社